实用骨科疾病
临床处置与手术技巧

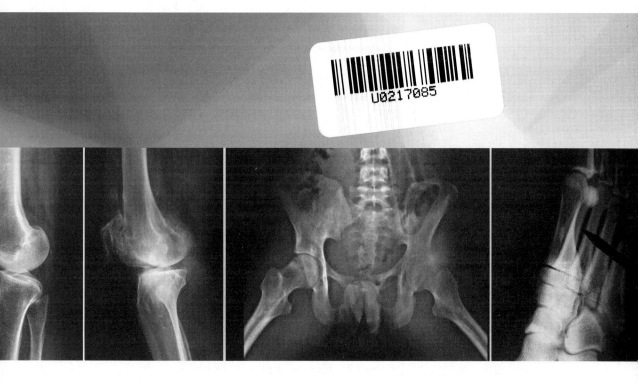

于春波　主编

中国纺织出版社有限公司

图书在版编目（CIP）数据

实用骨科疾病临床处置与手术技巧 / 于春波主编
. -- 北京：中国纺织出版社有限公司, 2022.12
ISBN 978-7-5229-0263-0

Ⅰ.①实…　Ⅱ.①于…　Ⅲ.①骨疾病－诊疗②骨科学
－外科手术　Ⅳ.①R68

中国版本图书馆CIP数据核字（2022）第250132号

责任编辑：傅保娣　　责任校对：高　涵　　责任印制：王艳丽

中国纺织出版社有限公司出版发行

地址：北京市朝阳区百子湾东里A407号楼　邮政编码：100124

销售电话：010—67004422　传真：010—87155801

http://www.c-textilep.com

中国纺织出版社天猫旗舰店

官方微博 http://weibo.com/2119887771

三河市宏盛印务有限公司印刷　各地新华书店经销

2022年12月第1版第1次印刷

开本：787×1092　1/16　印张：12.75

字数：287千字　定价：88.00元

编　委　会

前　言

近年来，骨科学的理论和技术取得了突飞猛进的发展，在指导诊断、治疗骨科疾病方面发挥了重要作用。在骨科领域内，不仅治疗方法日益增多，而且治疗原则和学术思想也有了不同程度的改变。多年来，我国骨科学工作者一直坚持不懈地努力，始终与新技术的发展保持同步，不断总结国内外最新的技术，并不断创新，取得了许多新的成果。

现代的骨科学突出表现在诊治手段的精确、安全、高效，本书各章节中均有所反映。作为一名骨科医生，必须熟悉每一项手术的目的、适应证、技术操作、术前及术后处理，以及并发症防治等内容。《实用骨科疾病临床处置与手术技巧》详细介绍了骨科常见治疗技术、骨科围手术期管理、现代接骨术、骨不连的一般治疗、手指再造术、人工髋关节置换术、人工膝关节置换术、脊柱的微创治疗等内容。本书作者是长期从事骨科基础与临床工作的骨科医生，他们对骨科临床实践有自己的体会、经验和教训。本书的特点是理论紧密结合临床，书中的图片对骨科医生的临床实际工作更具指导意义。

由于参编人数较多，文笔不尽一致，加上编者时间和篇幅有限，书中不足之处在所难免，望广大读者提出宝贵意见和建议，以便以后修订。

编　者
2022 年 10 月

目　录

第一章　骨科常见治疗技术 ··· 1

  第一节　石膏固定技术 ·· 1

  第二节　牵引技术 ··· 9

  第三节　骨膜剥离技术 ··· 23

  第四节　肌腱固定技术 ··· 24

  第五节　植骨术 ··· 25

第二章　骨科围手术期管理 ··· 33

  第一节　手术部位感染的预防 ·· 33

  第二节　围手术期深静脉血栓的预防 ·· 39

  第三节　围手术期疼痛管理 ·· 42

第三章　现代接骨术 ··· 52

  第一节　概述 ··· 52

  第二节　螺钉与接骨板的应用 ·· 61

  第三节　髓内钉的应用 ··· 67

  第四节　骨替代材料的应用 ·· 72

第四章　骨不连的一般治疗 ··· 75

  第一节　术前检查与术前考虑 ·· 75

  第二节　骨不连的减少和预防 ·· 77

  第三节　骨不连的手术治疗 ·· 78

  第四节　骨不连的其他治疗方法 ·· 81

  第五节　骨不连的并发症及处理 ·· 81

第五章　手指再造术 ··· 86

  第一节　概述 ··· 86

  第二节　虎口加深术 ··· 90

  第三节　拇指残端提升术 ··· 92

  第四节　皮管植骨拇指再造术 ·· 95

  第五节　示指或残指转位拇指化 ·· 97

  第六节　带血管神经蒂皮瓣移位加植骨拇指再造术 ································· 101

第六章　人工髋关节置换术…………………………………………………………105

　第一节　人工全髋关节置换术……………………………………………………105

　第二节　人工股骨头置换术………………………………………………………114

　第三节　髋关节表面置换术………………………………………………………115

　第四节　特殊患者的髋关节置换术………………………………………………117

第七章　人工膝关节置换术…………………………………………………………127

　第一节　膝单髁置换术……………………………………………………………127

　第二节　初次全膝置换术…………………………………………………………131

　第三节　人工膝关节置换术中的软组织平衡……………………………………139

　第四节　全膝关节翻修术…………………………………………………………145

　第五节　特殊病例的膝关节置换术………………………………………………149

第八章　脊柱的微创治疗……………………………………………………………155

　第一节　椎间盘髓核化学溶解术…………………………………………………155

　第二节　经皮穿刺椎间盘切除术…………………………………………………164

　第三节　经皮激光椎间盘汽化减压术……………………………………………169

　第四节　经皮内镜激光椎间盘切除术……………………………………………176

　第五节　经皮射频消融椎间盘髓核成形术………………………………………184

　第六节　经皮内镜下颈椎间盘摘除及固定………………………………………188

　第七节　经皮内镜下腰椎间孔成形术……………………………………………191

　第八节　经皮内镜下腰椎纤维环成形术…………………………………………193

参考文献………………………………………………………………………………196

第一章

骨科常见治疗技术

第一节 石膏固定技术

医用石膏（脱水硫酸钙）是由天然石膏石，即结晶石膏（含水硫酸钙）煅制而成。将天然石膏石捣碎，加热到 100~200 ℃，使其失掉部分结晶水即成。大规模制备可用窑烧，小规模制备可用铁锅炒。用铁锅炒时一边加热，一边搅拌，粒状石膏粉先变成粥状，再变为白色粉状。使用时石膏粉吸水又变成结晶石膏而硬固，此过程一般需要 10~20 min。水中加少量食盐或提高水温可使硬固时间缩短，加糖或甘油可使硬固时间延长。石膏硬固后体积膨胀 1/500，故石膏管形不宜过紧。加食盐后石膏坚固性降低，故应尽量不加食盐。石膏完全干燥（北方 5~8 月天气）一般需 24~72 h。

一、石膏绷带的制作和使用

（一）石膏绷带的制作

用每厘米有 12 根的浆性纱布剪成宽 15 cm、长 5 m，宽 10 cm、长 5 m，宽 7 cm、长 3 m 三种规格的长条，去掉边缘纬线 2~3 根，卷成卷备用。做石膏卷时把绷带卷拉出一段，平放在桌面，撒上 1~2 mm 厚石膏粉，用宽绷带卷或木板抹匀，边抹边卷。石膏卷不宜卷过紧，否则水分不易渗透；也不宜卷过松，否则石膏粉丢失太多。

为了使用方便，还可做成宽 15 cm、长 60 cm，宽 10 cm、长 45 cm 两种规格的石膏片。每种石膏片的厚度都是 6 层。石膏片应从两头向中间卷好备用。

石膏卷和石膏片做好后，放在密闭的铁桶或其他防潮容器内，以免受潮吸水而不能使用。以上为传统的石膏绷带制作方法，已不多用，现有成品石膏绷带可购。近年来，又有新型的高分子外固定材料，它不同于传统石膏绷带，但应用方法类似，且更薄、更轻，透气性好，便于护理，但是费用较高，拆换困难。不同固定绷带比较见表1-1。

（二）石膏绷带的用法

使用时，将石膏卷或石膏片平放在 30~40 ℃ 的温水桶内，根据桶的大小，每次可以放 1~3 个。待气泡出净后，用手握其两端，挤去多余的水分，即可使用。石膏卷或石膏片不可浸水过久，以免影响使用。

表 1-1　传统石膏绷带与高分子固定绷带比较

项目	石膏绷带	树脂绷带	玻璃纤维绷带
强度	一般	良好	良好
弹性	一般	良好	良好
适用水温	20 ℃左右	70 ℃左右	20 ℃左右
浸水时间	5~8 s	1 min	6~7 s
固化时间	12~15 min	5 min	3~5 min
使用操作	不方便	不方便	方便
透气性	差	良好	好
X 线透射性	差	良好	良好
皮肤、呼吸器官危害	可能	无	无
颜色	白色	白色	多种
重量/厚度	重/厚	轻/薄	轻/薄

（三）石膏衬垫

为了保护骨突出部位的皮肤和其他软组织不被压伤，在石膏壳里面都必须放衬垫或棉纸。常用的衬垫有衬里（即制作背心的罗纹筒子纱、毡子、棉花、棉纸等）。衬垫多少可根据患者胖瘦、预计肿胀的程度和固定的需要而定。根据具体情况也可采用软垫石膏和无垫石膏。前者衬垫较多，较舒适，但固定效果较差；后者只在骨突出部（图 1-1）放些衬垫，其他部分只涂凡士林，不放任何衬垫，固定效果较好，但易影响血运或引起皮肤压伤。

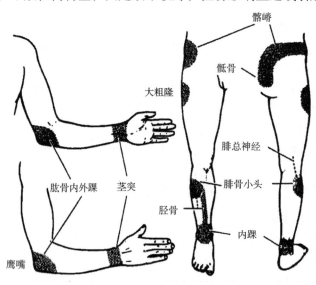

图 1-1　需要放衬垫的部位

二、石膏固定的注意事项

（1）清洗干净皮肤，若有开放伤口，应更换敷料。纱布、纱布垫和黏膏条尽可能纵向放置，禁用环行绷带包扎，以免影响肢体血运。

（2）肢体或关节必须固定在功能位或所需要的特殊位置。在上石膏绷带的过程中，尽量将肢体悬吊在支架上，以始终保持所要求的位置。如无悬吊设备，也可专人扶持。肢体位置摆好后，中途不要变动，以免初步硬固的石膏裂开，影响其坚固性；尤其是应避免在关节屈侧出现向内的皱褶而引起皮肤压伤，甚至肢体缺血、坏死。

（3）扶持肢体时尽量用手掌，因为用手指扶持可使石膏出现向内的隆起而压迫皮肤。

（4）石膏绷带不宜包扎过紧，以免引起呼吸困难、呕吐（石膏型综合征）、缺血性挛缩、神经麻痹，甚至组织坏死。但也不可过松，过松则固定作用欠佳。

（5）石膏绷带之间不可留有空隙，以免石膏分层散开，影响其坚固性，因此上石膏时应边上边用手涂抹，务必使各层紧密接触，凝成一体。但在肢体凹陷处，石膏绷带应特别放松，必要时剪开，务必使绷带与体表附贴，切不可架空而过。

（6）四肢石膏固定应将指（趾）远端露出，以便观察其血供、知觉和活动功能。

（7）固定完毕后，可用变色铅笔在石膏管形上注明上石膏、去石膏的日期及其他注意事项。有伤口的应标明伤口位置或将开窗位置画好，最好同时画上骨折情况。

三、石膏固定后的观察与护理

（1）抬高患肢，以减少或避免肢体肿胀。

（2）注意患肢血供，经常观察指（趾）皮肤的颜色和温度，并与健侧比较。如发现指（趾）发绀、苍白、温度降低，应立即剪开石膏。

（3）经常检查指（趾）的运动功能、皮肤感觉。如指（趾）不能主动活动，皮肤感觉减退或消失，但血供尚好，表明神经受压，应立即在受压部位开窗减压或更换石膏管形。如同时有血供障碍，则应考虑缺血性挛缩，必须立即拆除石膏，寻找引起缺血性挛缩的原因，并给予必要的处理。

（4）注意局部压迫症状，如持续性疼痛时间稍久，应及时在压迫处开窗减压或更换石膏绷带，否则可能引起皮肤坏死和溃疡。

（5）气候寒冷时，注意外露肢体的保暖，以防冻伤；气候炎热时，预防中暑。

（6）石膏硬固后，必须促其快干。温度低、湿度大时，可用灯泡加温烘烤，并注意保持空气流通；或用电风扇吹干。

（7）注意保持固定石膏清洁，避免尿、粪或食物沾污；翻身或改变体位时，注意保护，避免折裂。

四、固定石膏的开窗、切开和拆除

常用的切割石膏工具有长柄石膏剪、短柄石膏剪、石膏刀、石膏锯、撑开器、电锯等。为了解除局部压迫或进行换药，可在石膏型上开窗。先根据压迫部位或伤口位置在石膏上准确画出开窗范围，再用石膏刀、石膏锯或电锯沿画线切割，到达衬垫时即行停止，注意勿伤及皮肤。有衬里的，应将衬里自中心向开窗边缘剪开，并将衬里向外翻转，再用石膏浆及石膏绷带把剪开的衬里黏合、固定在石膏窗的边缘，以防石膏渣落入伤口内。

管形石膏一般采取纵行切开，可在背面、掌面或两侧进行。切开必须完全，并可根据衬里是否紧张，决定是否同时切开衬里。

拆除固定石膏的操作和切开方式相似，即沿管形石膏薄弱部切开后，再撑大切口，必要时切开对侧，直到肢体移出为止。石膏拆除后，皮肤上附着的痂皮或角质层可涂上凡士林油，并包扎 1～2 d，待软化后再用温肥皂水洗净。

五、各类石膏固定的操作方法

（一）前臂石膏托

1. 体位

立位、坐位或仰卧位。

2. 固定范围

自前臂上 1/3 至掌横纹，手指需要固定的，可延长石膏托。拇指不需要固定的应将大鱼际露出，以便拇指充分活动。

3. 固定位置

石膏托一般放在掌侧，前臂旋前或中立位，腕关节 30°背伸位，拇指对掌位，掌指关节功能位。

4. 操作方法

用卷尺测量前臂上 1/3 到掌横纹的长度。取宽 10 cm 或 7 cm 的石膏卷一个，浸水后，按测得长度做成厚 8～10 层的石膏片，上面敷以棉花或棉纸，再用绷带固定在上述部位，注意保持腕关节及掌指关节功能位。长期使用的石膏托，在石膏硬固后，可上一层衬里，则更为舒适、美观。上衬里的方法：根据石膏托大小和形状，裁剪一块比石膏托稍大的衬里放在石膏托的里面，再将衬里的边缘向外翻转，并用石膏浆和一层石膏绷带粘着固定即可。

（二）全臂石膏托

1. 体位

坐位、立位或仰卧位。

2. 固定范围

自腋下到掌横纹。

3. 固定位置

肘关节屈曲 90°，腕背伸 30°，前臂中立位或旋后位。石膏托可放在伸侧或屈侧。

4. 操作方法

同前臂石膏托，可用宽 10 cm 的石膏卷制作。

（三）前臂石膏管形

1. 体位、固定范围和固定位置

均与前臂石膏托相同。

2. 操作方法

将备好的衬里套在患手及前臂上，近端达肘窝，远端超过掌横纹。腕关节用棉花或棉纸垫好，各关节保持功能位。用 10 cm 或 7 cm 宽的石膏卷将前臂及手掌缠绕 2~3 层使成锥形，再将一适当长度的石膏片放在掌侧或背侧，外面再用石膏卷缠绕 1~2 层。待石膏硬固后，修剪管形两端，将衬里向外翻转、固定，并做好标记。

（四）全臂石膏管形

1. 体位、固定范围和固定位置

与全臂石膏托相同。做悬垂石膏时，肘关节屈曲应 <90°，使重力通过肘关节，达到向下牵引的作用。

2. 操作方法

腕关节和肘关节均用棉花或棉纸做衬垫，其余操作同前臂石膏管形。

（五）肩"人"字石膏固定

1. 体位

清醒患者采用立位，全身麻醉术后可采用仰卧位。立位：患侧上臂用支架悬吊，患手扶在立柱上。仰卧位：头部放在石膏台的台面上。台面与骶托之间放一宽约 10 cm、长约 40 cm 的薄木板。背部和腰部在此薄木板上，骶部放在骶托上。患侧上肢用吊带吊起。

2. 固定范围

患侧全臂、患肩、胸背部及患侧髂嵴。

3. 固定位置

常用位置：肩关节后外展 75°，前屈 30°，前臂旋后位，并与身体的横切面成 25°，肘关节屈曲 90°，腕背伸 30°。

4. 操作方法

躯干及患侧上肢均垫好衬里。用剪好的大片毡子覆盖患肩、胸背部和患侧髂嵴。患侧腋下、肘部、腕部均用棉花或棉纸垫好。用宽 15 cm 浸好的石膏卷将患侧上臂、患肩及躯干缠绕 3~4 层，使成锥形。将 6 层石膏片放置在肩关节周围，用以连接上臂和躯干。躯干下缘、胸背部周围、患侧髂嵴部必须用石膏片加强。外面再用石膏卷缠绕 2~3 层。石膏硬固后，继续完成上臂以下部分的石膏管形。注意加强后部和肘部的连接，以免日后肩、肘部石膏折裂。为了加强肩部的连接，可在肘部与躯干部之间加一木棍。石膏全部硬固后，修剪边缘，将衬里向外翻转固定，并做好标记。

（六）"8"字石膏固定

适用于固定锁骨骨折。

1. 体位

坐位，两手叉腰，两肩后伸。

2. 操作方法

两肩、两腋及上背部均垫以棉垫、棉花或棉纸。骨折整复后助手用膝部顶住患者后背，两手拉患者两肩向后伸。术者用宽 10 cm 的石膏卷沿"8"字走行，通过两肩的前方交叉于后背。一般缠绕 8~10 层即可。对稳定性较好的锁骨骨折，如小儿锁骨骨折，可用简易的"8"字绷带固定。任何石膏固定锁骨骨折都有压迫皮肤的可能，特别是腋下，因此现多采用锁骨固定带固定锁骨。

（七）短腿石膏托

1. 体位

仰卧位：助手扶持患侧小腿；俯卧位：足部伸出台外；坐位：膝关节屈曲，小腿下垂在台外，足部放在术者膝上。

2. 固定范围

自小腿上部至超过足尖 1～2 cm，一般放在小腿后方。

3. 固定位置

踝关节 90°，足中立位，趾伸直位。

4. 操作方法

用卷尺测量好长度。用宽 10 cm 或 15 cm 的石膏卷，浸水后按上述长度制成厚 10～12 层的石膏片，并放棉花或棉纸作衬里。跟骨和两踝部的衬垫应厚些。然后将石膏托和衬垫用绷带固定在小腿后方。

（八）长腿石膏托

1. 体位

仰卧位：由助手扶持患侧下肢；俯卧位：足伸到台外。

2. 固定范围

自大腿上部到超过足尖 1～2 cm，一般放在下肢的后方。

3. 固定位置

膝关节 165°微屈位，踝关节 90°，足中立位，趾伸直位。

4. 操作方法

先用卷尺测量好长度。将宽 15 cm 的石膏卷浸水后制成适当长度，厚 12～14 层的石膏托。腓骨头、跟骨、两踝部应多放些衬垫。然后将石膏托用绷带固定在下肢的后方。

（九）短腿石膏管形（石膏靴）

1. 体位

仰卧位：小腿由助手扶持；坐位：小腿下垂，足放在术者膝上。

2. 固定范围、固定位置

同短腿石膏托，但足趾背侧必须完全露出。

3. 操作方法

（1）用卷尺测量小腿上 1/3 后方到超过足趾和小腿上 1/3 前方到距骨头前方的距离，按此距离制作 6 层石膏片 2 条。

（2）穿好衬里，在胫骨前缘、两踝、足跟及管形上、下开口处放些棉花衬垫。浸泡 10 cm 宽的石膏卷 2 卷，预制石膏片 2 条。先用石膏卷在患肢缠绕 2～3 层，使成雏形。再放上前、后石膏片。外面再用石膏卷缠绕 2～3 层。石膏缠好后，注意塑造足弓。待石膏管形硬固后，再修剪边缘，将衬里外翻、固定，并做好标记。需要带石膏靴走路的，待管形硬固后可穿上走路。

（十）长腿石膏管形

1. 体位

仰卧位，患腿由助手扶持或用支架悬吊。

2. 固定范围

后方自大腿上 1/3 到超过足趾 1~2 cm，前方自大腿上 1/3 到距骨头。足趾背侧全部露出。

3. 固定位置

与长腿石膏托相同。为了避免患肢在管形内旋转，也可使膝关节多屈曲一些（150°）。

4. 操作方法

基本上与短腿石膏管形相同，注意在腓骨头处多放些衬垫物。胫腓骨骨折用长腿石膏管形固定后，如发现成角畸形，可在成角的凹面及两侧将石膏周径的 3/4 横行切开，不必切开衬里。以成角凸侧（未切开部分）为支点把石膏管形掰开，至成角畸形完全纠正为止，再将石膏管形的缺口补好。注意避免石膏过多地压迫凸侧软组织，而引起压迫性组织坏死。

（十一）髋"人"字石膏（石膏裤）

1. 体位

仰卧位。先穿好腰部和下肢的衬里。将患者放在专用石膏台上。头部和上背部放在台面上，腰部悬空，骶部放在骶托上，两下肢用吊带悬挂。没有专用石膏台时，可将一个方凳放在手术台或长桌上，以支持头部和上背部，骶部放在铁制骶托上。两下肢可由助手或术者扶持。

2. 固定范围

（1）单腿石膏裤：裤腰部分的前方由肋缘到耻骨联合，后方由 $L_{1~2}$ 棘突到骶骨下方。会阴部充分外露，以便护理大小便。裤腿部分与长腿石膏管形相同，上端与裤腰部分相接。

（2）双腿石膏裤：患腿与裤腰部分与单腿石膏裤相同，健侧大腿（膝上 5 cm）也包括在石膏型内。

3. 固定位置

腰椎平放，两髋各外展 15°~20°，屈曲 15°~30°（根据需要），膝关节在 165°微屈位，其他位置同长腿石膏管形。

4. 操作方法

（1）穿好衬里后，患者仰卧在石膏台或方凳和骶托上。腰部用毡围绕，两侧髂嵴、骶部、大粗隆、髌骨、腓骨头、胫骨前缘、两踝和足跟都放些棉花衬垫。在衬里与腹壁之间放一薄枕，待石膏型硬固后将其取出，这样裤腰与腹壁之间便留有较大的空隙，给患者留有饮食和呼吸的余地。

（2）用宽 15 cm 浸泡好的石膏卷把腰部和大腿中、上部缠绕 3~4 层，使成雏形。在髋前方放交叉的石膏片 2 条，侧方放 1 条，后方放 1 条。再用长石膏片把裤腰的上、下线各缠 1 圈。以后再缠石膏卷 2~3 层。石膏硬固后，继续完成石膏裤的裤腿部分，其方法与上长腿石膏管形相同。为了坚固，可在石膏裤的两腿之间放一木棍。最后修剪边缘，翻转衬里，并做好标记。

（十二）躯干石膏背心

1. 体位

（1）立位：能站立的患者，尽可能采取此体位；患者两手扶吊环。

（2）仰卧位：腰部用宽约 10 cm 的坚固布带悬吊在石膏台上，待石膏背心上好后，再将布带撤出。

（3）两壳仰卧位：两壳法可用于既不能直立，又不便吊起的患者，即患者仰卧石膏台上，腰部以薄枕垫起。先做好前部石膏壳，待其硬固，取下后烘干，数日后患者俯卧在前方石膏壳里，再制作背部石膏壳。最后将两个石膏壳用石膏卷连接在一起。

2. 固定范围

前方上起胸骨柄，下达耻骨联合；后方上起胸椎中部，下到骶骨中部。

3. 固定位置

使胸腰部脊柱在后伸位。

4. 操作方法

穿好衬里，摆好体位，按预计固定范围垫好毡子。根据测量长度预制 6 层石膏片 8 条：①由胸骨柄至耻骨联合，左、右各 1 条；②由胸椎中部到骶骨中部，左、右各 1 条；③由胸骨柄绕到骶骨中部，左、右各 1 条；④由胸椎中部绕到耻骨联合，左、右各 1 条。用宽 15 cm 的石膏卷缠绕 2～3 层，使成雏形。循序放好上述 8 条石膏片，再用石膏卷缠绕 2～3 层。硬固后修剪边缘，外翻衬里，做好标记。

（十三）石膏围领

用于颈椎固定。

1. 体位

坐位。

2. 固定范围

上缘前方托住下颌，上缘后方托住枕骨结节。下缘前方到胸骨柄，后方到胸$_{2～3}$棘突，左、右两侧到锁骨内 1/2。

3. 操作方法

颈部先穿衬里，围以毡垫。用宽 10 cm 或 7 cm 的石膏卷缠绕 2～3 层，使成雏形。在围领的前、后、左、右各放一短的 6 层石膏片。再用石膏卷缠绕 1～2 层。石膏硬固后修剪边缘，翻转衬里，并做好标记。

（十四）石膏床

1. 体位

仰卧式石膏床取俯卧位，俯卧式石膏床取仰卧位。

2. 固定范围

胸腰椎患者用仰卧式或俯卧式均可，仰卧式上方起于胸$_{1～2}$棘突，下方到小腿中部；俯卧式上方起于胸骨柄，下方到小腿中部。颈椎或上胸椎患者只能用仰卧式，而且必须包括头、颈部。

3. 固定位置

脊柱尽量按正常生理曲线，两髋稍屈曲并适当外展，膝关节稍屈曲。

4. 操作方法

以仰卧式石膏床为例。患者俯卧，腰背部包括两下肢后方垫以衬里和毡子。骶骨下方至两大腿下方内侧开窗，以利排便。按下列部位预制 6 层石膏片：①由肩部到膝下 2 条；②横贯两后部 1 条；③横贯腰部 1 条；④横贯两小腿之间 1 条；⑤沿开窗四周 4 条。用宽 15 cm

的石膏卷平铺 4~5 层，制成石膏床的雏形。将上述石膏片循序放好。上面再平铺石膏绷带 4~5 层。硬固后修剪边缘，翻转衬里并写好标志。干燥后再让患者仰卧其上。

（于春波）

第二节　牵引技术

一、作用原理

牵引是利用力学作用与反作用的原理，缓解软组织的紧张和回缩，使骨折或脱位整复，预防和矫正畸形。牵引多施用于肢体或脊柱。分为固定牵引、平衡牵引和固定与平衡联合牵引。

1. 固定牵引

固定牵引系以支架（托马斯支架）上端的铁圈抵触于骨盆的坐骨结节，作为牵引时反作用的支撑力。另一端用骨骼或皮肤牵引与上端的固定点呈拮抗作用，向下牵引患肢。

2. 平衡牵引

平衡牵引系以身体的重量与牵引的重量保持平衡，肢体的一端通过皮肤或骨牵引，悬于床脚的滑轮上；另一端系在抬高的床脚下，用患者体重作为对抗牵引，借以延展患肢，使骨折或关节脱位整复，一般牵引重量为 5~7.5 kg 即可平衡患者体重。

3. 固定与平衡联合牵引

固定与平衡联合牵引系联合以上两种方法，将患肢在皮肤或骨牵引下，应用支架（托马斯支架或其他类型支架）固定，同时将床脚抬高，使肢体延长。此法既可免除牵引绳索松弛和经常调整支架的缺点，又可以防止支架铁圈压迫皮肤引起并发症。

任何牵引方法，只能矫正骨折重叠移位，而不能纠正骨折侧方移位或成角畸形，故必须同时加用小夹板和纸垫，矫正侧方移位和成角畸形，并加强骨折固定，以便在牵引下练习肢体活动，充分发挥肢体活动时所产生的内在动力，不但可以保持骨折对位，而且对原来骨折对位稍差的骨折，还可以自动地得到矫正。

二、适应证

1. 急救搬运

应用牵引固定伤肢，可减少疼痛，防止休克，便于搬运转送。

2. 矫正挛缩畸形

利用牵引可以纠正因肌肉或关节囊挛缩造成的非骨性屈曲畸形。

3. 术前准备

由于关节脱位或骨折后肢体短缩，应用牵引缓解肌肉回缩，为手术整复准备条件。

4. 防止感染扩散，减轻患肢疼痛

应用牵引固定感染的骨或关节，可以减轻疼痛，预防畸形，避免骨折，防止感染扩散。

5. 整复骨折和脱位

利用牵引整复骨折脱位，并能维持整复后的位置和肢体的长度。

6. 术后护理

术后牵引不仅能维持正确体位，还便于术后护理和加强患肢功能锻炼，利于骨折愈合、关节功能恢复和防止肌肉萎缩。

三、牵引用具

常用牵引工具不宜过于复杂，应简单易行，便于掌握。

1. 牵引床架

木制床架应用最为普遍，即在病床的床头和床脚各放木框床架，并以金属夹固定。两架的顶部有长方形木棍相连，架上悬以横木。患者可用双手牵拉，借以练习活动和使用便器。床上放以木板，中心带有圆孔，并放有分节褥垫，以便更换床单，活动体位，放置便盆，且能把患者放于头高足低或头低足高的体位，以适应平衡牵引的需要；也可采用金属床架，其作用与效能和木制床架一致。

2. 床脚木垫

床脚木垫为上窄下宽方形木垫，高度分为 10 cm、15 cm、20 cm、30 cm 不等，底部为 15 cm×15 cm，顶部为 12 cm×12 cm。顶部中心挖一半圆形窝，可稳定床脚，以免滑脱。按不同情况适当选用。此木垫可垫高床脚，借身体的重量发挥平衡牵引的作用。

3. 牵引支架

应备有大小不等各种支架，如托马斯支架和小腿附架（图1-2）、琼斯支架（图1-3）、勃郎—毕洛支架（图1-4）。使用前先用外科带装备支架，用大别针或书夹固定，除非在不得已情况下方采用绷带代替外科带；也可用小敷料巾代替外科带。

4. 牵引工具

牵引工具包括滑轮、牵引线绳、绷带（弹性绷带和一般绷带）、分开板、大别针、书夹、胶布、头部牵引带、头颅牵引钳、大小型号四肢牵引弓、骨盆吊带、脊柱吊带、牵引重量（铁制砝码或铁沙袋分为 0.5～2 kg）、固定床架的金属夹、钉锤、老虎钳、钉子等。

5. 固定用具

各种型号的小夹板、铁丝夹板、T 形夹板（木制和铝制）、三角形木制夹板、飞机架、腕背伸托等。

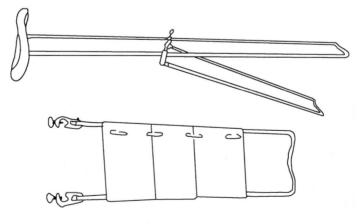

图1-2 托马斯支架和小腿附架

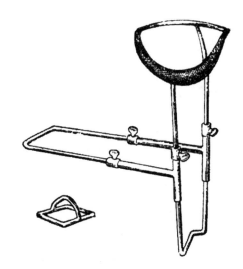

图1-3　琼斯支架

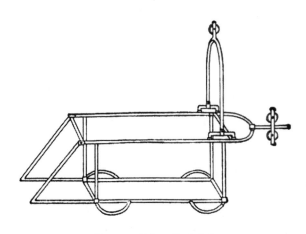

图1-4　勃郎—毕洛支架

6. 石膏床

附牵引零件、石膏用具、各种类型的石膏卷带和各种衬垫。

上述各种器材，除应放手术室和石膏房备用外，大部分应集中由专人管理，并配一牵引器材车，将所有不需消毒的器材放入车内，以便随时推至病房使用。

四、牵引重量

施行牵引以后，所需重量的大小须根据以下情况决定。

1. 牵引种类

如皮肤牵引不能超过5 kg，骨牵引可高达10～15 kg。

2. 牵引部位

上肢牵引重量不需要过重，以免骨折处发生过度牵引；下肢肌肉发达，开始时牵引重量必须较大，待骨折整复后保持维持重量即可。股骨所需重量比胫骨大。

3. 肌肉力量

肌肉发达、身体健壮者比肌肉弛缓、身体衰弱者所需重量要大。

4. 伤后时间

伤后时间越长，所需牵引重量越大。

5. 创伤类型

如斜行骨折比横行骨折所需牵引重量小。

加放牵引器以后，需用手先牵拉牵引弓，尽量拉出缩短的范围，开始时牵引力应足够大，达到骨折早期整复应在 48 h 以内完成复位。但此期的重量不能持续过久，以防止过度牵引导致断端分离，影响骨折愈合。置放牵引以后，应仔细观察骨折整复情况，随时用尺测量肢体长短，并做详细记录或用 X 线透视、拍片检查，骨折一旦整复应立即改用维持重量。

五、拆除牵引时间

牵引达到预期效果后，即可拆除牵引。例如，骨折部已有骨痂形成，不担心再发生重叠、移位时，股骨干骨折一般牵引 3~6 周，胫腓骨骨折 3~4 周，即可拆除；或牵引作为术前准备，待手术完成或畸形矫正后，对不需继续维持牵引者即可拆除。拆除皮肤牵引时，应先用汽油湿润胶布，徐徐撕下，切勿连同毛发猛烈撕脱，以免疼痛或溃破。应在无菌操作下拔除牵引钢针，如先将针的两端用乙醇清洗擦净，再用乙醇、碘酊、乙醇依次消毒或在消毒之前加用乙醇灯火焰烧热针的两端或靠近皮肤剪去外露钢针，消毒后再从另端拔除。对由于牵引时间过久，针已松动者，拔针时不宜在伤口内滑动，以免感染扩散。

皮肤牵引最多维持 3 周，如仍须牵引，可重新更换。骨牵引以不超过 8 周为宜。如穿针点已发生感染，仍须继续牵引，则应改换方法或另换部位。

六、各类牵引技术的操作方法

（一）皮肤牵引概述

皮肤牵引系利用胶布贴于皮肤，牵引力直接着力于皮肤，间接牵开肌肉紧张、骨折重叠移位和关节脱位。因此，肢体损伤较小，痛苦不大，且无引起骨、关节因穿针发生感染的风险。但牵引重量最多不超过 5 kg，过重则皮肤承受不了，容易滑脱。对于成人长管骨骨折重叠移位较多，需重力牵引方能矫正者则不适用，且因胶布刺激，皮肤可发生皮炎、水疱或溃疡。牵引后肢体被胶布包裹，不便做关节功能锻炼、按摩或检查等。

1. 适应证

将在下面具体部位牵引中逐一介绍。

2. 禁忌证

（1）皮肤擦伤、裂伤者。

（2）血液循环受累，如静脉曲张、慢性溃疡、皮炎、血管硬化或其他血管病者。

（3）骨折严重移位重叠，需要重力牵引方能矫正畸形者。

3. 操作方法

（1）检查患者：检查患肢皮肤，如有破溃、皮炎等，禁止皮肤牵引，以免发生化脓感染或皮肤坏死，甚至影响骨折愈合。

（2）患者准备：患肢必须用肥皂和清水冲洗擦干，用乙醚或乙醇擦去油泥；不需要刮除毛发，它们可帮助粘紧牢固，不易滑脱。

（3）准备胶布：取质量较好的胶布，按肢体宽度和长度撕成胶布条。骨折牵引，其长度应自骨折端至肢体远侧端平面下 10 cm；关节牵引，则自关节平面下计算。对成人先撕成 5~7 cm 宽的长条，然后将胶布的远端约全长 1/3 处向胶面折叠变窄，使折叠远端的宽度与分开板上的卡孔宽窄一致，以便穿入卡销，牵引胶布条粘面经过骨骼隆起处，如内、外踝，桡、尺骨茎突。应以胶布内侧的衬布或纱布垫衬保护，以免压破皮肤，形成溃疡。以上做法比用胶布条直接贴于分开板上有利，因为牵引时间较久，胶布必自行滑脱，则会两侧长短不一，失去平衡。如采用卡销、别扣则可随时调整，使牵引力在两侧始终保持平衡。

（4）分开木板：此木板有分开胶布与肢体凸处，保持一定距离，以免压破皮肤，发生溃烂，并使肢体两侧胶布力量相等，发挥良好的牵引作用。分开板由厚 0.5~1 cm 木板制成，宽度因肢体大小不同而异，板外面钉以两端带有卡销的皮带，并于板中心经过皮带钻圆孔，牵引绳可穿过此孔近端打结，以免滑脱，待胶布贴好后，将其窄端穿入分开板的皮带卡销上扣紧，使两侧力量均等，然后行牵引。日后胶布如有滑脱，两侧力量失去平衡时，可松开一侧卡扣，调整两侧胶布长短适宜，继续牵引。

（5）贴放胶布：先在皮肤上涂抹安息香酸酊（也有主张不用者，以免妨碍皮肤汗腺与皮脂腺管分泌物而发生皮炎），立刻将备好的胶布条粘贴于皮肤。如为骨折，其上端不应超过骨折平面，即胶布上端分叉处在粘贴时不可互相交叉或重叠，粘贴后用手指或绷带卷摩擦压匀，使无皱褶。其外侧禁用胶布条螺旋缠绕，以防发生循环障碍或皮肤压迫性坏死、破裂等并发症。

（6）缠绕绷带：贴放胶布后立即用弹性绷带缠绕，如无此种绷带也可用一般绷带适当均匀加压包裹。胶布近端应保留部分外露，以备观察有无滑脱。绷带下端不得超过关节，以免影响关节活动。如在下肢应保持在踝平面以上，如在前臂应保持在桡尺茎突平面以上，如在上臂应在肘窝平面以上。胶布经过骨凸处必须用纱布保护，以免压破皮肤。现有用成品牵引套牵引者，效果好，并发症少。

（7）牵引加重：将贴好胶布的肢体放于用外科带装好的托马斯支架或勃郎—毕格支架上，把牵引绳放于固定床架的滑轮上，1~2 h 后逐渐加重牵引，以不超过 5 kg 为宜。皮肤牵引一般可维持 3~4 周，如胶布失去牵引作用，可更换胶布继续牵引。

（二）上肢肘伸位皮肤牵引

1. 适应证

肩胛骨关节盂或肩胛骨颈骨折，远端骨折块向内下方移位者；肱骨外科颈骨折或肱骨干上中 1/3 骨折，有移位者；肩关节周围纤维化，外展活动受限者；肩关节外科术后需要牵引固定者。

2. 牵引用具

上肢托马斯支架、胶布、床旁牵引架、牵引棉线绳、分开板、带螺钉的金属滑轮、牵引重量（砝码或铁沙袋 2~5 kg）、外科带、大别针或书夹、弹性绷带或一般绷带。

3. 操作方法

（1）常规备皮：用肥皂水洗刷，并用清水冲洗、擦干，再用乙醚去其油泥，不剃毛发。

（2）仰卧位，伤肢放于 90° 外展位，前臂和手部完全放于旋后位。将备好的胶布条自骨折平面下沿上臂及前臂纵轴粘贴，但不能前后交叉或环绕肢体；骨隆起部，如桡骨或尺骨茎突需用纱布保护，以免受压。

（3）用弹性绷带或一般绷带沿肢体做螺旋形缠绕，使胶布固定稳固。

（4）用牵引绳自分开板中心圆孔（或支架）穿过，并在近端打结，防止滑脱。然后把贴好的胶布两端固定于分开板皮带的卡销上，使两侧长短一致，力量相等，并使分开板与手指尖端保持一定距离，不影响手指伸屈活动。

（5）将患肢放于有外科带装置的上肢托马斯支架上，架上圈的后侧即相当于腋部受力点应用棉垫保护，与腋部皮肤隔离，以免引起压疮。支架远端固定于床旁支架上，将牵引绳的外端穿过滑轮，牵引重量为 2 kg。

（三）上肢肘屈位皮肤牵引

1. 适应证

肩胛骨关节盂骨折，骨折块向内下方移位；肱骨外科颈骨折或肱骨干上中1/3部骨折。

2. 操作方法

（1）备皮方法同上肢肘伸位皮肤牵引。

（2）仰卧位，伤肢外展90°，肘关节屈曲90°，前臂旋后位。将备好两份胶布条，一份自骨折平面下沿上臂纵轴的内侧及外侧粘贴，另一份沿前臂纵轴至掌及背侧粘贴。均用弹性绷带或一般绷带缠绕固定。

（3）将牵引绳两根分别穿入两个分开板的中央孔，在绳的近端打结，防止滑脱。然后把粘好的胶布分别固定于分开板皮带的卡销上，使两侧长短相等，力量一致，前臂牵引板应以不影响手指屈伸为宜。

（4）患肢放在配装外科带的上肢托马斯支架内，并用棉垫垫好支架铁圈，防止压破皮肤。远端固定于床旁支架上，将牵引绳放于滑轮上，牵引重量为 2 kg。同时，肘关节屈曲90°位悬吊于床架的滑轮上，牵引重量为 1 kg。

（四）下肢皮肤牵引

1. 适应证

髋关节中心性脱位；股骨颈骨折术前或术后牵引，以减轻肌肉紧张、痉挛和疼痛；股骨粗隆间骨折牵引整复固定或术后牵引固定；股骨干骨折牵引整复固定或术后牵引固定；纠正肌肉痉挛、坐骨神经痛或因其他病理改变所致的疼痛。

2. 操作方法

（1）常规备皮，不剃毛发。

（2）仰卧位。助手牵引患肢，将备好的胶布自骨折平面下沿下肢纵轴粘贴，但不能交叉或环绕肢体。在贴胶布之前用纱布或棉垫垫在骨凸部，如腓骨头、髌骨和内外踝加以保护，以免压迫坏死。

（3）用弹性绷带或一般绷带自踝上开始缠绕，绝不能自足背开始，以免牵引胶布向下滑动引起压疮。绷带要有适当压力，但不能太紧，缠绕至胶布近端平面以下为止。

（4）将牵引绳自分开板中心圆孔穿出，并在近端打结，防止滑脱。然后把胶布远端固定于分开板的卡销上，使两侧长短一致，力量均等，分开板放于足底部，准备牵引。

（5）患肢放于具有外科带的托马斯支架上，并用棉垫垫好铁圈，防止压破皮肤。支架的远端固定于牵引床架上或实施平衡牵引，以牵引绳绕过滑轮，牵引重量为 4～5 kg。

（五）小儿下肢悬吊式皮肤牵引

1. 适应证

4 岁以下小儿股骨干骨折。

2. 牵引用具

小儿下肢悬吊牵引架、胶布、弹性绷带或一般绷带、滑轮、牵引绳、砝码或小沙袋。

3. 操作方法

（1）常规备皮，准备两侧下肢。

（2）仰卧位，助手将患肢持稳，先在下肢皮肤上涂抹安息香酸酊，然后将备好的胶布条自骨折平面下沿纵轴粘贴，同样用纱布保护骨凸部，防止压疮。

（3）用弹性绷带或一般绷带自踝上开始适当加压缠绕，缠至胶布近端平面下为止。

（4）在胶布远端放分开板和牵引绳，准备牵引。

（5）同样胶布放于健侧下肢。

（6）患儿放于牵引架平板上，两髋屈曲 90°，两下肢垂直，牵引绳经过床架上的滑车，加重悬吊两下肢，以臀部恰好离开床面最为适宜。向家属说明注意事项，携带牵引架回家继续牵引。

4. 注意事项

双下肢悬吊式牵引法，治疗 4 岁以下小儿股骨干骨折，是为最理想而有效的措施。牵引重量以保持臀部刚离开床垫为宜，只留肩与背部与床垫接触，重力过大，患儿不适，重量不足则牵引无效。悬吊双侧下肢可控制患儿于仰卧位，以免翻身时使骨折扭转移位。

牵引后应仔细观察患肢血供，绷带下端应始终保持在踝平面以上，以免压迫足背或跟腱处引起皮肤坏死。每天应按需要调整牵引及绷带的松紧度。经过度牵引后骨折端往往仍有重叠移位，但因患儿自身对骨折端畸形有重新塑形功能，6~9 个月后其断端可自行修整，甚至在 X 线片上看不出骨折的痕迹。为了加大骨折牵引重量，有的主张用宽带固定腹部及骨盆，但会引起患儿消化不良及其他不适，现已不用。

须注意采用长绳将牵引重量引至足下端，以免脱落砸伤患儿。牵引一般保持 21~25 d，骨折即可坚强愈合。

（六）股骨髁上骨牵引（Russel 牵引）

1. 适应证

髋关节中心型脱位、股骨颈骨折、股骨粗隆间骨折、股骨干骨折、髋关节脱位手术前准备、骨盆骨折。

2. 操作方法

采用胶布牵引，同时用布带悬吊肢体，牵引绳经过两个滑轮，使牵引合力与股骨纵轴必须一致。不用托马斯支架装置，简单易行。牵引重量如为 5 kg，其合力则 10 kg；小儿 2 kg，14 岁以下儿童 3 kg，成人 4 kg。

（七）骨牵引

骨牵引又称直接牵引，应用范围较广。由于牵引力直接加于骨，阻力较小，收效较大，可缓解肌肉紧张，纠正骨折重叠或关节脱位等畸形。牵引后便于检查患肢。牵引力可适当加大，不至引起皮肤水疱、压疮等，且便于护理患者。在保持骨折不移位的情况下，配合小夹板固定，可以加强肢体功能锻炼，充分发挥运动与固定相结合，能有效防止关节强直、肌肉萎缩、促进骨折愈合的功能。

1. 适应证

肌力强大的青壮年不稳定性骨折、穿破性骨折，肢体明显肿胀、下肢静脉曲张等周围血管疾病、颈椎骨折脱位等患者。

2. 牵引用具

除上述各项之外，尚需准备局部麻醉和切开手术用具，穿针用具，如手摇钻附套、克氏针支架、手钻、钉锤。下面重点介绍牵引针和牵引弓。

（1）骨圆针：为较粗不锈钢针，直径 6 ~ 8 mm，长 12 ~ 18 mm，针体为圆形，尖端为三角形，尾端为三角立柱状，可套于手摇钻或手钻的钻头部，以便钻入或插入骨内。针体较粗，不易折断，不易滑动，感染机会少，承受重量大，维持时间长。但只适用于下肢，对于骨松质，如跟骨较为适宜；上肢因不需过大重量牵引，克氏针即可解决问题。如在胫骨使用骨圆针，必须用手钻钻入，禁用钉锤敲打，以免劈裂骨皮质。

（2）克氏针：较细的不锈钢针，直径为 1 ~ 2 mm，针体为圆形，尖端如剑锋，尾端为三角立柱状，可卡入手摇钻头上，以便钻入骨骼。对骨质刺激与损伤较小，除非针在骨骼内来回滑动，很少有发生化脓感染。适用于上肢掌骨、鹰嘴突，股骨下端或胫骨上端，但须用特制的牵引弓将针的两端拉紧，增加其紧张力，以承受牵引重量，直径 1 mm 克氏针可承受 10 kg 以下的重量，2 mm 者可承受 10 ~ 15 kg 的重量，故时间长、重量大的牵引容易拉豁骨骼。

（3）颅骨牵引钳：为特制的颅骨牵引器，形状如冰钳，弓的两端有短钉可以拉住颅骨外板，尾部有螺丝钮，可调节松紧度，以便卡紧颅骨外板，以免加重后滑脱。

（4）蹄铁形牵引弓：常用克氏针牵引弓，可卡住针的两端将针拉紧，以增加牵引力量。还有粗钢丝制成的简便牵引弓，弓两端有圆圈，以便套住针端牵引，适用于骨圆针牵引胫骨结节或跟骨，也适用于克氏针牵引手指或足趾。

3. 穿针点

多在骨的一端骨质坚硬部位进针。穿刺时防止进入关节腔，注意切勿损伤血管、神经，对于小儿勿损伤骨骺。

骨圆针适用于骨质疏松部位，如跟骨；克氏针适用于骨质较坚硬的部位，如尺骨鹰嘴，尺、桡骨远端，第 2 ~ 4 掌骨和指骨远节、股骨下端、胫骨结节、跟骨和趾骨远节，按所需牵引选择应用（表 1-2）。

表 1-2　常用牵引部位和牵引重量

牵引针	穿针点	入针方向与标志	牵引目的	重量（成人）
颅骨钳	颅骨顶部	两外耳道连线与两眉弓外缘向顶部所画线交点处	颈椎骨折脱位、颈椎病或痉挛性斜颈	开始重量 7 ~ 15 kg，维持重量 4 ~ 5 kg
克氏针、颅骨钳	尺骨鹰嘴突	由鹰嘴尖端向远侧 1.5 横指处与距皮缘 1 cm 画线交点处，由内向外，防止损伤尺神经	肱骨骨折、固定不稳的肱骨髁上骨折或局部明显肿胀和肱骨髁间骨折	开始重量 2 ~ 3 kg，维持重量 1 ~ 2 kg
克氏针	尺、桡骨远端	桡骨茎突上 3.5 cm 处	尺、桡骨干骨折和肘关节损伤或疾病	开始重量 2 ~ 3 kg，维持重量 1 ~ 2 kg

牵引针	穿针点	入针方向与标志	牵引目的	重量（成人）
克氏针	第 2～4 掌骨	横贯第 2、第 3 掌骨或第 2～4 掌骨干由桡向尺侧穿针	前臂双骨折、桡骨远端骨折、腕关节疾病	开始重量 2～3 kg，维持重量 1～2 kg
克氏针	指骨	指骨远节基底远侧	掌骨、指骨不稳定性骨折和掌指关节损伤与指间关节损伤	用手套橡皮圈
克氏针冰钳	股骨下端	髌骨上缘 2 cm 处或内收肌结节上两横指处由内处外，防止损伤血管。如用冰钳以内外髁中心为标志	股骨骨折、髋关节脱位、感染	开始重量 7～8 kg，维持重量 3～5 kg
克氏针骨圆针	胫骨结节	胫骨结节向后一横指即 1.25 cm 处，在其平面下部由外向内，避免损伤腓总神经	股骨骨折、膝关节内骨折和髋关节脱位或疾病	开始重量 7～8 kg，维持重量 2～5 kg
克氏针骨圆针	跟骨	外踝顶点下 2 cm 再向后 2 cm 垂直线的顶点处或内踝顶点下 3 cm 垂直线顶点处或自外踝顶点沿跟骨纵轴 2 横指	胫骨骨折、踝关节骨折脱位等	开始重量 4～6 kg，维持重量 2～3 kg
克氏针	第 2～4 跖骨	横贯第 1～3 跖骨	跗跖关节脱位	开始重量 2～3 kg，维持重量 1～2 kg
克氏针	趾骨	趾骨远节	跗骨、趾骨	用手套边缘皮圈

4. 操作方法

（1）常规备皮，剃去毛发，用 2.5% 碘酊和 75% 乙醇消毒皮肤，再用消毒巾遮盖。

（2）1% 普鲁卡因（需做过敏试验）或利多卡因局部麻醉。针尖深达骨膜，用手向上拉紧皮肤，以免牵引肢体伸长时皮肤牵拉过紧。

（3）以牵引针直接穿破皮肤，直达骨膜，此时术者瞄准牵引针的方向，除特殊部位外，一般要求牵引针与骨干长轴垂直，与关节面平行。把持稳妥手钻，不能左右或上下摇摆，然后徐徐旋转摇把，使针逐渐穿过骨皮质，至对侧时将皮肤同样向上拉紧。

（4）注射局部麻醉药物深达骨膜，继续向外穿针，待针顶起皮肤时，用手指压迫皮肤，使针尖直接穿破皮肤，以达到针与皮之间完全密封，防止出血、渗液引起感染。

（5）穿针后用乙醇纱布和纱布垫保护两侧钢针伤口，胶布条固定。最后放牵引弓，固定钢针两端，旋转牵引弓后侧的螺丝，使钢针拉紧。置患肢于牵引架上，按患者体重、肌肉力量和骨折类型等，确定牵引重力。

5. 注意事项

（1）牵引钳的螺帽应拧紧，以免滑脱。

（2）颈椎骨折脱位快速加重整复时，必须床旁摄影观察整复情况，一旦复位立即改用维持重量牵引。

（3）调整床位高低，注意牵引方向和角度。

（4）密切观察患者全身情况，加强护理，防止压疮。

（5）对关节突间关节跳跃交锁者，先应稍屈曲牵引，待交锁的关节突牵开后，改为后伸牵引，跳跃即可解脱；若开始就采用后伸位牵引，则交锁必更牢固，反而不易解脱。

（八）头部吊带牵引

1. 适应证

颈椎骨折脱位移位不多、颈椎综合征或痉挛性斜颈。对于需要更大重力牵引者，应采用骨牵引。

2. 操作方法

简便易行，不需特殊装置，用两个布带按适当角度连在一起，一带护住下颌，另一带牵拉枕后，利用两带的合力牵引（图1-5、图1-6）。

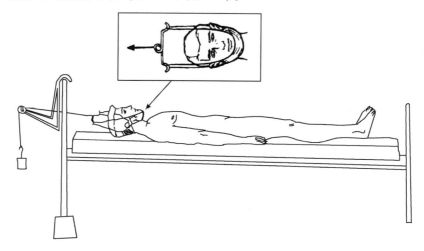

图1-5 卧位头部吊带牵引

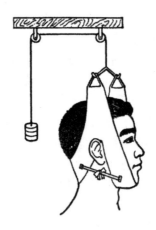

图1-6 坐位头部吊带牵引

3. 注意事项

牵引重量不能超过5 kg，否则下颌活动受限，影响张口，妨碍饮食，甚至滑脱至下颌部压迫颈部大血管或气管，引起脑缺血，甚至窒息；如唾液分泌较多，布带潮湿，还可引起皮肤糜烂、感染，甚至颌部及枕部形成压疮；男性患者需经常剃洗，尤为不便。

（九）颅骨牵引

颅骨牵引为骨科创伤常用的牵引方法，如牵引钳安置得当不但不易滑脱，而且能防止颌部或枕部发生压疮，牵引重量可加至 7～15 kg。

1. 适应证

颈椎骨折脱位，尤其移位较多，需要牵引复位者，必须采用此种重力较大的牵引方法。

2. 牵引用具

颅骨牵引钳或头颅环，特制手摇钻头仅能钻通颅骨外板，手术尖刀、消毒巾、手套、缝线、镊子、血管钳，均需消毒。

3. 麻醉

采用 1% 普鲁卡因（需做过敏试验）或利多卡因施行头皮局部浸润麻醉，浸润范围在 2～3 cm，深达骨膜。

4. 操作方法

（1）常规备皮：刺去全部头发，用肥皂及清水洗净，再用乙醇、碘酊、乙醇依次备皮。

（2）标记定位：牵引合力必须放正对准，保持均衡，防止滑脱。为此，应先在患者头顶正中画前后矢状线，从颅顶分为左、右各半，然后以两侧外耳道为起点经过头顶画一连线，并在此线对准两侧眉弓外缘画一标记，使两标记与中线距离相等，3.5～6 cm 作为切口和牵引钻骨的标记。

（3）手术步骤：在顶部两侧标记处分别做约 1 cm 横切口，深达颅骨，然后以骨钻钻入颅骨外板。钻孔前，先将牵引弓放于钻孔部，钻孔方向务必与牵引钳的短钉方向一致，使短钉直接嵌入顶骨外板的钻孔内，旋转后部的螺丝帽，使颅骨钳卡紧，再用带钩的牵引绳挂在牵引钳尾部的孔内，通过滑轮加重牵引（图 1-7）。牵引重力因人因病而异，一般开始重量为 7～15 kg，维持重量为 2～3 kg。

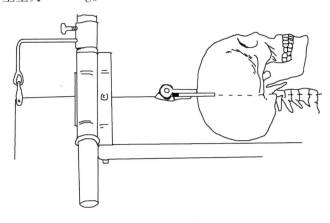

图 1-7　颅骨牵引

5. 注意事项

牵引初期注意调节颅骨钳的压力，防止自颅骨滑脱。颈椎骨折脱位应快速牵引复位，每 1～2 h 拍摄颈椎正、侧位 X 线片，以了解复位情况。复位后立即减轻牵引重量，改为维持重量。

（十）尺骨鹰嘴牵引

1. 适应证

（1）单纯尺骨鹰嘴牵引：适用于肱骨穿破性骨折严重移位，肱骨髁上骨折局部明显肿胀不能进行手法复位时，以及严重移位的肱骨髁间骨折。

（2）尺骨鹰嘴与掌骨联合牵引：适用于前臂双骨折合并肱骨干骨折或前臂与肱骨穿破性骨折。

2. 牵引用具

托马斯支架、牵引床架、克氏针（或大号布巾钳、不锈钢螺丝钩）、手摇钻、牵引弓、胶布、牵引绳、砝码、砝码托、消毒巾、大别针。

3. 体位

仰卧位。

4. 麻醉

臂丛麻醉或局部麻醉。

5. 操作方法

（1）常规备皮：肥皂洗刷，净水冲洗，用乙醇、碘酊、乙醇依次备皮。

（2）手法整复夹板固定：特别是肱骨髁间骨折，应先在臂丛麻醉下手法整复，夹板固定，使肱骨下端骨折稳定，然后穿克氏针牵引。

（3）皮肤或掌骨牵引：为了肘关节保持屈曲 90°位，前臂贴胶布行皮肤牵引或用布带悬吊前臂。如上臂和前臂同时骨折，可考虑加用克氏针横贯第 2～4 掌骨牵引法。

（4）穿针步骤：患肩外展至 90°。助手持握患肢手腕，术者立于患肢尺侧，自尺骨鹰嘴尖端向远侧 1.5 横指处和距背侧皮缘约 1.0 cm 画线交点处，施行 1%～2% 普鲁卡因局部浸润麻醉或臂丛阻滞麻醉。从尺侧进针，先用克氏针刺入皮肤，顶住鹰嘴，注意切勿损伤尺神经。然后徐徐旋转手摇钻，待针穿过鹰嘴时患者感觉疼痛，此时于出针处再行局部麻醉，用手指压迫针尖，使针穿破皮肤，继续旋转手钻，至适合牵引弓长度为止。也可采用大号布巾钳子夹住鹰嘴代替克氏针。

（5）牵引重力：将患肢放于装好外科带的托马斯支架上，屈肘 90°。牵引重量为 1～2 kg。前臂在皮肤牵引下悬吊加重 0.5 kg 或使肘关节屈曲 90°，用布带吊起前臂。

（十一）手指牵引

1. 适应证

拇指掌骨、其他 4 指掌骨或近节指骨不稳定性骨折；通过手法整复夹板固定，骨折仍不稳定时改用骨牵引法。

2. 体位

坐位或卧位。

3. 麻醉

臂丛麻醉或局部麻醉。

4. 操作方法

（1）穿针方法：自手指远节一侧用细克氏针刺破皮肤，抵触远节的一侧骨，用手钻徐徐钻入，自对侧皮肤穿出，剪短克氏针，两端保留适当长度备牵引用。

（2）拇指牵引法：先行拇指掌骨或指骨骨折手法整复，用管形石膏将前臂手腕和拇指腕掌关节固定于对掌功能位；再用 U 形粗铁丝圈固定于拇指管形石膏的两侧，待石膏干固后用钢丝牵引弓拉住穿过拇指远节的克氏针，用手套边橡皮圈的一端系于牵引弓，另一端系于 U 形铁丝圈上进行牵引。

（3）其他 4 指牵引法：先用棉垫保护手腕及前臂，再将 T 形铝制夹板用石膏绷带固定于前臂腕部掌侧，保持腕关节、掌指关节功能位。在前臂管形石膏的掌侧放一铁丝钩。待石膏干固后，用钢丝牵引弓拉住克氏针，以手套边橡皮圈的一端套于牵引弓上，另一端挂于前臂的铁丝钩上，并以撑木撑起橡皮圈，保持适度的牵引力。

5. 注意事项

（1）对其他 4 指牵引时放于屈曲位，指端应对准腕舟骨结节。

（2）牵引重量大小适宜。

（3）拇指腕掌关节必须放于对掌功能位。

（十二）股骨下端牵引

1. 适应证

成人股骨骨折，骨盆骨折合并骶髂关节脱位。

2. 体位

仰卧位。

3. 麻醉

局部麻醉或蛛网膜下腔阻滞麻醉。

4. 操作方法

（1）常规备皮。

（2）穿针方法：患侧膝后放扁枕两个。术者立于患肢对侧，以髌骨上缘 2 cm 处或内收肌结节上两横指处作为穿针点，先向上拉紧皮肤，用克氏针穿入皮肤，顶住股骨内髁上部，注意保护血管，然后徐徐旋转手摇钻，待穿过对侧骨皮质，感觉疼痛时，同样向上拉紧皮肤施行局部麻醉，用手指压迫针尖周围，刺破皮肤，继续旋转手钻向外推出。然后剪除过长的针端，放置牵引弓。用橡皮塞套于针的两端，以免刺伤健肢皮肤。

（3）牵引重量：患肢放于带有小腿附架的托马斯支架或勃郎—毕洛支架上，用外科带装配于架上托住大腿及小腿后部，膝关节适当屈曲位。然后放置牵引弓及牵引绳，加重量 7～8 kg 牵引，待骨折整复后改换为维持重量 3～5 kg。

5. 注意事项

（1）穿针自内向外，勿损伤血管。

（2）穿针勿经过关节腔，防止继发感染。

（3）防止过度牵引；拍片检查，待骨折整复后立即改换维持重量。

（4）每天用乙醇湿润两侧保护针眼的纱布 1～2 次，以免穿针滑动引起感染。

（5）骨骺未闭的儿童不宜选用。

（十三）胫骨结节牵引

1. 适应证

成人股骨骨折。

2. 体位

仰卧位。

3. 麻醉

局部麻醉或蛛网膜下腔阻滞麻醉。

4. 操作方法

（1）常规备皮。

（2）穿针方法：患肢用枕头垫起。术者立于患侧，胫骨结节后 1 横指处，即 1.25 cm 处，在其平面稍下部作为穿针点。用手钻将克氏针或骨圆针由外向内穿出，避免损伤腓总神经，待针至对侧皮下再用局部麻醉，压迫针尖穿出皮肤，继续旋转手钻将针向对侧推出，剪除多余部分至两侧长度适宜。最后放牵引弓，置患肢于勃郎—毕洛支架或带有小腿附架的托马斯支架上，膝适当屈曲位。通过牵引弓和牵引绳加重 7~8 kg 牵引（成人体重的 1/8~1/7），待骨折整复后改换维持重量 3~5 kg。

（3）手法整复夹板固定：在未装牵引重量之前手法整复，并用小夹板固定。

5. 注意事项

（1）如用骨圆针牵引，需用手钻穿针，禁用钉锤敲打，以免劈裂骨质。

（2）由外向内穿针，以免损伤腓神经。

（3）预防骨折端过度牵引，抓紧拍片检查。

（4）每天用乙醇湿润保护两侧针眼的纱布 1~2 次，预防穿针点感染。

（5）骨骺未闭的儿童不宜选用。

（十四）跟骨牵引

1. 适应证

小腿穿破性骨折、小腿不稳定性骨折、胫骨平台骨折，有时也可用于跟骨骨折。

2. 体位

仰卧位。

3. 麻醉

局部麻醉或蛛网膜下腔阻滞麻醉。

4. 操作方法

（1）常规备皮：必须彻底洗刷充分消毒，先用肥皂水和清水刷洗，再用乙醇、碘酊和乙醇依次消毒。

（2）穿针方法：将双枕垫于小腿后侧，保持膝关节屈曲 45°。自跟骨内侧相当于内踝顶点下 3 cm 处，向后画 3 cm 长的垂直线，其顶点即穿针点或外踝顶点下 2 cm 再向后 2 cm 的垂直线的顶点处。注意穿针方向：胫腓骨干骨折时，针与踝关节面略倾斜 15°，即针的内侧进入处低，外侧出口处高，有利于恢复胫骨正常生理曲线。穿针时最好用手钻旋转穿入。骨圆针比克氏针固定稳妥，不易发生穿针左右滑动或跟骨拉豁。除非牵引重量不大或青少年患者，否则不考虑用克氏针牵引。穿针时助手应将患足把持稳定，以免入针不正。穿针至对侧时应再局部麻醉，然后刺破皮肤，继续旋转手钻向对侧推出，使两侧针的长度与牵引弓的宽度一致，多余部分剪除。最后消毒，纱布遮盖保护针口。

（3）手法整复夹板固定：如为闭合胫腓骨骨折，需在助手牵引下手法整复，加放纸垫和夹板固定。

（4）牵引重量：患肢放于勃郎—毕洛支架上，牵引绳挂在牵引弓上，经过滑轮加重4~6 kg牵引，待复位后改换为维持重量2~3 kg。

5. 注意事项

（1）由内向外穿针，防止损伤胫后神经。

（2）用手摇钻穿针比用钉锤敲打震荡小，并能避免骨折部疼痛。

（3）确保穿针经过跟骨，不能穿入距跟关节和跟骨下部。穿针后，如针不向左右活动，说明针已经过跟骨。

（十五）骨盆悬吊牵引

1. 适应证

对位比较好的耻骨骨折、髂骨翼骨折折块向外移位、耻骨联合处分离、严重的骶髂关节分离。

2. 牵引用具

骨盆牵引带、悬吊木棍、牵引床架、牵引绳、滑轮、拉手横木棍。

3. 体位

仰卧位。

4. 麻醉

硬膜外麻醉。

5. 操作方法

骨盆牵引带放于腰及臀后部，带的两端各穿一横木棍，绳索系于棍的两端，悬吊于床架上，用铁蹄制S形钩挂于两侧牵引绳上，以便加强骨盆两侧的压力，稳定骨折，减轻疼痛，且便于护理，感觉舒适。对髋关节中心型脱位者需行经股骨牵引。

（于春波）

第三节　骨膜剥离技术

骨膜属于结缔组织，包绕着骨干，来源于中胚层，大多数管状骨包括肋骨都有骨膜，肌肉通过骨膜附着于骨干上。骨科手术基本上都在骨面上进行，只有剥离骨面上附着的骨膜才能显露出需要实施手术的部位，因而骨膜剥离是骨科手术中常用的操作方法，但针对不同的手术目的，对术中骨膜剥离方法的要求不尽相同。

一、游离骨膜移植时骨膜的剥离和切取

骨膜生发层的间充质细胞（骨原细胞）既可分化为软骨细胞形成软骨，也可分化为骨细胞成骨，并具有终生分化的潜能。早在1930年，Ham就从理论上提出，胚胎时期骨膜的生发层细胞具有依据存在环境变化分化为软骨细胞和骨细胞的可能，而成年组织中这种细胞也具有未分化间叶细胞的潜能，但无实验证实。实验表明，在鸡胚胎发育过程中，从软骨膜衍化而来的骨膜能够生成软骨，研究也表明骨膜生发层的骨原细胞在低氧环境下可分化为软骨细胞。骨膜被移植到关节腔后，在低氧环境和滑液的营养及局部应力的作用下，原处于静止状态的细胞可迅速增殖分化为软骨母细胞，后者分泌细胞间质并被包埋而变为软骨细胞，最终成为软骨组织。骨膜生发层细胞是骨膜再生软骨的主要成分，单位面积上骨膜生发层细

胞的数量及其活性是决定新生软骨厚度的基础，在同一环境下，单位面积上的骨膜生发层细胞多、活性高，则新生软骨厚；反之，则较薄。骨膜成软骨与否，除理化因素和骨膜固定技术外，首先取决于骨膜剥离技术，仔细的锐性剥离，可使骨膜生发层细胞残留在骨面上的数量减少，骨膜上的生发层细胞数增多，有利于骨膜的成软骨。

二、骨折患者的骨膜剥离

影响骨折愈合最主要的因素是局部血运和骨膜的完整性，骨膜完整可以限制骨折端血肿向周围软组织内扩散，促进血肿的机化和软骨内成骨，有利于膜内成骨的进行。骨膜剥离损伤了骨膜动脉，骨膜动脉在长骨中的供血量小，损伤后骨的其他动脉可很快扩张代偿，短期内通常即可恢复正常的血流量；同时骨膜组织很快增生，有大量血管从周围组织长入，也增加了骨的血流量。虽然骨膜对长骨的血供影响不大，随着时间的推移，长骨的血供可恢复至正常状态，但血供恢复时间越长，对骨组织修复越不利，因而在手术操作中应尽量减少操作带来的损伤。在骨折的治疗中，应注意根据受力方向和 X 线片尽量在骨膜破坏侧剥离及放置钢板，保证对侧骨膜的完整性，这样将有利于骨折的愈合，促进患者的恢复。

三、常用的骨膜剥离方法

在具体的手术操作过程中，剥离骨膜时应使骨膜剥离器向骨间膜或肌纤维与其附着的骨干成锐角方向剥离、推进，否则易于进入肌纤维或骨间膜纤维中，造成出血和对组织的损伤。在剥离肋骨骨膜时，应根据肋间肌的附着特点，先在肋骨上剥离骨膜，由后向前剥离肋骨上缘，由前向后剥离肋骨下缘，即采用上顺下逆的方法，否则可能损伤胸膜而导致气胸。剥离脊柱的肌肉时应自下往上，顺着肌肉的附着点紧贴骨面进行剥离，如此可减少术中的出血。骨干部位应顺骨干纵行切开骨膜，在骨端或近关节处，为防止骨膜进入关节和骨骺板，可将其做 I 形或 Z 形切开，如此既可缩短纵行切开的长度，又可保证术中有足够的显露宽度。

（王凯夫）

第四节　肌腱固定技术

肌腱外科中有许多手术涉及肌腱的固定，肌腱牢固固定后患者可早期活动，有利于患者的功能恢复，肌腱的确切固定是取得满意疗效的关键。常用的肌腱固定于骨面的方法如下。

一、肌腱缝合法

为使肌腱与骨面有效地愈合，肌腱固定于骨面时，首先应将与肌腱接触的骨面凿成粗糙面，再于固定骨上钻孔，将缝线穿过骨孔并抽紧，将肌腱有效地固定于骨的表面。对于细长的肌腱或筋膜条，可将肌腱、筋膜条穿过骨隧道，肌腱和筋膜条穿出骨隧道后，拉紧使肌腱断端对接、重叠缝合。

二、不锈钢丝拉出缝合法

不锈钢丝拉出缝合法适用于跟腱、跖骨、指骨的肌腱固定，在骨面上开一骨槽，将穿好钢丝的肌腱近端置入骨槽，再将钢丝经骨钻孔从足底或手指掌侧皮肤穿出，固定于纽扣或橡皮管上，对于张力较大者，应将钢丝穿出石膏外，固定于石膏外的纽扣上，以免压迫皮肤，造成皮肤坏死（图1-8）。

三、肌腱—骨瓣固定法

肌腱的早期主动活动可以防止粘连形成，但肌腱早期活动所增加的肌腱止点牵张力，容易造成肌腱止点的撕脱或愈合延缓。而骨与骨之间的愈合明显快于骨与肌腱之间的愈合，且利于移植肌腱的早期活动。

理论上，骨—肌腱移植可早期进行主动活动，而不发生止点撕脱断裂。带有肌腱的骨瓣血管供血丰富、血运好，如带有骨片的股四头肌或髋关节外展肌群的转移等，均可通过此法达到良好的固定，但在固定时应将骨面凿成粗糙面，将带有肌腱的骨片以克氏针或螺丝钉固定于粗糙的骨面上，也可通过钢丝通过骨孔环扎固定，对于一些力量较小的肌肉用细丝线固定，可促进固定肌腱的愈合，有利于患者的早期康复（图1-9）。

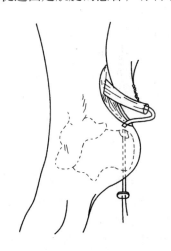

图1-8　跟腱断裂钢丝拉出骨面固定法

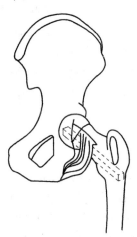

图1-9　股方肌骨瓣转位植骨、固定

四、肌腱骨栓固定法

如腘绳肌腱结与骨栓嵌入固定法关节镜下重建后交叉韧带（PCL）损伤，肌腱结和骨栓嵌入瓶颈样股骨隧道内，与隧道挤压紧密，术中可将自体松质骨同时植入隧道，可有效地防止骨道渗血和关节液浸入，有利于移植物与骨壁愈合。

（王凯夫）

第五节　植骨术

一、概述

临床上，植骨术是将骨组织移植到患者体内骨缺损处或骨关节需要加强固定部位融合的一种手术方法。根据患者的具体病情可采用皮质骨或松质骨移植。移植骨可取自患者本人或其他健康人，也可取自异种的动物骨。骨移植的种类有传统骨移植、带肌蒂骨（瓣）移植及带血管的骨移植。近年来，人工骨（羟基磷灰石、磷酸三钙等）及生物材料的研究进展迅速，在临床上的应用也日益广泛。

骨组织由骨细胞及骨基质构成。骨基质由有机物质胶原纤维及无机物质钙盐（磷酸钙、碳酸钙）结合而成，赋予骨一定的韧性及坚固性。星状的骨细胞散布于骨基质中。松质骨像海绵一样，有许多小空隙，储存骨髓；而皮质骨则坚实质密，其骨基质中有许多骨小管与骨外膜内层的毛细血管相通，皮质骨可借此得到部分血液供应。人体的皮质骨主要分布于长骨（股骨、肱骨、胫骨等）的骨干部分，松质骨主要分布于短骨及扁骨（肋骨、盆骨、椎骨及手腕骨、足跗骨等），长骨两端膨大处也属于松质骨。

被移植的骨，并不像金属或其他固定物那样仅起一种连接、支撑作用，而是经过一定时间后，与受区的骨坚固地融为一体、牢不可分。传统的观点认为，游离骨移植后骨块内的骨细胞失去活性，产生许多空隙，构成骨架。周围血肿首先机化，继而成骨细胞在血肿周围形成许多骨样组织，并呈条状小梁向内生长，占据全部血肿组织，使之钙化、骨化，与骨块接触并逐渐占据骨块的全部表面。与此同时，破骨细胞沿移植骨块的骨基质挺进并将其吞噬，而成骨细胞则紧跟其后，一部分停留来建立新的骨基质，一部分则跟随前进，为了输送营养物质、排出代谢废物，许多新生毛细血管、破骨细胞、成骨细胞的突起伸展到骨块中，并经哈弗斯管向纵深发展，边吞噬已死亡的骨细胞，边建立新的骨组织。最终，植骨块完全被吸收，代之以新的、有生命的骨组织，并与受体骨组织融为一体，即爬行替代作用。但近来的研究证明，移植骨能诱导宿主的间充质细胞转化为具有成骨能力的细胞，即移植骨有诱导成骨的作用。

人体的骨骼可分为两类：一类为皮质骨，如股骨、胫骨、腓骨、肱骨、桡骨、尺骨的骨干部分，另一类为松质骨，如髂骨、脊椎骨、足跗骨、腕骨及长管状骨的两端。这两类骨在显微镜下的组织结构大致相同，都是在一片均匀的骨基质中间散布着许多星状的骨细胞。所不同的是皮质骨较致密，其活力依靠哈弗斯管中的血管系统维持，移植以后往往需要相当长的时间才能完全再生，而且必须在有了活的骨细胞产生后移植骨才坚实。松质骨非常疏松，像海绵一样有许多小空隙，所以又有海绵骨之称。松质骨的结构有利于营养物质的弥散及受区血管肉芽组织的长入，因而爬行替代作用易于完成，所以松质骨是植骨时最常选用的材料。但支持作用较差。相反，皮质骨的结构比较致密，上述两种作用受到一定的影响，因而爬行替代作用进行缓慢，但一旦完成，则可起到较坚强的支持固定作用。因此，皮质骨及松质骨的移植各具优、缺点，临床应根据病情加以选用或二者并用。但无论是皮质骨还是松质骨，其爬行替代作用的进行均是逐渐的、缓慢的、持续不断的，其完成时间须以月计。

二、适应证

（1）骨折断端硬化或骨质缺损引起的骨折不愈合、假关节形成。

（2）填充良性骨肿瘤或骨囊肿等肿瘤样疾病刮除后所遗留的空腔。

（3）修复骨肿瘤切除后形成的骨质缺损。

（4）脊椎的植骨融合术及促进关节的融合。

（5）重建大块骨缺损间的连续性。

（6）提供骨性阻挡以限制关节活动（关节限制术）。

（7）填充骨结核病灶清除术后遗留的空腔。

（8）促进延迟愈合、畸形愈合、新鲜骨折或截骨术的骨愈合或填充术中的缺损。

三、禁忌证

（1）取骨部位或手术部位有炎症时，须待炎症消退后方能植骨，以防感染。

（2）有开放伤口存在时，须待伤口完全愈合半年后，才能进行植骨手术。但对经久不愈、伴有窦道的慢性骨髓炎或骨结核病灶清除术遗留的空洞，在彻底清创的基础上辅以有效的抗生素治疗，可进行Ⅰ期松质骨移植术。

（3）植骨处广泛瘢痕形成、血运不佳，须先行整形手术改善血运，方考虑植骨。

四、术前准备

（1）仔细检查患者，确定无感染病灶。

（2）自体取骨时，应于取骨部位做好皮肤准备。术前 3 d 开始，每天用肥皂水清洗取骨部位及其周围皮肤，清洗后以 75% 乙醇涂布 1 次，然后用无菌巾严密包扎。术前 1 d 清洗后剃毛，并重复上述步骤。手术当天晨起再以 75% 乙醇消毒 1 次，更换无菌巾，包扎后送进手术室。这种方法与术前仅做 1 d 皮肤消毒的备皮方法相比较，更为安全可靠。

（3）于髂骨或胫骨取骨时，因出血较多，应备好骨蜡，必要时做好输血准备。

（4）为预防感染，术前麻醉开始后予以适当的抗生素，对骨关节结核患者术前 2 周加用抗结核治疗。若为大块的同种骨或骨库骨移植，术前 3~4 d 即应予以抗过敏药物，如苯海拉明、氟美松等。

（5）很多需要植骨的患者都已经过多次手术或长期外固定，以致伤肢肌肉萎缩，骨质脱钙疏松，有不同程度的关节活动限制，血液循环不好，抗感染力低，组织生长能力也差。植骨术后必不可少的一段时间的外固定，将会造成肌萎缩与关节僵硬加重。因此，术前应进行一段时间的功能锻炼与理疗，对无移位的下肢骨折不愈合或骨缺损的患者，可在支架或外固定的保护下进行功能锻炼。

（6）术前摄 X 线片，了解病骨情况，根据病情设计手术（包括植骨部位、植骨片的大小和植骨方式）。如拟做吻合血管的骨移植，术前应对移植骨的全长摄正、侧位 X 线片，以便选择植骨的部位和长度。

（7）吻合血管的骨移植，术前应用超声血流仪探测供区和受区肢体的主要动脉是否存在及血流情况，以便设计手术。一般受区动脉多选用肢体主要动脉的分支作吻合，如股动脉的股深动脉，旋股内、外侧动脉等。如受区有 2 条主要动脉，如尺、桡动脉，胫前、后动脉，也可选用其中一条主要动脉作吻合，其先决条件必须是另一条主要动脉经超声血流仪或临床检查证实血供良好。受区的静脉一般多选用浅静脉作吻合，如头静脉、贵要静脉、大隐静脉、小隐静脉及其分支。因此，术前应检查受区的浅静脉有无损伤或炎症，近期用作穿刺、输液的浅静脉不能用作接受静脉。

五、术后处理

植骨术后必须加用范围足够、固定确实的外固定，待移植骨的爬行替代作用全部完成、骨质愈合后方可拆除，因而应根据接受植骨的部位、内固定的强度以及采用的植骨方法选用石膏托、管型石膏或硬质支具外固定，以促进植骨的愈合。尽管植骨融合判定的金标准是手术中探查，但临床上对植骨过程完成的判定通常以 X 线检查为依据，因而术后必须定期复查 X 线片。

六、取骨操作步骤

进行自体骨移植时，为了缩短手术时间，可将手术人员分为两组，手术同时进行。一组暴露受骨区，为植骨做好准备；另一组切取移植骨块，为植骨准备好材料。取整块骨条或骨块时，首先应选择胫骨，其次为髂嵴及腓骨，再次为肋骨。髋关节手术时，若仅需少量植骨时，可就近于股骨大转子或股骨上端取骨，这样可省去取骨切口。

取骨看来简单，实为一精细工作。所取骨块的大小、形状应与受骨部位的需要相符，过大则浪费，并给患者造成不必要的损伤；过小则不能应用。于肢体取骨时应尽量使用止血带，以减少出血。取骨后若切骨面渗血严重，可用骨蜡涂抹止血或用明胶海绵贴敷。

自体骨是最理想的植骨材料。当新鲜自体骨的来源受限时，如儿童的自体骨量有限，可结合应用新鲜或冷冻的同种异体骨移植或单纯使用新鲜或冷冻的同种异体骨及其他生物植骨材料。但临床实践和动物实验证实，同种异体骨的成骨特性远不及新鲜自体骨优越，在骨移植治疗长骨干骨折不愈合的病例，自体骨移植的成功率比同种异体骨移植约高 18%。因此，在尽可能的情况下，应多选用自体骨移植。

临床上需要植骨时，可自下列部位取骨：①胫骨；②髂骨；③腓骨；④肋骨。另外，也可从受区附近的骨端挖取少量松质骨移植，以填充较小的骨腔。

（一）胫骨骨条的切取

切取胫骨骨条时，为避免术中出血过多，宜在大腿中部使用气囊止血带。

1. 切口

在小腿前内侧面做一略带弧形并避开胫骨嵴的纵切口，以免在胫骨嵴处形成疼痛性瘢痕。

2. 取骨

不要翻开皮瓣，沿皮肤切口切开骨膜直到骨骼，将骨膜向内、外侧剥离，显露胫骨嵴与胫骨内缘之间的整个胫骨面。为了更好地显露切口两端的骨骼，可在骨膜切口两端各做一短的横切口，使骨膜切口呈 I 形。切骨之前，先在预定取骨区的四角各钻一小孔（图 1-10）。用单片电锯稍斜向移植骨片中央方向锯开皮质骨，以保留胫骨的前缘和内侧缘。若无电锯，则可在胫骨前内侧面的纵轴上凿刻出所需取骨的长度和宽度，再以骨钻在凿刻线上钻出一排小洞，然后用骨刀将这些小洞之间的皮质骨凿开。要求沿取骨线的全长逐渐深入，不可一次在一处凿进髓腔，以免移植骨片碎裂或胫骨骨折。儿童取骨时应注意勿损伤骨骺。

3. 缝合

取出移植骨条后，即将伤口缝合。儿童骨膜厚，可单独缝合。成人骨膜薄，则与皮下组织深层一起缝合，以覆盖取骨的缺损处，然后缝合皮肤。

4. 术后处理

如取骨条较大，必须用石膏托固定该肢 2～3 个月。

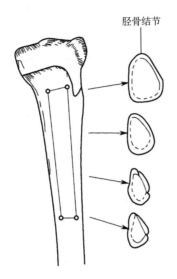

胫骨结节

图 1-10　胫骨骨条的切取方法

（二）髂骨块的切取

髂骨有丰富的松质骨，在髂嵴的前 1/3 分段纵行取骨块，可获取髂嵴的一小段坚硬的皮质骨和其下的一大段松质骨。如欲获得较坚硬的骨片，则横向取髂嵴前部或后部的长条骨块。在患者仰卧时，可取髂嵴的前 1/3 段；患者俯卧时，则取髂嵴的后 1/3 段。如希望保留髂嵴，则可仅取髂骨的外层皮质骨。

在切取髂骨时，应注意约有 10% 的股外侧皮神经，距髂前上棘后方越过髂嵴至股外侧皮肤，故在髂嵴前取骨时，切口应距髂前上棘后上方 2 cm 开始向后伸延至需要长度为止。但向后伸延不要超过距髂后上棘前上方 8 cm 的髂嵴，因臀上皮神经穿腰背筋膜，在距髂后上棘前 8 cm 越过髂嵴至臀部。无论在前方还是后方取髂骨，均要注意避开该部位走行的皮神经，以免对其造成损伤。

儿童应将髂骨的骨骺及其附着的肌肉一并翻开，在其下的髂骨上取骨块，取完后将骨骺复回原处。

1. 切口

髂骨的显露较为容易，但可引起相当多的出血。从髂前上棘沿髂嵴的皮下缘向后做皮肤切口，沿髂嵴中线切开软组织，此切口正好在躯干肌和臀肌附着于髂嵴骨膜处。

2. 取骨

切开皮肤及皮下组织后即可径直切达骨骼，在骨膜下剥离以显露髂骨外板。若只需要包含一侧皮质骨的松质骨作移植，则根据受骨区所需要的大小凿取髂骨外侧皮质骨；若需要包含两侧皮质的髂骨全厚骨块，需将髂肌自髂骨内面作骨膜下剥离，然后用骨刀凿取相应大小的全厚髂骨块。骨块取下后，可用刮匙插入两层皮质骨之间，挖取多量的松质骨。

3. 缝合

完成取骨后，将翻下的臀肌缝回髂嵴原位。

（三）腓骨的切取

取腓骨时，注意不要损伤腓总神经；为保持踝关节的稳定和儿童踝关节的正常发育，应保留腓骨的远侧 1/4；避免切断腓骨长、短肌，以免影响踝部的动力性稳定。

1. 切口

通常切取腓骨干的中 1/3 或上 1/2 段作移植。采用 Henry 入路，从腓骨长肌和比目鱼肌之间进入。切口从腓骨小头上 2 cm 开始，沿腓骨外侧缘直行向下，至所需切取的长度。

2. 取骨

将腓骨长、短肌牵向前侧，比目鱼肌牵向后侧，显露腓骨，切开骨膜行骨膜下剥离，将腓骨长、短肌翻向前方。骨膜剥离应从远侧开始，逐渐剥向近侧，以使从腓骨斜向起始的肌纤维连同骨膜一并剥开。在显露的腓骨干上判明准备截取的腓骨段，在其近端及远端各钻一排小孔，用骨刀将这些小孔间一一凿断，最后连成一线而将腓骨凿断。避免不先钻孔而直接一次性将腓骨凿断，因为这样会使腓骨劈裂，也可用线锯或摆动锯锯断腓骨。有时，需要将从腓骨中段后侧面进入腓骨的滋养动脉予以结扎。需切取腓骨上段以替代桡骨远端或腓骨远端时，在切口的近端要避免损伤腓总神经。首先在股二头肌腱远端的后内侧显露腓总神经，向远侧追踪到腓总神经围绕腓骨颈之处。在此处，腓总神经被腓骨长肌的起点所覆盖。用刀背对向此神经，以刀刃将架越神经的薄层腓骨长肌条索切断。然后将腓总神经牵向前方。继续作骨膜下分离时，注意勿损伤在腓骨和胫骨之间经过的胫前血管。

3. 缝合

先缝合深筋膜，再缝合皮下组织及皮肤。切取腓骨上段时，宜将股二头肌腱缝到邻近的软组织上。

（四）肋骨的切取

1. 切口

沿拟切取的肋骨做一长切口。

2. 取骨

切开筋膜及肌肉直至肋骨。切开肋骨骨膜，用肋骨骨膜剥离器进行骨膜下剥离。用骨剪剪断肋骨，将其取出。

3. 缝合

分层缝合切口。当需一段肋骨植骨时，可切取游离的第 12 肋骨。

七、骨移植的方法

（一）松质骨移植术

松质骨移植的优点是刺激成骨作用大，爬行代替过程快，抗感染力较强，且可制成碎骨片，填充于骨端间的任何裂隙，消除植骨空腔的形成。因此，其应用范围较广。缺点是松质骨质地较软，内固定作用弱，故临床上常需与皮质骨移植或金属内固定合用，一般松质骨移植多用于骨肿瘤或炎症刮除后形成的骨腔填充、关节融合、骨折不愈合、骨缺损等。此外，在血供不良的骨折行切开复位（如胫骨下 1/3 骨折）时也可用松质骨碎片移植于骨折断端间，以促进骨折愈合。

髂骨有较多优质的松质骨，需用大量松质骨时可从髂骨采取；也可取自肋骨。需用少量松质骨时，则可在病骨邻近的骨端采取，但含脂肪较多，质量较差。

松质骨移植常与其他手术合用，用以填充骨腔缺损和促进骨的愈合，病灶显露后在其周围钻孔，只钻通一侧皮质骨，各个钻孔排成矩形，再用骨刀切开各孔间的骨质，即可取下一块皮质骨，将病变组织搔刮干净后，将松质骨填入。如病变位于负重区，应加用适量皮质骨移植，轻轻打压后，按层缝合。

（二）皮质骨植骨术

上盖骨移植是取皮质骨板固定于两段病骨上、促使骨愈合的手术。皮质骨板坚硬，临床多用于治疗长骨骨干的骨折不愈合、骨干缺损以及关节融合手术时的关节外植骨。这种植骨术除有刺激成骨作用外，主要利用其内固定作用。实际应用时常并用松质骨移植，以填充空隙及加强刺激成骨作用。上盖骨移植术的缺点是骨移植后受骨区的直径要增粗，伤口缝合困难，同时皮质骨的抗感染能力弱，有潜在感染的患者最好不用。

依病骨的部位选用合适的显露途径，显露病骨的两端，切除骨端的硬化骨质和瘢痕组织，凿通或钻通骨髓腔，使两骨端形成新的创面。然后将移植的皮质骨板置于承受骨的表面，植骨面应选在承受骨无弯曲或弯曲较小的一面，并将该面的皮质骨凿去一薄层，其面积应稍大于移植的皮质骨板，这样可使移植骨与承受骨密切接触，有利于固定和加速愈合。在骨端复位并放好移植的皮质骨后，用螺钉固定。然后在骨缺损区和移植骨的周围，用松质骨碎块填充所有的缝隙和缺损，根据具体的操作方法可分为单片骨上盖骨移植术、双重骨上盖骨移植术及带松质骨骨上骨移植术。

（三）嵌入骨移植术

融合关节时，常在关节内融合的同时并用嵌入骨移植作关节外融合，以促进骨愈合和加强固定。关节内融合后将关节置于功能位，先在组成关节的短骨上凿一骨槽或骨隧道，再在组成关节的另一长骨上取一条等宽的、长度为短骨骨槽或隧道一倍的长条骨片，跨过关节嵌入骨槽或插入隧道。如在关节组成骨上不能采取骨片，也可单纯凿槽，另取自体或异体骨片嵌入，然后用螺钉作内固定。这一方法的优点是植骨后病骨的直径不增粗；其缺点是需要有一定的设备（如双锯片电锯），且内固定作用不如上盖骨移植术可靠，有骨缺损者应用此手术则更不牢靠，因此多用于无骨质缺损的骨折不愈合及各种关节融合术。

（四）支撑植骨术

以诱导骨生成的松质骨和起支撑作用的皮质骨充填病损区，促进血管再生和支撑软骨下骨，这种植骨术适应于椎体骨折、关节面塌陷骨折以及股骨头坏死后钻孔减压的支撑植骨。

（五）吻合血管的骨移植

吻合血管的骨移植解决了传统方法难以治愈的大段骨缺损，同时可修复合并软组织广泛损伤的疑难病症，缩短了移植骨的愈合时间，成功率高，比传统的骨移植有较大的优越性。即使带肌蒂骨块移植，也受骨块不能很大及不能远距离移植的限制。吻合血管的骨移植则不受这些条件所限，起到了过去传统骨移植方法不能起到的作用。在此基础上，目前还有应用吻合血管的骨膜移植术，治疗骨不愈合或骨缺损的疗效满意，吻合血管的骨移植保存了移植骨的血供，骨细胞和骨母细胞是成活的，使骨移植的愈合过程转化为一般的骨折愈合过程，不经过传统骨移植后死而复生的爬行替代过程，而且可同时带有皮瓣，用于合并软组织缺损的Ⅰ期修复。不足之处是，术者必须熟悉显微外科技术，手术操作较复杂，手术时间长，有失败的可能，而且对供区的损害较大，甚至影响患者的外观。因而，不能完全取代传统的骨移植术，可应用于传统方法治疗有困难或治疗效果不满意的病例。例如，先天性胫骨假关节经传统骨移植方法治疗失败者、创伤所致的大段骨缺损伴有软组织缺损者，特别是低度恶性肿瘤需连同部分正常骨和软组织一并切除者，较为适合吻合血管的骨或骨皮瓣移植。如受区有经久不愈的伤口，原则上应待伤口完全愈合后 3~6 个月再施行吻合血管的骨移植。对受区因局部放射治疗、感染和严重创伤所致的血管条件差者，则应该慎重选用。

腓骨、髂骨和肋骨是常用的吻合血管的骨移植供区。根据其形状和结构的不同，在应用上又有所不同。例如，腓骨是直的皮质骨，对于修复四肢长骨的缺损优于肋骨。对股骨可用双根带血运的腓骨移植。

（六）组织工程修复

利用自身骨髓，经过体外培养及定向成骨诱导分化后，再种植到高孔隙率的可吸收支架材料上，形成生物活性"人造骨组织"，然后移植到体内修复大节段的骨缺损。经组织学切片、微循环造影等多项检测证明，置入的"人造骨组织"与正常骨组织无异，形成了正常的哈弗斯系统，其微血管丰富，骨髓腔完全再通。

八、植骨床的处理

仔细准备植骨床是保证植骨融合成功的关键，否则可能导致植骨融合的失败、假关节形成，从而导致内固定的断裂及畸形的再发和加重。在术中除充分显露植骨床外，如骨干的骨折不连，需切除骨折断端及周围的瘢痕组织，咬除骨断端的硬化骨，用骨钻将髓腔钻通，植骨融合时，最好掀开植骨骨床或除去表层骨皮质，避免软组织混杂在植骨中，对于骨缺损的修复，注意植骨条、块应排列紧密，避免空腔形成。而在脊柱植骨融合时则应注意：①不能仅行椎板外、椎板间植骨，应同时行关节突间及横突间植骨；②需有足够的植骨量；③彻底清除植骨部位的软组织；④椎体间植骨时应彻底刮除软骨板；⑤仔细准备植骨床。术中切除椎板背侧和棘突上所有的软组织，并以骨凿将椎板凿成鳞状的小骨瓣，以增加植骨床的面积，尽可能清除小关节的软骨面，使术后小关节可发生自发性融合。同时，应避免融合骨的生长过程受到异常的应力干扰，方能提高植骨的融合率。

（王义文）

第二章

骨科围手术期管理

第一节 手术部位感染的预防

手术部位感染（SSI）是手术后 30 d 内发生在手术部位的感染或者是植入物手术 1 年内发生的感染。SSI 是严重的手术并发症，在清洁手术中其总体发生率为 3%~6%，在不同类型的手术中发生率各有不同，占所有住院患者医院感染的 14%~16%。美国医院感染监督系统（NNIS）的报告指出，院内死亡的手术患者中，77% 与 SSI 有关，其中 93% 为累及手术器官及组织间隙的严重感染。SSI 也会增加患者的住院天数和治疗成本，与局限于切口的感染相比，累及器官或组织间隙的深部感染所增加的住院天数和住院费用会更多。骨科手术通常都有内植物，因此发生 SSI 后果相对更为严重，且治疗更加困难。

一、发病机制

致病微生物污染手术部位是引起 SSI 的最基本因素，以细菌最为常见。大多数 SSI 的病原体来源于患者皮肤、黏膜或空腔脏器中的内源性菌群。切开皮肤或黏膜后，暴露的组织就有被内源性菌群污染的风险，这些细菌常为需氧的革兰阳性球菌（如葡萄球菌），如果切口靠近会阴或腹股沟，致病菌也可能包括粪便菌群（如厌氧菌和革兰阴性需氧菌）。从远处感染灶或菌群定殖病灶播散至手术部位的细菌也是 SSI 致病菌的一个重要来源，特别是在手术中植入假体或其他内植物后为细菌黏附提供了场所。致病菌的外部来源包括手术人员、手术室环境以及在手术期间进入无菌区域的全部器械和材料，外源性菌群主要为需氧菌，特别是革兰阳性球菌。根据 NNIS 的报告，最近 10 年内从 SSI 中培养出的病原体分布无明显变化，金黄色葡萄球菌、肠球菌及大肠埃希菌仍是最常见的病原体。越来越多的 SSI 由耐甲氧西林的金黄色葡萄球菌（MRSA）、白假丝酵母菌等耐药病原体造成。真菌、耐药病原体引起的 SSI 比例增加，可能与病重患者和免疫缺陷手术患者数量的增加以及广泛使用广谱抗生素有关。

SSI 的发生与致病微生物的数量和毒力有关。通常情况下，机体的天然屏障与免疫功能能够阻挡病原体入侵，外科手术时由于机体的天然屏障被破坏，同时因为手术创伤使免疫功能受到一定影响，从而导致 SSI 发生。致病微生物的危害包括侵袭力和毒素。前者包括荚膜、黏附素和侵袭性物质等，主要涉及菌体的表面结构和释放的胞外蛋白和酶类，是抵抗和突破宿主防御功能，使细菌迅速繁殖的基础。细菌毒素是细菌在黏附、定殖及生长繁殖过程中合成并释放的多种对宿主细胞结构和功能有损害作用的毒性物质，根据其来源、性质和作用可分为内毒素和外毒素。许多革兰阴性菌可以产生内毒素，内毒素能够刺激细胞因子的生成，导致全身炎症反应综合征，甚至造成多器官功能障碍。导致多器官功能衰竭最常见的原因是腹腔内感染。某些梭状芽孢杆菌和链球菌株产生强烈的内毒素，可以破坏细胞膜或改变细胞代谢。外毒素是指某些病原菌生长繁殖过程中分泌到菌体外的一种代谢产物，为次级代谢产物，其主要成分为可溶性蛋白质，许多革兰阳性菌及部分革兰阴性菌等均能产生外毒素。外毒素不耐热、不稳定、抗原性强，可刺激机体产生抗毒素，中和外毒素，用作治疗。多种微生物，包括凝固酶阴性的葡萄球菌等革兰阴性菌，可以产生多糖—蛋白质复合物以及与之有关的黏液成分，这些物质可以保护细菌不被巨噬细胞吞噬，抑制抗生素与细胞结合或穿透细胞。一些细菌的表面成分主要为多聚糖，可以抑制细胞的吞噬作用，而吞噬作用正是体内细胞对细菌污染最重要的早期宿主反应。

二、危险因素

如图 2-1 所示，影响 SSI 发生的危险因素包括患者自身因素和医源性因素两个方面。患者自身因素包括是否存在远处感染灶、营养状况和免疫状态。医源性因素包括手术室环境、术前皮肤准备、外科手消毒、手术衣及手术铺巾类型、手术薄膜的使用、手术技术、术中体温等。

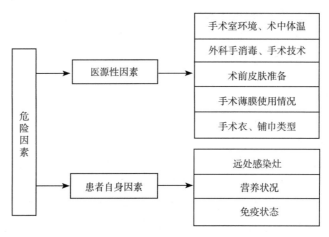

图 2-1　SSI 发生的危险因素

皮肤及口腔溃疡、呼吸系统感染、泌尿生殖系统感染等远处感染灶可经血行播散至手术切口，增加 SSI 发生的危险。

患者的营养状况和免疫状态是非常重要的，如果患者营养不良或免疫功能不全，不能对感染产生积极的反应，SSI 发生的概率将会大大增加。营养不良会影响中性粒细胞的趋化性和杀菌作用，抑制炎症细胞向病灶转移，抑制血浆的补体成分，减少对细菌的清除率。为了对抗感染，机体必须产生炎症反应和免疫应答，如果以上功能不全，可使机体受到一些特定条件致病菌的感染。糖尿病、肥胖和长期使用免疫抑制剂都会对患者机体营养状况和免疫功能产生影响，从而增加 SSI 发生的可能性。

在骨科手术中，来自患者皮肤的细菌是引起 SSI 的主要原因，以金黄色葡萄球菌最为常见。术前对患者进行充分的皮肤准备能将 SSI 的风险降到最低点。术前沐浴可以去除皮肤上的污垢和暂住菌，减少常驻菌的数量并抑制其再生。研究显示，相对于肥皂和聚维酮碘，术前使用氯己定沐浴，术后切口感染率更低。手术前是否需要备皮始终存在争议。一种观点认为，毛囊是微生物的良好寄生环境，术前备皮能降低 SSI 的风险，更有利于消毒液发挥灭菌的作用。另一种观点认为，皮肤本身具有特定的防御功能，备皮可能破坏这一防御系统。研究显示，术前刮除毛发者 SSI 发生率为 5.6%，而用脱毛剂或未刮除毛发者 SSI 发生率仅为 0.6%。刮除毛发导致的 SSI 发生危险性增高可能与皮肤微切口有关。备皮过程可造成皮肤微小切口，从而增加 SSI 发生率。术前即刻刮除毛发者 SSI 发生危险较术前 24 h 刮除毛发者低，如果术前超过 24 h 刮除毛发，则发生 SSI 的危险将超过 20%。虽然应用脱毛剂的 SSI 发生危险性低于刮除或剪除毛发，但是脱毛剂有时会造成皮肤过敏。

手术室空气中的细菌污染是发生 SSI 的一个重要原因，这些细菌通常为革兰阳性菌，几乎全部来自手术室中的人员。在普通的手术室中用空气层流系统后经空气传播的细菌至少可以减少 80%，若使用隔离系统，细菌的减少将更明显。

医护人员的外科手消毒、手术衣及手术铺巾类型、手术薄膜的使用也会对 SSI 产生影响。理论上，刷手使用的理想消毒剂应具有广谱抗菌活性，起效快速并具有持久的抗菌作用。聚维酮碘和氯己定是目前许多美国手术组成员的首选消毒剂，而一些欧洲国家认为乙醇是术前刷手的首选消毒剂。研究显示，将 7.5% 聚维酮碘、4% 氯己定与乙醇氯己定相比，乙醇氯己定的残留抗菌活性更强，但是乙醇对手部的刺激相对较大。目前大多数评估刷手消毒剂的研究仅关注测定手部细菌数量，尚无评估刷手消毒剂对发生 SSI 危险性影响的研究。除选择消毒剂之外，刷手方法、刷手时间、手部污染情况以及干燥方法和戴手套的方法都会对刷手有效性产生影响。研究显示，刷手超过 2 min 和以前认为的 10 min 刷手方法对细菌总数的降低效果相同，但刷手的最佳时间尚无定论。

手术衣和手术铺巾的类型对 SSI 也有影响，目前国内以棉布类使用较多，但是研究显示，骨科手术后一半的手术衣外层是带菌的，使用一次性手术衣物术后发生 SSI 的概率明显低于棉布系统。手术薄膜常被用来封闭手术区域，但是常规使用不含碘的普通薄膜会增加 SSI 的风险，如要使用手术薄膜应使用含碘的手术薄膜，除非患者对碘过敏，如果切缘处的薄膜发生了起边，其术后感染率是不起边者的 6 倍以上。

手术技术是影响 SSI 发生率的另一个重要原因。优秀的手术技术在进行有效止血的同时可以保护组织的血液供应，尽可能减少失活组织和异物（包括缝线、焦痂等），消灭手术部位的无效腔。拙劣的手术技术则会产生相反的结果，导致不必要组织的破坏，同时增加手术时间，延长切口的敞开时间，为致病微生物进入手术切口提供条件，最终增加 SSI 的发生率。

术中患者的体温也会影响 SSI 的发生率。术中低体温指中心体温低于 36 ℃，可造成血管收缩、降低伤口氧含量、影响吞噬性白细胞的功能，同时影响包括血凝、血液黏滞度和血细胞容积等系统中的分子相互作用和细胞功能，而术中保温则可以增加组织的血流和含氧量。研究显示，术中保温患者的 SSI 风险明显低于术中低体温的患者。

三、分类

SSI 分为切口周围感染和器官/组织间隙感染。切口周围感染还可分为仅累及皮肤和皮下组织的感染（表浅切口 SSI）以及累及切口深层软组织的感染（深部切口 SSI）。器官/组织间隙感染是指术中切开或进行操作的解剖结构（如器官或组织间隙）的感染，不包括手术切开的浅层组织，约 70% 的 SSI 为仅涉及皮肤的浅表感染。

（一）表浅切口 SSI

表浅切口 SSI 指术后 30 d 内发生的、仅涉及切口部位皮肤或皮下组织的感染，至少符合以下一条。

（1）表浅切口化脓性渗出，有或无实验室证据。

（2）从通过无菌技术自表浅切口获得的液体或组织培养物中分离出微生物。

（3）至少有以下一项感染的症状或体征：局部红、肿、热、痛，医生将切口开放。

（4）被外科医生或内科主治医生诊断为表浅切口 SSI。

缝线脓点及戳孔周围有分泌物不列为手术部位感染。

（二）深部切口 SSI

深部切口 SSI 指无植入物留置术后 30 d 内发生的切口感染或有植入物留置者 1 年内发生的切口感染，而且有迹象表明感染与手术有关，感染涉及切口部位深部软组织（如筋膜和肌肉层），至少符合以下一条。

（1）从深部切口而不是手术部位的器官/组织间隙结构流出化脓性渗出物。

（2）深部切口自发裂开或被外科医生有意开放，同时患者有至少以下一项症状或体征：发热（体温 >38 ℃），局部疼痛或肿胀（微生物培养阴性除外）。

（3）通过直接检查、术中病理组织学或放射学检查，发现涉及深部切口的脓肿或其他感染证据。

（4）被外科医生或内科主治医生诊断为深部切口 SSI。

同时涉及表浅和深部切口的感染应报告为深部切口 SSI，通过切口引流的器官/组织间隙 SSI 应报告为深部切口 SSI。

（三）器官/组织间隙 SSI

器官/组织间隙 SSI 是指无植入物留置术后 30 d 发生的切口感染或植入物留置者术后一年的切口感染，而且有迹象表明感染与手术有关。除了切口之外的任何解剖部位，只要是手术操作过或打开过，至少符合以下一条。

（1）化脓性渗出物自穿入器官/组织间隙的引流管引出。

（2）通过无菌技术从器官/组织间隙获取的液体或组织培养物中分离出微生物。

（3）通过直接检查、术中病理组织学或放射学检查，发现涉及器官/组织间隙的脓肿或其他感染证据。

（4）被外科医生或内科主治医生诊断为器官/组织间隙 SSI。

四、预防性使用抗生素对 SSI 的影响

围手术期预防性应用抗生素（AMP）指的是术前开始短程应用抗生素。AMP 的目的不是对组织进行杀菌，而是为了减少术中可能出现的细菌污染给患者带来的感染危险。静脉应用抗生素是现代外科临床最常用的 AMP 给药途径。要使 AMP 达到最大效果，必须遵循以下四个原则。对临床试验已经证实 AMP 可降低 SSI 发生率的手术，以及切口或器官/组织间隙

发生 SSI 危险性很高的手术应使用 AMP 药物。应用的 AMP 药物应该为安全、价低且其体外抗菌谱包括大部分术中可能污染的细菌。计算首次给药时间，使得皮肤切开时血浆和组织中的药物浓度最高，在整个手术过程中保持血浆和组织中的抗生素达到治疗浓度，直到闭合切口后 1 h。因为所有手术切口中都会存在凝血，所以除了组织中的抗生素浓度应达到治疗水平外，抗生素的血浆浓度也很重要。

头孢菌素类抗生素是研究最全面的一种 AMP。这类药物对多种革兰阳性和革兰阴性细菌都有效，同时还具有安全、药代动力学良好、价格便宜的优点。特别是头孢唑林被作为清洁手术的首选 AMP 而得到广泛应用。如果患者因为过敏而不能使用头孢菌素类抗生素，可以选用克林霉素预防革兰阳性菌感染，选用氨曲南预防革兰阴性菌感染，但应同时加用甲硝唑来对抗厌氧菌。氨基糖苷类抗生素很少作为首选的 AMP 用药，不管是单独使用还是联合应用。

对任何手术都不推荐常规应用万古霉素作为 AMP 用药，但是在某些情况下，万古霉素可以作为首选的 AMP 用药，如 MRSA 的集中暴发或由耐甲氧西林的凝固酶阴性葡萄球菌造成的切口 SSI。目前尚无预防性应用万古霉素的具体适应证。应用万古霉素需要考虑到病房内发生 MRSA 感染的频率、特定手术的 SSI 发生率、感染预防措施的依从性，必要时可向感染性疾病的专科医生咨询。有效的 SSI 监控项目必须具有可操作性，对 SSI 菌群进行及时、仔细的分离培养以确定致病菌并明确细菌对 AMP 的敏感性。

常用的 AMP（如头孢菌素类抗生素）的抗菌活性都具有时间依赖性。这类药物通常在体内药物浓度持续超过对某种病原体的最低杀菌浓度时才能获得最大效果。如果手术时间超过药物可维持的有效作用时间，则应再次给予 AMP。显然，紧急应用 AMP 是不合理的，因为这样会造成在手术开始时组织和血浆中都没有达到最佳的药物浓度。

五、预防措施

在认识到 SSI 发生的危险因素之后，最有效的措施是预防，感染的预防要比治疗容易得多，预防措施必须贯穿围手术期的各个阶段。研究显示，SSI 的病原体主要来自患者和医护人员，分别占 50% 和 35%，因此做好这两方面的工作是至关重要的。

（一）术前患者的准备

在择期和限期手术前，应确认患者是否有远隔部位的感染灶，并进行必要的处理，直至感染消退；术前不常规刮除毛发，在切口周围影响手术操作的，需在手术开始前使用电动推刀去除；调整患者的营养状态及免疫功能，对于营养不良者应进行营养支持；严格控制血糖水平，尤其避免术前高血糖；鼓励患者停止吸烟；在保证充分的术前准备的情况下尽量缩短术前住院等待时间；手术前一晚使用抗菌剂淋浴或洗澡；皮肤消毒准备前，彻底清洗手术部位及周围区域，去除明显污物。

（二）手术成员的准备

手术组成员应保持短指甲，刷手之前清除甲下污垢，摘除手臂上佩戴的饰物；术前使用适当的消毒剂刷手至少 2 min；刷手范围从手到前臂直至肘上，刷手后保持双手朝上并离开身体（肘部弯曲），以使水从指尖流向肘部，用无菌毛巾擦干双手，然后穿无菌手术衣和戴手套。当手术即将开始或正在进行中或无菌器械处于暴露状态，进入手术室时应戴口罩，口罩要完全盖住嘴巴和鼻子，手术过程中禁止摘下，进入手术室时，戴上手术帽以遮住全部头发，不要通过穿鞋套来预防 SSI。

（三）手术室环境的控制

保持每小时至少 15 次的空气交换，其中至少 3 次必须是新鲜空气。尽可能过滤所有空气，不论是循环的空气还是新鲜的空气。使用按照美国建筑师学会制定的标准制造合适的过滤器，空气入口设置在天花板，而出口接近地面。保持手术间的门处于关闭状态，除非有设备、工作人员和患者进出。矫形外科植入物手术应考虑在室内空气经过严格净化的手术间进行，仅限必要的人员进入手术室，严格控制室内人员数量。当术中有明显污物混合血液或其他体液污染房间表面或器械设备时，在下一台手术之前，使用经 EPA 核准的医院用消毒剂，以及水冲洗和真空吸尘器打扫手术室地面。

（四）手术器械消毒

按照公认的准则对所有手术器械进行消毒。快速消毒仅在器械需要立即使用时才可采用（如重新消毒不小心掉落的器械），不要因为图方便或不愿额外购买器械、节省时间而使用快速消毒。组装好的设备或配置好的溶液应立即使用，避免放置时间过长。使用在潮湿时也能起屏障作用的手术衣和无菌巾（如能抵抗液体浸透作用的材料），更换明显沾污、污染、被血液或其他潜在感染性物质浸透的手术衣和巾单。对于有条件的医院尽量采用一次性手术衣和铺巾系统。

（五）术前预防性应用抗生素

仅在有指征时才预防性使用抗菌药物，并且依据某种手术发生 SSI 最常见的致病菌及其敏感抗生素和公认的原则来选用抗菌药物。每个医院都应制订出简单、实用、有效的 AMP 给药程序和监控机制。骨科手术使用 AMP 的明确适应证为：①四肢、脊柱有内植物的初次手术；②骨科骶尾部手术；③关节翻修、内固定失效翻修等的再次手术；④新鲜开放性创伤手术，手术进入急性炎症但未化脓区域；⑤无菌技术有明显缺陷的患者。

AMP 应短程使用，一般不超过术后 24 h，特殊情况可以延长到 48 h。抗生素应在切开皮肤（黏膜）前 30 min 经静脉给药，30 min 内滴完，以保证在发生细菌污染之前血清及组织中的药物已达到有效浓度。维持血浆和组织中的药物有效浓度必须覆盖手术全过程，常用的头孢菌素血清半衰期为 1~2 h，因此，如手术延长到 3 h 以上或失血量超过 1 500 mL，应补充一个剂量，必要时还可用第三次。不要常规使用万古霉素作为预防性用药。

（六）手术技术

在处理组织时，操作要轻柔，保持有效的止血，减少失活组织和异物到最低程度，消灭手术部位的无效腔，如果术者认为手术部位已遭受严重污染，可通过延期缝合或开放切口使之达到二期愈合。如果有必要进行引流，可使用闭式引流，引流管应从远离手术切口的部位穿出，病情允许时尽早拔除引流管。术后使用无菌敷料覆盖保护一期缝合的切口 24~48 h，在更换敷料以及接触手术部位前后都要洗手。切口敷料需要更换时，应遵循无菌技术。

预防手术部位感染需要医护人员及患者的共同配合，在严格实施 SSI 感染监控制度的同时，对患者及家属应进行宣教，告知合理的切口护理方法、SSI 的症状以及把这些症状报告给医生的必要性，同时建议患者出院 30 d 左右复查，以了解出院后有无 SSI 发生。

（王义文）

第二节　围手术期深静脉血栓的预防

深静脉血栓形成（DVT）是血液在深静脉内不正常凝结引起的病症，多发生于下肢，可分为下肢近端 DVT 和远端 DVT，前者位于腘静脉或以上部位，后者位于腘静脉以下。血栓脱落可引起肺栓塞（PE），统称为静脉血栓栓塞症（VTE）。DVT 是骨创伤围手术期常见的一种并发症，后果主要是肺栓塞和 DVT 后综合征，严重者明显影响生活质量，甚至导致死亡。

一、病因

DVT 的主要原因是静脉壁损伤、血流缓慢和血液高凝状态。骨折患者长期卧床，下肢制动，静脉血回流减慢，同时创伤后血液处于高凝状态，容易发生血栓；骨科大手术术中应用止血带、术中挤压损伤、静脉插管等均可造成静脉损伤。临床上多见于人工髋关节置换术、人工膝关节置换术和髋部周围骨折术后。

二、临床表现

（一）症状

患肢肿胀、疼痛，活动后加重，抬高患肢可好转。偶有发热、心率加快。部分患者可以无任何临床不适表现。

（二）体征

血栓远端肢体或全肢体肿胀是主要特点，皮肤多正常或轻度淤血，重症可呈青紫色，皮温降低。如影响动脉，可出现远端动脉搏动减弱或消失。血栓发生在小腿肌肉静脉丛时，可出现血栓部位压痛。

直腿伸踝试验（Homans 征）：患肢伸直，踝关节背屈时，由于腓肠肌和比目鱼肌被动牵拉而刺激小腿肌肉内病变的静脉，引起小腿肌肉深部疼痛，为阳性。

腓肠肌压迫试验（Neuhofs 征）：刺激小腿肌肉内病变的静脉，引起小腿肌肉深部疼痛，为阳性。

后期血栓机化，常遗留静脉功能不全，出现浅静脉曲张、色素沉着、溃疡、肿胀等，称为 DVT 后综合征（PTS）。血栓脱落可引起肺动脉栓塞，从而出现肺动脉栓塞的一系列临床表现。

三、辅助检查

1. 血浆 D-二聚体测定

急性 DVT，D-二聚体大于 500 μg/L 有重要参考价值。术后短期内患者 D-二聚体几乎都增高，因此对于 DVT 的诊断或者鉴别诊断价值不大，但可用于术前 DVT 高危患者的筛查。该检查对 80 岁以上的高龄患者特异性较低，不宜用于这些人群。

2. 彩色多普勒超声探查

其敏感性、准确性均较高，为无创检查，适用于对患者的筛选、监测。仔细的非介入性血管超声可以使敏感性保持在 93%~97%，特异性保持在 94%~99%。

3. 放射性核素血管扫描检查

利用核素在下肢深静脉血流或血块中浓度增加，通过扫描而显像，对 DVT 诊断是有价值的无创检查。

4. 螺旋 CT 静脉造影

这是较可靠的 DVT 诊断方法，可同时检查腹部、盆腔和下肢深静脉情况。

5. 静脉造影

这是深静脉血栓形成（DVT）诊断的比较可靠的检查方法，一般认为静脉造影是诊断 DVT 的"金标准"。

四、诊断

结合病史、临床表现及辅助检查，骨创伤围手术期 DVT 的诊断并不困难。

五、预防措施

因有些 DVT 患者没有明显的临床表现，所以临床上 DVT 的实际发生率远高于文献报道的发生率。鉴于 DVT 有发生肺动脉栓塞的危险，而目前临床上尚不能根据 DVT 的临床、遗传、生化、免疫等预测特征确定高危病例，也不能根据个体危险因素对患者进行分层次预防，因此现阶段应对所有骨创伤围手术期患者进行积极预防。

（一）基本预防措施

（1）在四肢或盆腔邻近静脉周围的操作应轻巧、精细，避免静脉内膜损伤，规范使用止血带。

（2）术后抬高患肢时，不要在腘窝或小腿下单独垫枕，以免影响小腿深静脉回流。

（3）常规进行静脉血栓知识宣教，鼓励患者勤翻身、早期功能锻炼、下床活动。鼓励做深呼吸及咳嗽运动，达到扩张肺部，避免肺部血栓形成的目的。

（4）建议患者改善生活方式，如戒烟、戒酒、控制血糖及控制血脂等。

（5）术中和术后适度补液，避免脱水而增加血液黏度。

（二）机械预防措施

利用机械性原理促使下肢静脉血流回流加速，预防术后下肢 DVT 的发生，如使用足底静脉泵、间歇充气加压装置及逐级加压弹性袜等。

但在临床试验中，抗凝药物的疗效优于非药物预防措施，因此这些方法只用于并发凝血异常疾病、有高危出血因素的患者或与抗凝药物联合应用以提高疗效。

以下情况禁用物理预防措施：①充血性心力衰竭、肺水肿或腿部严重水肿；②下肢深静脉血栓症、血栓性静脉炎或肺栓塞；③间歇充气加压装置和梯度压力弹力袜不适用于腿部局部情况异常（如皮炎、坏疽、近期接受皮肤移植手术）、下肢血管严重的动脉硬化或其他缺血性血管病、腿部严重畸形。

（三）药物预防措施

骨创伤围手术期 DVT 的药物预防包括降低血液黏稠度、减少血小板的凝聚和抗凝等，抗凝治疗是围手术期 DVT 预防的主要措施。临床实践证明，合适地使用抗凝药物可有效降低 DVT 的发生率，但对有出血倾向者或剂量使用不当，则可引起出血等并发症，应特别注意。下面的具体药物预防方法可供参考。

1. 伤后 12 h 内开始手术者

（1）低分子肝素：术后 12～24 h（硬膜外腔导管拔除后 2～4 h）皮下给予常规剂量低分子肝素；或术后 4～6 h 给予常规剂量的一半，次日恢复至常规剂量。

（2）磺达肝癸钠：一种新型高选择性 Xa 因子抑制剂。因其疗效肯定，价格较低，美国胸科医生学院（ACCP）抗栓指南推荐为常规抗栓药物。术后 6～24 h 皮下注射 2.5 mg 磺达肝癸钠。

（3）维生素 K 拮抗剂：常用的为华法林，为间接抗凝药，半衰期长，5～7 d 疗效方可稳定。术前或术后当晚开始应用，一般成人常用剂量：10 mg/d 口服。因不同患者对此药反应不一，用药一定要注意个体化，监测凝血因子时间调整用药剂量。

2. 延迟手术

自入院之日开始到手术期间应用低分子肝素预防血栓。术前 12 h 停用低分子肝素。磺达肝癸钠半衰期长，不建议术前使用。若术前已用药物抗凝，手术应尽量避免硬膜外阻滞。术后预防用药同伤后 12 h 内开始手术者。

新型口服抗凝血药利伐沙班，除可抑制呈游离状态的 Xa 因子，还可以制成结合状态的 Xa 因子，在髋关节、膝关节置换手术预防 DVT 临床观察中效果较好，但在髋部骨折手术用利伐沙班治疗，尚未进行循证医学的研究。

对有高出血风险的髋部周围骨折患者，推荐单独采取足底静脉泵或间歇充气加压装置物理预防，当高出血风险下降时再采用与药物联合预防。

药物预防措施的禁忌证如下。

（1）绝对禁忌证：近期有活动性出血及凝血障碍；骨筋膜间室综合征；严重头颅外伤或急性脊髓损伤；血小板低于 20×10^9/L；肝素诱发血小板减少症者，禁用肝素和低分子肝素；孕妇禁用华法林。

（2）相对禁忌证：既往颅内出血；既往胃肠道出血；急性颅内损害或肿物；血小板减少至（20～100）$\times 10^9$/L；类风湿视网膜病患者。

（四）预防深静脉血栓形成的开始时间和时限

（1）骨科大手术围手术期深静脉血栓形成的高发期是术后 24 h 内，所以预防应尽早进行。但术后越早进行药物预防，发生出血的风险也越高。因此，确定深静脉血栓形成的药物预防开始时间应当慎重权衡风险与收益。

（2）骨科大手术后凝血过程持续激活可达 4 周，术后深静脉血栓形成的危险性可持续 3 个月。与人工全膝关节置换术相比，人工全髋关节置换术后所需的抗凝预防时限更长。对施行全髋关节、全膝关节置换及髋部周围骨折手术患者，推荐药物预防时间最短 10 d，可延长至 35 d。

六、注意事项

（1）采取各种预防及治疗措施前，应参阅药物及医疗器械制造商提供的使用指南或产品说明。

（2）对 DVT 高危患者应采用基本预防、机械预防和药物预防联合应用的综合措施。有高出血危险的患者应慎用药物预防措施，以机械预防措施为主，辅以基本预防措施。

（3）不建议单独采用阿司匹林预防 DVT。

（4）决定低分子量肝素、维生素 K 拮抗剂、磺达肝癸钠、利伐沙班等药物剂量时，应考虑患者的肝、肾功能和血小板计数的情况。

（5）应用抗凝药物后，严密观察药物不良反应。如出现严重出血倾向，应根据具体情况做相应的检查或请血液科等相关科室会诊，及时处理。

（6）药物的联合应用会增加出血并发症的可能性，故不推荐联合用药。

（7）椎管周围血肿虽然少见，但其后果严重。因此，在行椎管内操作（如手术、穿刺等）后的短时间内，应注意小心使用或避免使用抗凝药物。应在用药前做穿刺或置管；在药物作用最小时（下次给药前 2 h）拔管或拔针；拔管或拔针后 2 h 或更长时间再给低分子量肝素。

临床实践和循证医学研究证明，按上述建议使用后可有效降低术后 DVT 的发生率，但仍有发生深静脉血栓形成和肺动脉血栓栓塞症的可能性。一旦发生，应立即请有关科室会诊，及时诊断和治疗。

（胡百强）

第三节　围手术期疼痛管理

一、疼痛机制

伤害性刺激自外周组织经脊髓向脑的传递不是一个简单的过程，它包括转导、传导、调制和知觉 4 个不同的阶段。外周组织损伤通过外周敏感化和中枢敏感化机制来调节神经系统的反应性，外周敏感化和中枢敏感化可促使手术后痛觉过敏状态的形成。组织损伤使损伤细胞释放炎症介质，如 H^+、K^+、缓激肽、组胺、5-羟色胺（5-HT）、三磷酸腺苷（ATP）和一氧化氮（NO）等，花生四烯酸途径激活产生前列腺素（PG）和白三烯。免疫细胞进一步释放包括细胞因子（如白介素、干扰素、肿瘤坏死因子等）和生长因子（如神经生长因子）等介质，其中有的炎症介质直接激活外周伤害性感受器，并导致自发性疼痛；而其他的则通过炎症细胞的间接作用刺激另外的致痛物质的释放。这些炎症介质或物质作用于外周神经末梢，使高阈值伤害性感觉器初级感觉神经元的传导敏感性增加（外周敏感化）。在中枢敏感化的形成中 N-甲基-D-天（门）冬氨酸（NMDA）受体和自然杀伤细胞受体 1（NK1）受体占有重要地位。许多内源性介质如 PG、NO、阿片类、肾上腺素能激动剂也影响脊髓神经元的兴奋性，PG 和 NO 使脊髓兴奋性增加，而肾上腺素能和阿片受体激动剂则通过 C 纤维神经递质释放突触前抑制和第二级神经元的突触后超极化而产生镇痛作用。总体来讲，疼痛的产生是一个多环节的、极其复杂的过程，单一的止痛机制不足以达到理想的镇痛。

二、疼痛的分类

1. 根据病理学机制

疼痛分为伤害感受性疼痛、神经病理性疼痛和包含两者的混合性疼痛。伤害感受性疼痛是指伤害感受器受到有害刺激引起的反应，如通常的骨折、外伤等。神经病理性疼痛是指由于外周或者中枢神经系统损伤或疾病引起的疼痛，如周围神经疾病、神经损伤等。

2. 根据疼痛持续的时间

可以分为急性疼痛和慢性疼痛。急性疼痛是指在短期内（3 个月以内）存在的疼痛，慢性疼痛是指持续存在 3 个月以上的疼痛。

3. 根据疼痛程度

疼痛分为轻微疼痛、轻度疼痛、中度疼痛、重度疼痛、剧烈疼痛。

三、疼痛评估

疼痛评估是有效疼痛管理的重要环节。疼痛是患者的主观感受，疼痛强度的评估没有客观的指标，主要依靠患者自己的评估。因此，护士需要教会患者疼痛评估，根据患者的情况选择适合的评估方法。注意不仅应该评估静息时的疼痛强度，还要评估运动时的疼痛强度，因为只有运动时疼痛明显减轻才更有利于患肢的功能锻炼和减少并发症。也要评估疼痛对睡眠的影响情况。

（一）单维度评估量表

1. 数字疼痛评分量表（NRS）

用 0 ~ 10 数字的刻度标示出不同程度的疼痛强度等级，0 为无痛，10 为最剧烈疼痛，1 ~ 3 为轻度疼痛（疼痛不影响睡眠），4 ~ 6 为中度疼痛，7 以上为重度疼痛（疼痛导致不能睡眠或从睡眠中痛醒）。大部分患者，甚至老年人都可以用这个量表，此方法在国际上也较为通用。

2. 视觉模拟量表（VAS）

在一条直线（约 10 cm）的两端分别用文字注明"不痛"和"剧痛"，让患者根据自己的痛觉在线上标记出疼痛程度。刻度较为抽象，标记线时需要必要的感觉、运动及知觉能力，老年人的不成功应答率较高。因此，VAS 不适合于文化程度较低或认知损害者。

3. Wong-Banker 面部表情量表法

该方法用 6 种面部表情从微笑至悲伤至哭泣来表达疼痛程度。最适用于 3 岁及以上人群，没有特定的文化背景和性别要求，容易掌握，特别适老年人、小儿、表达能力丧失者。

4. 言语描述疼痛量表（VRS）

VRS 是最早应用于疼痛研究的量表。该量表是由 McGill 疼痛量表节选而成，其每个分级都有对疼痛程度的描述。0 表示无痛；1 表示轻度疼痛，可忍受，能正常生活睡眠；2 表示中度疼痛，适当影响睡眠，需用止痛药；3 表示重度疼痛，影响睡眠，需用麻醉止痛剂；4 表示疼痛剧烈，影响睡眠较重，并有其他症状；5 表示无法忍受，严重影响睡眠，并有其他症状。它容易被患者理解，但精确度不够，有时患者很难找出与自己的疼痛程度相对应的评分，从而不能满足疼痛管理和治疗随访的要求。

5. 五指评分法

即将手的五指作为疼痛评估强度的方法，拇指为剧痛，示指为重度疼痛，中指为中度疼痛，无名指为轻度疼痛，小指为无痛。对文化程度低者尤为适用，特别是老年人、学龄前儿童，因其直观、简便、容易接受。另外，听力、视力低下、各种咽喉口腔疾患致语言障碍或不易发音的患者也适用。

6. 疼痛尺

将视觉模拟量表（VAS）、数字疼痛量表（NRS）、言语描述疼痛量表（VRS）及 Wong-Banker 面部表情量表结合在一起，能弥补在实际应用中 VAS 和 VRS 量表的尺度难以掌握、描述抽象，个体理解随意性较大，护士给患者宣教比较困难，可能会造成评估结果不够准确，而 VRS 和 Wong-Banker 面部表情量表，患者较易理解，护士容易宣教，但其分度不够精确，有时患者找不到与自己的疼痛程度相对应的评分，是一种较准确、易懂、使用方便的疼痛评估工具。

（二）多维度评估量表

疼痛体验是一种多方面的、复杂的、综合的主观感受，任何一个单维度的评估量表都不可能综合测量疼痛体验的各个方面。多维度评估量表能综合评估疼痛对患者生活的多个方面的影响（如情绪、精神、日常活动、人际关系、睡眠质量等）。由于多维度评估工具需要更多的时间进行管理、完成、评分和解释，因此，它们最经常用于疼痛的研究。Melzaek 提出的简化的麦—吉疼痛问卷调查表（SF-MPQ），该量表由 11 个感觉类和 4 个情感类对疼痛的描述词组成，每个描述词都让患者进行强度等级排序：0 表示无疼痛，1 表示轻度疼痛，2 表示中度疼痛，3 表示严重疼痛。SF-MPQ 对慢性疼痛、癌症疼痛以及各种疼痛治疗产生的临床变化都较敏感，是一种可靠的疼痛评价方法，已成为广泛使用的疼痛研究工具。

（三）疼痛评估的频率

（1）静息时疼痛评分≥7 分每天评估 6 次；手术后 3 d 或疼痛评分 4~6 分每天评估 4 次；连测 3 d 疼痛评分在 4 分以下改为每天评估 1 次。

（2）活动时疼痛评分每天评估 1 次。

（四）疼痛记录

目前国内没有统一的记录方法，多数采用疼痛记录单或传统的护理记录单用文字形式记录疼痛信息。其优点是疼痛记录详细、全面；缺点是不能直观反映疼痛变化趋势，记录烦琐，未将疼痛与生命体征联系起来等。另一种则是在三测单上用曲线的形式记录疼痛强度。其优点是能简明、直观、动态了解患者疼痛强度及强度的变化趋势，方便护士记录及评估，方便医护人员查阅；缺点是不能实时记录疼痛，只能反映疼痛的强度。

四、疼痛对机体的影响

1. 增加耗氧量

交感神经系统的兴奋增加全身氧耗，对缺血脏器有不良影响。

2. 对心血管功能的影响

心率增快、血管收缩、心脏负荷增加、心肌耗氧量增加，冠心病患者心肌缺血及心肌梗死的危险性增加。

3. 对呼吸功能的影响

手术损伤后伤害性感受器的激活能触发多条有害脊髓反射弧；使膈神经兴奋的脊髓反射性抑制；引起术后肺功能降低，疼痛导致呼吸浅快、呼吸辅助肌僵硬致通气量减少、无法有力地咳嗽、无法清除呼吸道分泌物；导致术后肺部并发症。

4. 对胃肠运动功能的影响

导致胃肠蠕动的减少和胃肠功能恢复的延迟。

5. 对泌尿系统功能的影响

尿道及膀胱肌运动力减弱，引起尿潴留。

6. 对骨骼肌肉系统的影响

肌肉张力增加，肌肉痉挛，限制机体活动并促进深静脉血栓形成。

7. 对神经内分泌系统的影响

神经内分泌应激反应增强；引发术后高凝状态和免疫抑制，交感神经兴奋导致儿茶酚胺和分解代谢性激素的分泌增加；合成代谢性激素分泌降低。

8. 对心理情绪的影响

可导致焦虑、恐惧、无助、忧郁、不满、过度敏感、挫折、沮丧；也可造成家属恐慌、手足无措，引发家庭危机。

9. 术后疼痛的长期不利影响

（1）术后疼痛控制不佳是发展为慢性疼痛的危险因素。

（2）术后长期疼痛（持续1年以上）是行为改变的风险因素。

五、骨创伤疼痛特点

骨创伤患者的疼痛，与其他疾病的患者既有类似的一面，也有不同的特点。

1. 疼痛普遍存在

绝大多数骨创伤患者以疼痛为主诉，因为外伤对机体的伤害几乎毫无例外地造成肢体的疼痛，无论是骨折、韧带损伤、神经损伤、关节损伤等。

2. 疼痛程度剧烈

大多数骨创伤患者的疼痛在中度以上，甚至是重度疼痛。尤其在创伤的早期，如果没有制动等有效措施的干预，都会出现难以忍受的疼痛，严重影响其生活质量。

3. 疼痛变化较大

创伤开始患者的疼痛往往特别剧烈，在有效措施的干预下，往往能在数天内得到缓解。疼痛的缓解与治疗的时效有着明显的关系。

4. 疼痛影响心理

患者受伤往往具有非常大的偶然性，没有一个心理逐渐适应的过程，突然造成的剧烈疼痛，会严重影响患者的心理变化，甚至影响患者对治疗、康复锻炼，甚至二次手术的态度。

5. 疼痛康复相互制约

骨创伤患者术后的康复锻炼是整个治疗过程的重要环节，良好的康复锻炼可以减轻以至消除疼痛，而疼痛未加处理会降低患者进行功能锻炼的依从性，结果康复锻炼不到位，使疼痛持续存在甚至加重，最终影响手术的治疗效果。

6. 术后疼痛加重

手术是对患者的二次打击，因为患者受伤时的疼痛经过制动和消肿治疗会有所缓解，如果接受手术治疗，就不可避免会出现疼痛的二次高峰。倘若与患者沟通不够或者术后镇痛效果不佳，容易让患者产生病情加重的错觉。

六、骨创伤疼痛管理的目标

（1）最大限度地镇痛：术后即刻镇痛，无镇痛空白期，持续镇痛，避免或迅速制止突发性疼痛，防止转为慢性痛。

（2）最小的不良反应：无难以耐受的不良反应。

（3）最佳的躯体和心理功能：不但安静时无痛，还要达到运动时镇痛。

（4）最好的生活质量和患者满意度。

七、术后疼痛管理误区

（一）错误认为术后疼痛是患者不可避免的经历

传统观念医患双方均认为，手术后出现中至重度疼痛是正常现象，术后疼痛不可避免；担心药物的不良反应，不用镇痛药是最好的选择；疼痛在难以忍受的情况下，才予以镇痛处理；甚至漠视、容忍、忍耐。

（二）治疗上过度担心镇痛药不良反应

调查显示，护士更加过分高估成瘾的发生率，只有26.7%的护士在回答所有用阿片类药物缓解疼痛患者成瘾发生率的问题时正确选择了小于1%的答案，却有40.1%的护士担心25%以上的患者会成瘾，并且患者用药时间越长，护士越担心成瘾。

（三）错误认为疼痛评分应该由医务人员评分而非患者

疼痛是患者主观的不愉快的感觉和情绪上的感受，临床上护士往往忽视疼痛的主观性，认为疼痛强度应有临床医务人员来评估而不是患者，过低地评估患者的疼痛，甚至不相信患者的疼痛，护士自评直接影响了疼痛控制。

（四）错误认为疼痛管理是麻醉师、医生的职责

麻醉师在镇痛领域里有着丰富的经验和独特的技术如患者自控镇痛（PCA），但由于麻醉医生人员紧缺，其主要任务在于解决临床麻醉问题。术前、术后的疼痛管理由医生负责，医生主要关注的是手术及诊疗的技术，患者只有在疼痛剧烈时医生才给镇痛药，持续镇痛中断出现空白期是疼痛控制不佳的重要原因。

八、骨创伤疼痛管理的要点

（一）重视疼痛宣教（包括家属）

疼痛教育是有效疼痛控制和疼痛评估的前提与保障，目的是改变患者对疼痛错误的认知，让患者也关注自身的疼痛，主动参与到疼痛管理，只有医生、护士和患者三方共同参与疼痛管理，才能达到镇痛效果最大化。

（二）专业化疼痛管理团队，重视及突出护士的作用

国外的疼痛研究发生了两个转变，一是从疼痛控制转变为疼痛管理，二是疼痛管理专业的组成人员从以麻醉师为主体的模式转向为以护士为主体的模式。国外有医院实行以麻醉师为基础疼痛管理模式，也只有少部分患者能受益于此疼痛管理模式。而Rawal和Berggren提出的以护士为基础、以麻醉医生为督导的急性疼痛服务体系（APS）充分发挥护士的作用，

被认为是目前最佳的术后疼痛管理模式。国内的研究也证实了护士在疼痛管理中的重要作用。护士可以连续地、细致地观察患者对疼痛的反应，从而使患者的疼痛得到及时的处理和客观评价，护士还能通过非药物疼痛治疗方法来配合镇痛药使用，达到最佳的镇痛效果和最小的不良反应。

（三）选择合适的疼痛评估

因为骨创伤的病情各不相同，患者个体差异比较大，要根据患者的具体情况选择容易理解的疼痛评估方法。

（四）积极主动治疗

（1）提倡超前镇痛：骨创伤术后疼痛一般在中度甚至会达到重度疼痛，且疼痛发生迅速，所以要尽早地采取有效干预措施，即按时给药而非按需给药。

（2）根据手术医生及主管护士评估创伤的严重程度、手术时间的长短、手术范围大小、疼痛的经历等预先制订术前、术中及术后的镇痛方案，预先制订镇痛方案。

（五）多模式、个体化治疗

1. 多模式镇痛

方法包括 PCA 镇痛、口服药物镇痛、静脉药物镇痛、肌内注射药物镇痛。同时也推荐将作用机制不同的药物组合在一起，发挥镇痛的协同或者相加作用，降低单一用药的剂量和不良反应。

2. 个体化镇痛

不同患者对疼痛和镇痛药物的反应存在个体差异，原则是应用最小的剂量达到最佳的镇痛效果，往往需要跟踪进行疼痛评估，调整镇痛的手段和用药的种类和剂量。

九、疼痛管理流程

创伤患者疼痛可以是肢体损伤的直接结果，特别是骨折和关节脱位往往引发严重的疼痛，因此在处理疼痛时首先要采取适当的措施整复关节脱位，减轻骨折移位的程度，减少移位的骨折端和脱位的关节对皮肤的刺激或压迫，同时适当制动伤肢，减轻或消除疼痛。然后按疼痛管理流程进行管理（图 2-2）。

十、疼痛药物治疗

（一）药物治疗原则

1. 镇痛治疗应遵循三阶梯镇痛方案及原则

重度疼痛：强阿片类药物 + 非阿片类药物 + 辅助药物。

中度疼痛：弱阿片类药物 + 非阿片类药物 + 辅助药物。

轻度疼痛：非阿片类药物 + 辅助药物。

第一阶梯：非阿片类药物多指非甾类抗炎药（NSAID），该类药物为非处方药且对轻度疼痛有肯定疗效，并可增强第二阶梯及第三阶梯用药的效果。但当使用一种 NSAID，疼痛得不到缓解时，不宜再换用其他类药物，而应直接升到第二阶梯用药。

第二阶梯：首次使用弱阿片类药物加 NSAID 可产生良好的止疼效果。弱阿片类药物的安全使用剂量往往被有封顶效应的复合剂中其他 NSAID 剂量所限，故当疼痛不再能控制时应选用第三阶梯用药或用单一阿片制剂。

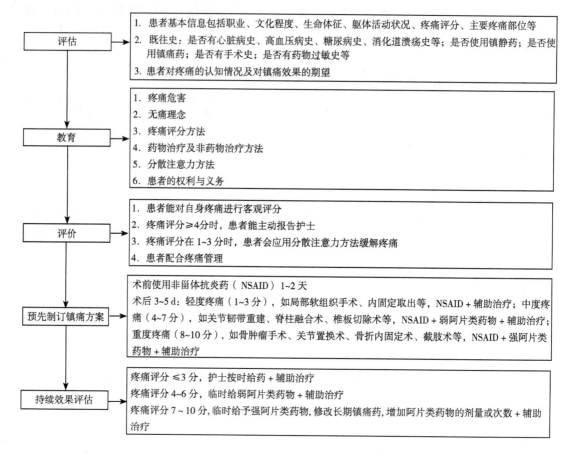

图 2-2 疼痛管理流程

第三阶梯：强效阿片类药物以吗啡为代表，常用药物有吗啡缓释片等。长期应用阿片类药物可引起欣快症和成瘾性。

2. 口服给药方面

（1）能口服的尽量口服：随着剂型的发展，不能口服的有更多的无创给药方式可以选择。警惕"一律使用 PCA 泵给药或一律使用哌替啶"的做法。

（2）按时给药：按照药物半衰期及作用时间，定时给药。目的是使疼痛得到持续的缓解。反对单一按需给药的 PRN 医嘱。既要有长期医嘱，也要有临时医嘱。

（3）按阶梯给药：根据疼痛的轻、中、重度分别用一、二、三阶梯药物。反对无计划用药及错误的处方搭配。要注意第一阶梯药物及第二阶梯药物的封顶效应。强阿片类药物剂量无极限：药效不佳时，可增加剂量而不是增加另一个同类药物。

（4）用药个体化：药物的选择，必须考虑主要用药、辅助用药和突发痛的处理。根据患者疼痛的强度、性质，对生活质量的影响，对药物的耐受性、偏爱性、经济承受能力，个体化地选择药物，确定剂量。

（5）注意具体细节：目的是使患者在获得镇痛治疗的同时，不良反应最小，从而提高患者的生活质量。密切观察，认真评估，及时恰当地预防、处理不良反应。

（二）给药途径

1. 全身给药

（1）口服给药：适用于意识清醒的、非胃肠手术和术后胃肠功能良好患者的术后轻、中度疼痛的控制；也可在术后疼痛减轻后，以口服镇痛作为延续；用作其他给药途径的补充（如超前镇痛）或多模式镇痛的组成部分。口服给药有无创、使用方便的优点，但因肝—肠"首过效应"以及有些药物可与胃肠道受体结合，生物利用度不一。药物起效较慢，调整剂量时既应考虑药物的血液达峰时间，又要参照血浆蛋白结合率和组织分布容积。禁用于吞咽功能障碍（如颈部手术后）和肠梗阻患者。术后重度恶心、呕吐和便秘者慎用。

（2）肌内注射给药：肌内注射给药起效快于口服给药。但注射痛、重复给药易出现镇痛盲区。

（3）静脉注射给药：药物血浆浓度峰谷比大，易出现镇痛盲区。对术后持续疼痛患者需按时给药。静脉炎、皮下渗漏为常见并发症。

2. 局部给药

（1）外周神经阻滞：适用于相应神经丛、神经干支配区域的术后镇痛，如肋间神经阻滞、上肢神经阻滞（臂丛）、椎旁神经阻滞、下肢神经阻滞（腰丛、股神经、坐骨神经和腘窝）等。由于患者可保持清醒，对呼吸、循环功能影响小。特别适于老年人、接收抗凝治疗患者和心血管功能代偿不良者。使用导管留置持续给药，可以获得长时间的镇痛效果。神经电刺激器和超声引导下的神经阻滞术可提高导管留置的精确性。

（2）硬膜外腔给药：适用于胸、腹部及下肢术后疼痛的控制。其优点为不影响意识和病情观察。镇痛完善，也可做到不影响运动和其他感觉功能。腹部术后硬膜外镇痛虽然可能导致胸部和下肢血管代偿性收缩，但可改善肠道血流，有利于肠蠕动恢复和肠功能恢复。下肢术后硬膜外镇痛，深静脉血栓的发生率较低。在下腹部和下肢手术，几乎可以完全阻断手术创伤引起的过高应激反应。

（3）患者自控镇痛（PCA）：具有起效较快、无镇痛盲区、血药浓度相对稳定、可及时控制突发疼痛以及用药个体化、患者满意度高、疗效与不良反应比值大等优点，是目前术后镇痛最常用的方法，适用于术后中到重度疼痛。

3. 多模式镇痛

联合使用作用机制不同的镇痛药物或镇痛方法。由于作用机制不同而互补，镇痛作用相加或协同，同时每种药物的剂量减小。不良反应相应降低，从而达到最大的效应/不良反应比。

（三）镇痛推荐方案

骨科手术术后镇痛推荐方案见表2-1。

表 2-1 骨科术后镇痛推荐方案

疼痛程度	骨科手术类型	推荐镇痛方案
轻度疼痛 评分 1~3 分	关节清洗术，局部软组织手术，内固定取出等	术前 3~5 d 服用，口服塞来昔布 200 mg，每天 2 次或术前晚口服塞来昔布 400 mg。术后单独使用帕瑞昔布钠 40 mg，每天 2 次，服用 1~2 d 后，口服塞来昔布 200 mg，每天 2 次，服用 5~7 d

疼痛程度	骨科手术类型	推荐镇痛方案
中度疼痛 评分 4~7 分	关节韧带重建，脊柱融合术，椎板切除术等	术前 3~5 d 服用，口服塞来昔布 200 mg，每天 2 次或术晨肌内注射帕瑞昔布钠 40 mg。术后如患者自控镇痛（PCA），则联合使用帕瑞昔布钠 40 mg，每天 2 次，服用 2~3 d 后，口服塞来昔布 200 mg，每天 2 次，服用 5~7 d；如不使用 PCA，则联合使用盐酸布桂嗪 + 帕瑞昔布钠 40 mg，每天 2 次，服用 2~3 d 后，口服塞来昔布 200 mg，每天 2 次，服用 5~7 d
重度疼痛 评分 8~10 分	骨肿瘤手术，关节置换术，骨折内固定术，截肢术等	术前 3~5 d 服用，口服塞来昔布 200 mg，每天 2 次，术晨肌内注射帕瑞昔布钠 40 mg。术后患者 PCA，联合使用帕瑞昔布钠 40 mg，每天 2 次 + 盐酸布桂嗪 2~3 d 后，口服塞来昔布 200 mg，每天 2 次，服用 7~14 d

十一、非药物治疗（辅助治疗）

已经证明多种非药物疗法能减轻术后疼痛，减少术后镇痛药用量，减轻围手术期焦虑或改善患者的整体感觉。这些方法包括冷、热的应用，按摩，运动，针灸，术后放松，想象，催眠和生物反馈技巧及音乐疗法。有研究提出，缓节律呼吸法可通过减轻肌肉收缩引起的疼痛及松弛紧张、焦虑的心理状态达到控制轻至中度术后疼痛的作用。以下介绍的这些可作为多模式镇痛的组成部分，如果患者愿意接受，可考虑实行。

（一）认知行为疗法

目的在于改变患者对自身疼痛的负面认识，增强其自信和自我控制感，减轻心理负担，从而提高痛阈、减轻疼痛。

（二）支持心理疗法

护士采取劝导、启发、鼓励、支持、同情、说服、消除疑虑、保证等方式，来帮助和指导患者分析认识当前所面临的问题，使其发挥自己最大的潜力和优势，正确面对各种困难和心理压力，从而达到减轻疼痛目的。

（三）分散注意力方法

分散注意力能提高痛阈，减轻或缓解疼痛，分散注意力的方法有两大类：一类是把注意力转移到外部环境如听音乐、看电视、与家人或朋友聊天、听别人读书或通过其他娱乐活动消遣分散注意力；另一类是把注意力转移到体内，如在心里数数、给自己唱歌、做心算、祈祷或自言自语"我能对付"，还有想象某些美好的故事、经历。

（四）催眠疗法

催眠疗法可以减轻疼痛，因为处于催眠状态的患者对施术者的言语暗示很敏感，所以对疼痛的感受性降低。另外，如保持环境安静，减轻不良情绪刺激，争取家属配合等措施，也可减轻疼痛。

（五）暗示疗法

暗示疗法是通过给患者积极暗示来消除或减轻疾病症状的一种治疗方法。它是一种古老而又明确有效的常用心理治疗方法。心理学家巴甫洛夫认为暗示是人类最简单、最典型的条件反射。

（六）争取家属配合

当患者发生疼痛时，陪伴家属毫无疑问地将会受到患者的影响，而表现焦虑不安的情绪。这种情绪反过来影响到患者，两者互为因果，相互影响，致使患者疼痛加重，所以家属的情绪很重要。

（七）物理治疗

1. 中频脉冲治疗仪

根据传统中医经络学的基本原理，用计算机控制的脉冲电流刺激人体各穴道，从而产生针灸、热疗、电疗、磁疗的治疗效果，具有通经活络、调理气血、祛瘀止痛的功能。禁忌证：心脏部位、孕妇的下腹部、急性化脓性炎症、出血部位、带起搏器者、治疗部位有较大的金属异物者。

2. 热疗

加快炎症渗出液的吸收，有抗炎作用，同时减轻炎症渗出液对深部组织的压迫刺激，减轻疼痛。温热可以减低肌纤维兴奋性，使肌张力下降，肌肉松弛，可缓解压力，放松精神，改善睡眠，还可改善血液循环和组织营养，促进组织再生。

3. 冷疗

使毛细血管通透性降低，减轻充血及水肿，减慢神经传导速度，降低神经末梢敏感性，减轻疼痛。

（胡百强）

第三章

现代接骨术

骨折治疗的三大原则是复位、固定、功能锻炼。随着医学水平和临床研究的不断进步，围绕这3个中心的理念环节也不断发生变革，并从治疗方法以及器材上得到发展，逐步构成了完整的骨折治疗发展史，本章重点讲解内固定接骨技术。

第一节 概述

一、内固定技术近代发展简史

近100多年以来，手法复位和夹板、石膏固定或配合牵引治疗骨折方法，用于多数（70%~80%）四肢较稳定的闭合性骨折，这些保守治疗方法沿用至今，并经长期临床实践证明效果满意。

内固定技术至今已有100多年的历史，手术切开复位治疗骨折始于中世纪，我国正骨医师早在公元15世纪便在麻沸散全身麻醉下进行切开复位、银丝缝合治疗骨折。西医在19世纪开始采用切开复位，用牛骨或象牙制成的内固定物治疗四肢骨折。至19世纪晚期，随着冶金工业的发展，1886年Hansmann报道应用不锈钢接骨板治疗四肢骨折。接着由于伦琴发现了X线，巴斯德发现细菌，近代诊断、消毒、麻醉和输血技术取得历史性进步，骨折切开复位和内固定技术也得到进一步发展，相继出现了各种金属接骨板和髓内钉，如Sherman和Lane设计的麦穗式钢板、Lilienthal和Schone等设计的髓内钉治疗长骨干骨折。到20世纪30年代至第二次世界大战期间，Kuntscher设计的V形髓内钉，用以治疗股骨和胫骨干横断骨折获得成功，这一重大发明很好地在全世界推广应用。内固定最初由于感染率高，使应用受到限制，但最后得益于抗生素的出现和手术室无菌条件较快的进步。髓内钉和钢板几乎同时在临床广泛应用，但初期因为材料强度不足，达不到固定要求，对长骨的固定的方法也一直未能解决，出现问题较多，推广应用受到限制。20世纪50年代末60年代初，尚天裕采用以手法复位小夹板外固定为特色的治疗方法，治疗肱骨干、肱骨外科颈、肱骨髁上、桡骨下端等骨折，并取得很好效果。接着又以必要的牵引结合小夹板固定的中西医结合方法，治疗股骨干、胫腓骨等下肢骨折，提出了骨折治疗动静结合、筋骨并重、内外兼治、医患合作的4个基本原则，经10万例随访结果，骨折不愈合率仅为0.9%，证实治疗效果满意。从20世纪50年代至80年代，各种钢板和髓内钉等内固定物相继应用在骨折治疗，经过临床实践总结，发现存在许多并发症，如内固定并发感染、骨不连和内固定器材断裂，骨折的发生率也很高。后来，经过改进的髓内钉设计能达到紧贴全髓腔固定，内固定强度得以进一步提高，临床应用也逐步增加。

1958 年，瑞士 Müller 等倡导成立内固定协会（AO），并成立了以骨外科医师为主，有工程技术人员参加的内固定研究学会（ASIF）。AO/ASFI 提出坚强牢固的固定观点。主要原则包括骨折解剖复位，对所有骨折片进行坚强牢固的固定，达到形成骨痂 I 期愈合目的。要达到此目的，首先需对骨折端行骨膜下较广泛的剥离，然后在直视下进行骨折的复位，应用持骨钳环形夹持骨折端，对所有骨片进行坚强牢固的固定。应用多枚拉力螺钉在力学最佳的位置上，从钢板外对骨折片进行固定，再应用较短的加压钢板固定。

AO/ASFI 同时设计了进行这种技术操作的成套工具与器械，如骨折加压器等。其内固定效果基本达到解剖形状，并允许立即行肢体康复训练。为了达到这种目的，内固定材料的设计要求有足够的强度，以能够承受肢体进行康复训练，而不发生内固定失败。这种固定方式忽视了邻近钢板区域的生物性反应，在固定钢板下出现骨质松变和哈弗斯管的数目增加，造成了应力保护，结果导致骨皮质坏死。为了减少这种并发症，又设计出减少与骨接触的固定钢板，如有限接触或点接触固定钢板，以减少对固定钢板下血管形成的干扰。

内固定钢板逐渐设计成为内固定器，钢板能够将螺母锁定，如点接触内固定器和小侵入内固定系统（LISS），LISS 的特点是加长了内固定钢板，最大限度地减少了内固定材料所用螺钉数目，从肌肉下插入内固定钢板。这种操作方法放置钢板切口小，减轻了创伤，采用与组织相容性更好的合金材料，最大限度地保持骨的血供，减少对骨折区血供的干扰，特别适宜治疗严重粉碎性骨折、不稳定性干骺端骨折以及伴骨质疏松的病例，从而替代了直视下解剖复位、应用动力加压钢板行坚强牢固的内固定方式，被视为当今骨折固定的金标准，并普遍得到接受。

二、AO/ASIF 的早期发展过程

ASIF 以加压钢板创始人 Danis 在 20 世纪 40 年代末提出的解剖复位、坚强内固定治疗长骨干骨折，可以获得骨折 I 期愈合的概念为指导，对 Danis 设计的加压钢钉和 Kuntscher 设计的扩髓的髓内钉进行了改进，并提出了解剖复位骨折片间加压固定、坚强内固定、无创技术和无痛肌肉关节活动与负重的骨折内固定四大原则。其核心指导是倡导坚强固定，追求骨折 I 期愈合，甚至提出了绝对固定的模式。AO/ASIF 设计的加压钢板和髓内钉增加了抗弯、抗扭强度和刚度，提高了骨折固定的稳定性，使许多复杂的骨折能够在早期活动，甚至能够使骨折在负重过程中得到愈合，使骨折的治疗取得历史性进展。实践证明，AO 近几十年发展迅速，影响极大，为现代骨折治疗做出了巨大贡献。然而，AO 理论仍处于发展的阶段，随着时间的推移，临床上发现在 AO/ASIF 倡导的内固定技术和内固定原则的应用过程中，骨折治疗又出现一些新的问题，据资料报道，如采用坚硬的加压钢板固定前臂骨折，可导致严重的骨质疏松和骨萎缩，取出钢板后再骨折的发生率可高达 20%；加压钢板固定股骨干粉碎性骨折的骨不连发生率达 14%，钢板弯断占 12.2%。

三、BO 新概念

生物学内固定（BO）新概念的核心是强调微创技术和无创技术原则，最大限度地保护

骨折局部血供。

20 世纪 90 年代，AO 学者 Ganz R、Gerber C、Palmar RH 提出的生理的、合理的接骨术生物学内固定（BO）新概念，成为 BO 新概念的理论基础。1999 年，Palmar 指出，骨折的治疗必须着重于寻求骨折稳定和软组织完整之间的一种平衡，故可认为，凡是能保护骨血供的骨折治疗手段和技术，就符合 BO 新概念范畴。

生物学接骨术的基本含义是治疗骨折符合生物愈合的规律，骨干骨折后骨折周围出血，形成血肿，给予固定后，即使骨折移位，骨折仍能愈合。我国创立的中西结合骨折治疗方法，符合生物学接骨术原则，采用手法复位、夹板固定、早期功能锻炼、不固定关节的方法，取得了骨折愈合快、并发症少的良好效果。

（一）BO 概念的特征

1. 骨折复位

注重正确的长度和轴线，无旋转，除了关节内骨折，并不强求精确的解剖复位。

2. 固定物

BO 采用小巧而理想的固定物的特点，未再强调坚强的固定。

3. 骨折愈合

BO 作用下是典型的骨折Ⅱ期愈合，保持骨折块间早期足量的骨痂形成。

4. 功能锻炼

BO 不追求早期负重，而强调在严格指导、监督下，循序渐进地进行早期活动。

（二）间接复位

间接复位强调韧带整复原则，充分发挥骨块附着的软组织骨膜的合页或铰链作用，手法牵引整复或利用复位器械，使骨折端得以牵开并恢复肢体的长度以及骨折的对位对线，不强求解剖复位，而要求最大限度地保护骨折局部的血供。操作轻柔、合理地进行间接复位，对骨折局部干扰很小，也符合微创或无创技术的原则。

（三）固定物

在 BO 概念的推动下，内固定物的构型、种类、材料也发生改变。从 AO 最初的厚大钢板到后来的动力加压钢板（DCP），目前已发展为有限接触钢板（LC-DCP）；点状接触钢板（PC-Fix），螺钉只穿过一层皮质，螺钉帽通过特殊的自锁装置与钢板的钉孔锁定；非接触钢板（NCP），钢板不与骨面直接接触，而是置于骨旁；桥接钢板（BP）以及锁定加压钢板（LCP）、微创固定系统钢板（LISS）等。内固定器材采用钛合金等低弹性模量材料，最大限度地接近骨质的弹性模量，从而达到弹性固定作用。

（四）微创操作

采用微创方法保护骨折部位血供。手术中，只暴露骨折部位远侧和近侧的正常骨骼，不直接暴露骨折部位，使骨折周围的成骨性组织和软组织的血供得以保留。在 C 形臂 X 线机监视下对骨折进行间接复位，在肌层下、骨膜外插入接骨板，越过骨折部位到达远侧骨端，在骨折部位的远、近两侧分别用常规方法完成固定。其最大优点是有效减少了手术过程中从骨折片上剥离骨膜和软组织的范围和程度，减轻或避免对骨折片血液供应的进一步损伤和破坏，取得很好的治疗效果。

（五）康复观念

强调早活动、晚负重，根据影像学资料和临床评估结果，决定负重的时间、负重的重量，在专业人员的指导下进行康复训练，循序渐进，直至完全愈合，是骨折术后的康复训练的基本原则。

四、生物学接骨术

（一）概念

必须辩证理解生物接骨术的真正内涵，充分认识血供是骨折愈合的前提，稳定性是骨折愈合的基础，不合理的肢体功能训练与负重是影响骨折稳定性和骨折愈合的关键因素。

BO 生物接骨术是 AO 生物力学接骨术的发展结果，在骨折治疗中，不能片面地将这两种观点对立起来，片面强调血供在骨愈合中的作用，而忽略了骨折稳定的重要性，是造成骨折治疗失败的主要原因。例如，虽然带锁髓内钉闭合复位穿钉血供破坏小，但由于粉碎性骨折片不能复位固定，骨缺损不能修复，在早期功能活动和负重中，由于骨折复位不良、髓针强度低、骨折端稳定性差等因素，容易发生骨不连和髓内钉断裂。

（二）手术复位及固定

切开复位内固定可获得准确的复位，而且依靠内固定较牢固地维持已整复的位置，为骨折愈合和术后早期活动提供了必要条件。对存在急性血管损伤时，固定后也有利于神经与血管的修复。

1. 绝对适应证

（1）移位的关节内骨折。

（2）保守治疗无法复位或稳定性骨折复位后无法维持位置。

（3）经保守治疗失败的不稳定性骨折。

（4）已知进行保守治疗效果不佳的骨折，如股骨颈骨折等。

（5）有阻碍生长倾向的移位骨骺损伤。

（6）伴有骨筋膜室综合征需行切开减压术的骨折。

（7）非临终患者的移位性病理性骨折。

2. 相对适应证

（1）进行保守治疗可能会导致全身并发症增加的骨折，如高龄髋部和股骨骨折。

（2）多发性创伤并发有不稳定性脊柱损伤、骨盆骨折、长骨骨折。

（3）合并血管或神经损伤需要行手术处理的骨折。

（4）同一肢体多发性骨折。

（5）有明显骨折倾向的病理性骨折。

（6）经保守治疗后发生延迟愈合的骨折。

（7）经评估手术复位和固定后可显著改善功能的骨折。

3. 禁忌证

骨折手术治疗没有绝对的适应证，同样也没有绝对的禁忌证。禁忌证是作为手术发生并发症或失败率超过了成功的可能性时的一种相对性考虑。

（1）由于高能量暴力发生的关节内骨折，已有严重关节面破坏、缺损，不可能成功地进行重建的粉碎性骨折。

（2）因严重骨质疏松，内固定物失去承载内固定作用。

（3）嵌入、无移位或稳定性骨折。

（4）手术部位有烧伤、贴骨瘢痕、活动性感染或皮炎。

（5）全身情况不能耐受麻醉及手术者。

（三）应用范围

1. 多发伤

对多发伤者行早期内固定，有利于患者护理，可降低创伤后并发症的发生。临床上观察发现，根据患者损伤程度和全身情况，适当延迟数日行内固定治疗，也有其稳妥的优点。

2. 开放性骨折

对开放性骨折清创后，主张早期修复重建软组织缺损，可降低创面感染和减少再手术次数。手术中，尽量减少对骨折部位血供的干扰。手术入路应减轻对骨膜的剥离，避免在广泛显露下的直接复位。应采用间接复位方式，以保持肢体长度无旋转为目的，尽可能保留骨块与周围组织的连接。

3. 关于植骨

正确应用间接复位固定技术，由于保存了骨折部位血供，骨痂形成较早，通常可避免植骨，即使有较大的骨缺损，骨愈合过程多能较顺利地完成。Ⅰ期或早期植骨会造成骨块附着的软组织剥离增加，反而影响骨愈合过程。开放性骨折伴有节段性骨缺损时，为了降低感染率，不主张清创同时行植骨，而应延迟数日后再考虑植骨。

（四）固定器材

根据患者全身情况、创伤程度、骨折类型选择合适的内固定器材，采用的固定器材应能满足肢体早期非负重功能活动的需要。

（五）内固定方式

1. 长骨骨干骨折

首选带锁髓内针、防旋髓内自锁钉治疗，对位于髓腔狭窄部骨折可选用膨胀钉固定，钢板仅适用于髓腔过细、骨过短、骨质畸形等特殊情况。

2. 干骺端骨折

髋部骨折，对高龄、高危、全身情况差、骨质疏松症严重的髋部骨折，宜采用加压空心钉固定；对于全身情况尚可，不稳定的顺、逆行股骨转子间骨折以髓内固定较为稳妥，内固定物可选择股骨近端髓内钉（PFN）、防旋股骨近端髓内钉（PFNA）、短重建钉。

3. 髌骨、尺骨鹰嘴骨折固定

可选用克氏针张力带钢丝或 Cable-Pin 固定，对关节面严重粉碎的尺骨鹰嘴骨折，可应用支撑钢板固定。

4. 关节及周围骨折固定

股骨髁和胫骨髁、肱骨远近端、桡骨远端、胫骨远端骨折，可采用解剖钢板或锁定钢板固定；膝关节周围复杂骨折分别应用股骨远端或胫骨近端 LISS 接骨板固定。对严重关节面粉碎的桡骨远端、胫骨远端骨折，可采用外固定架加有限内固定治疗。对于高龄、高危的肱骨近端粉碎性骨折，骨折块间钢丝缝合，大结节与骨干骨折块克氏针固定。

（六）有限切开操作

治疗全过程中要始终注意保护骨折部位的血供，尽可能应用手法或远离骨折部位的机械牵引复位，应采用有限切开技术，在尽量减少广泛剥离软组织及骨膜的情况下，进行骨折复位与固定，减少手法及手术操作对局部血供和稳定性的破坏。

（七）复位固定技术

1. 间接复位

间接复位骨折片的基本操作技术是通过牵引软组织来完成，也称为软组织整复术。牵引的方法有撑开器或外固定支架，也可用固定板固定一侧骨折端，再联合应用撑开器来达到间接复位。应在 C 形臂 X 线机监视下进行，应用牵开的方法，关节面的骨折仍应按传统方式要求解剖对位，以免发生创伤性关节炎。

2. 关节内骨折复位

应用软组织牵引，使关节内骨折得到初步的复位后，采用有限切口，使关节面骨块得到解剖复位。干骺部骨折经间接方式复位时，不需强求骨折部环形对位，可通过从钢板降低应力而重建稳定性。骨折采用这种方法处理，其愈合过程均较顺利。经钢板外应用拉力螺钉固定骨块，可因对骨膜加压作用，增加骨膜和软组织的损伤，故最好勿经在钢板外使用拉力螺钉。

3. 严重粉碎性骨折的处理

对严重粉碎性骨折，钢板连接近侧和远侧骨片，可起到支撑固定的作用，将钢板从肌肉下插入，跨越骨折区，避免了对骨折区软组织的剥离，明显提高骨折愈合率。应用桥式钢板或用第 2 块钢板固定，随着骨痂形成，钢板逐渐承担负荷作用。可增加固定的稳定性，有利于早期功能训练。

（八）功能康复

强调早活动、晚负重原则，术后即可行等长肌力活动。定期复查 X 线片，观察骨痂生长情况。如骨折端出现吸收、间隙增大，说明骨折部固定不牢或活动量过大，应及时限制活动，必要时加用外固定。8 周后骨折间隙模糊，则可让患者加大训练强度并逐渐负重。待下肢骨折出现连续外骨痂时，方可恢复正常负重活动。

五、生物固定技术与 AO/ASIF

生物固定技术与 AO/ASIF 从手术入路、钢板规格、骨折复位以及固定稳定性要求等方面有如下不同点。

（一）手术入路

生物固定技术不主张显露骨折部位，要求行骨膜外分离；而 AO/ASIF 主张直接显露骨折部位，行骨膜下分离。

（二）骨折复位

生物固定则通过骨两端撑开与接骨板连接，用间接复位技术达到至接骨端解剖对位和对线；而 AO/ASIF 是通过血管钳和持骨钳环形夹持骨折端，用直接复位技术达到骨端解剖复位的目的。

（三）稳定性

生物固定是相对稳定达到生物固定作用下的 Ⅱ 期骨愈合过程；而 AO/ASIF 是通过拉力螺钉对骨折端直接加压，绝对稳定下的 Ⅰ 期骨愈合过程。

（四）钢板

生物固定是长钢板或桥式钢板，采用少量螺钉固定技术。但对关节面骨折，仍要求直视下解剖复位，采用坚强固定；而 AO/ASIF 采用短钢板和多枚螺钉固定技术。

六、影响内固定效果的因素

（一）骨折部力学稳定

内固定或外固定的机械性稳定性，是保证骨折愈合最基本条件。不稳定（如髓针过细、钢板过短等）可使骨折处产生过度的活动，导致大量的絮样骨痂形成、骨折线增宽、纤维软骨骨化障碍，致使骨折难以愈合。

（二）骨折部血供

骨折部位有足够血供是保证愈合的前提条件。严重损伤和手术剥离都可导致骨折部位血供丢失。如果切开复位时过多地剥离骨膜以及置入器械时损伤骨或软组织，将进一步加重或破坏骨折处的血供，使骨折断端骨质坏死范围增大，程度变重，妨碍了骨折正常生理过程，常导致骨不连。

（三）骨折部良好接触

骨折断端间的接触良好，才能保证骨折正常愈合。软组织嵌入，骨折断端对位或对线不良，骨缺损或骨折断端移位，都可以导致骨折部的接触不良，产生机械性不稳定并形成间隙，从而影响骨愈合。随着这些间隙的增大，骨折愈合的可能性会进一步降低。文献报道，胫骨骨折端间距 1 mm 需增加 1 个月愈合时间，5 mm 则增加 5 个月愈合。较大的皮质缺损多数最终可通过编织骨实现桥接获得愈合，但速度缓慢。所以在保护骨折局部血供的前提下，尽可能保证骨折块的接触，减少骨折间隙，才能缩短骨折愈合时间。

（四）早期活动

早期活动有利于功能恢复。早期功能锻炼能使骨折端产生生理性应力刺激，促进骨折愈合。根据文献报道，小缺损可在骨折处产生较高的张力，成骨细胞不耐受高张力环境，因而在数量上成软骨细胞和成纤维细胞占优势，大量成纤维细胞增殖，是导致发生骨不连的主要原因。

七、骨折内固定的原则

骨折内固定已有 100 多年的历史。随着金属内固定材料的逐渐发展和组织相容性的不断改善，使某些部位的手术整复和内固定效果有了较大的进步，对骨折内固定的认识也有了许多突破性进展，使患者早期主动活动肢体，尽早恢复功能，防止了"骨折病"的发生。近年来，新型可吸收内固定材料已选择性应用于临床，避免了再次手术，显示出其优越性。骨折内固定在多种骨折的治疗中占有很重要地位。

解剖复位、坚强固定、保护血运及早期活动是现今 AO 的四大基本原则。不过这些原则的内涵，随着研究的深入已发生改变。通过不懈的实验及临床研究，手术的入路及方法也取得了极大的进步，随着手术设计的改进，也促成了手术器械和内植物的更新换代。

内固定是治疗骨折的重要手段，随着对骨折愈合相关的生物学和生物力学研究的深入，骨折内固定的理念也相应发生了快速变化和发展。临床上，不再是追求骨折端的解剖复位和骨片间加压的坚强固定，而是在于恢复骨干的长度、对线和纠正旋转，在争取得到骨折功能复位的同时，尽量减少对骨折端血液供应的破坏。从强调解剖复位及坚强内固定，演变为兼顾骨折固定的力学稳定性和保护骨折愈合的生物学环境。遵循骨折生物学固定的原理正确治疗骨折，已受到骨科界的广泛认可。

微创是当代外科技术发展的趋势，微创接骨板固定技术和经皮接骨固定技术是近代骨折固定技术发展的集中表现。生物学固定和微创技术成为创伤骨科的重要原则和治疗手段，正成为临床上治疗复杂的骨干，特别是干骺端骨折有效的常用手段。骨折固定的原理、方法及内、外固定技术的发展，必然跟随着时代步伐不断改进。

（一）基本要求

1. 骨折内固定目的

（1）有利于骨折愈合。

（2）可减少或减轻骨折并发症和后遗症。

（3）可早期进行关节活动和负重锻炼。

（4）有利于对皮肤缺损、血管及神经损伤的修复。

2. 手术操作要求

应用无创技术，保存骨块和软组织血运，软组织多采用钝性分离，骨折端显露尽量少剥离骨膜，避免过多损害骨折断端血运，粉碎性骨折块更应慎重保留其血运。

3. 选用合适内固定

使用简单内固定使骨折获得坚强而稳定的固定是手术成功的关键。临床实践证明，尺骨中段骨折的斯氏针固定，髌骨横形骨折和尺骨鹰嘴骨折的张力带钢丝固定，长骨干的髓内钉固定等，是目前公认较为合理的治疗方法。

4. 固定与肢体活动协调

骨折在固定稳定后即应早期主动活动，及早做静态肌肉等长收缩锻炼。没有一种内固定能替代牢固的骨骼可使肢体不加限制的活动。因而，内固定术后应视骨折局部的稳定程度，逐步进行锻炼。有时由于粉碎性骨折或其他原因，不能取得牢固的内固定，则需采用一定时间、不同方式的外固定。

5. 手术时机

开放性骨折并发血管损伤，必须急诊手术。但有危及生命的严重损伤，则应先于肢体损伤处理。闭合性骨折可择期手术。皮肤损伤如水疱、挫伤和撕裂伤，在 12 h 以内应按开放性骨折的原则处理，如软组织条件差，可延迟 3~4 d，甚至 2~3 周手术。

（二）AO 内固定原则

1. 早期的 AO 概念

（1）骨折的复位与固定，要求恢复解剖学关系。

（2）根据骨折的受伤机制及类型，通过加压或夹板来获得稳定。

（3）通过细致轻柔的复位操作，保护骨与软组织血供。

（4）骨折部位早期同时的功能锻炼。

这些互为一体的 AO 原则至今仍适用。在骨折治疗过程中仍然是强调保护骨及软组织的血供。

2. 现时的 AO 原则

（1）无创的复位及固定技术，长骨骨折不需解剖复位，只需要纠正短缩及旋转畸形。关节内骨折应解剖复位以恢复关节面的平整。

（2）适当的稳定性，必须保证关节面的解剖复位和绝对稳定性，而骨干骨折只需获得相对的稳定性即可。

（3）适合的手术入路，无创的软组织操作技术。

（4）由于固定的稳定程度足以满足术后功能康复的需要，可以早期主动活动。

（三）生物学固定的常规技术

1. 外固定器用作夹板固定

使用外固定器，优点是具有内置物与骨最小的接触面积以及弹性固定的优势，缺点是存在经皮穿针感染的风险。

2. 交锁髓内钉用作髓内夹板固定

优点是髓内钉可以通过经皮微创入路置入，缺点是存在髓内循环广泛的破坏、髓内高压可能引起的脂肪栓塞以及局部或全身血栓形成。

3. 接骨板只用作夹板而不使用拉力螺钉

接骨板用作夹板跨越骨折区，目前具有一定代表性的是微创内固定支架（无触接骨板）技术。无论是以往传统加压技术接骨板固定，还是夹板固定的生物学内固定，选择固定方法时取决于骨折的部位、类型，软组织条件以及骨的质量和血供等具体情况。如果骨折部的血供较好，估计能够较快重新恢复解剖，则可选择夹板固定方法；如果骨折部的血供严重破坏甚至骨折块失活，可能要很长时间才能使骨折愈合，此时，可考虑采用传统的加压固定，以达到长期保护骨折部血供和骨折再塑形的目的。但同一骨折部位，不能同时采用绝对和相对稳定两种稳定原则，也不能同时采用骨折端加压和夹板固定两种固定方法。

八、内固定的适应证与禁忌证

（一）适应证

（1）手法闭合复位失败的骨折，包括因骨折端之间有软组织嵌入而闭合复位失败者。

（2）有明显移位的关节内骨折，闭合复位失败。

（3）伴有重要血管、神经损伤的骨折。

（4）大块撕脱骨折，如肱骨大结节骨折、尺骨鹰嘴骨折、髌骨骨折以及胫骨髁间隆起骨折等。

（5）前臂双骨折闭合复位不满意，而外固定不便于前臂旋转功能的恢复。

（6）并发截瘫的脊柱骨折或脱位，需行椎管探查和减压。

（7）延迟愈合的骨折可用内固定加植骨，也可用外固定器加压治疗。

（8）骨不连可用吻合血管的骨瓣移植促进骨愈合或配合外固定器加压固定治疗。

（9）多发骨折选择合适的内固定，便于护理，可减少并发症。

（10）开放性骨折应根据骨折类型、部位，伤口污染的程度及范围，慎重选择适当的治疗方法。

（二）禁忌证

（1）全身一般情况差，不能承受麻醉或手术创伤。

（2）骨质活动性感染如骨髓炎、骨结核等。对感染性骨折最好采用骨外固定器固定。

（3）长期卧床、体弱多病、营养不良或骨质疏松症等，内固定物因失稳而无法置入。

（4）骨折片较小如髌骨上极星状骨折，难以应用内固定达到坚强固定。

（5）污染严重的开放性骨折，严禁使用任何类型的内固定。

（6）局部软组织血液循环差或有软组织活动性感染。

（曲绍政）

第二节　螺钉与接骨板的应用

接骨板及螺钉一直是最常用的内固定器材，几乎所有类型的骨折，都可通过接骨板及螺钉固定。在合理使用情况下，接骨板及螺钉的固定效果是令人满意的，并发症的发生常与骨和软组织损伤程度以及手术技巧有关。

一、螺钉

内固定的目的之一就是重建骨的完整性，接骨板的作用是在骨折断端间承载负荷，临时替代骨负责其力学功能。从力学的角度，接骨板起到夹板的作用。当接骨板用皮质骨螺钉固定时，会在骨和接骨板之间产生压力，负荷通过摩擦力从骨传向接骨板。而在使用锁定接骨板时，锁定螺钉锁定在接骨板有螺纹的钉孔中，负荷从骨经锁钉的螺帽传向接骨板，没有出现应力集中现象，术后可很快恢复承载能力及早期功能锻炼。

（一）螺钉的结构

1. 螺钉外径

为螺钉螺纹的直径。

2. 螺钉钉蕊

为螺纹部分的钉杆，螺钉中螺蕊部分极其重要，其横截面积大小与拉弯程度成正比，螺蕊直径越大，其拉弯曲度力越大。另外，螺蕊直径与所应用的钻头直径相关。

3. 螺钉螺距

为螺纹之间的距离。

4. 螺钉螺杆

指螺钉无螺纹部分的螺杆。

（二）螺钉的种类与作用

1. 皮质骨螺钉

皮质骨螺钉为浅螺纹、短螺距的全螺纹非自攻型螺钉，既可与接骨板合用起位置固定作用，也可作加压固定。适用于短骨螺旋形和斜形骨折固定。

2. 松质骨螺钉

松质骨螺钉为半螺纹，螺纹更深，能抓住较多的海绵状松质骨，起加压作用，常用于干骺端或骨骺骨折。分为半螺纹和全螺纹两种，当用作拉力螺钉作用时应选择半螺纹且螺纹要全部位于对侧骨块中，不能位于骨折线，否则影响拉力的加压效果。

3. 非自攻螺钉

非自攻螺钉较普通螺钉稍粗，中心杆较细，螺纹深且水平，螺帽圆球形，上面为六角形凹槽，需配特殊六角形螺丝锥才能旋入，其末端圆钝、无沟槽，需先用螺丝攻出螺纹。非自攻螺钉的优点是螺钉拧入时扭力小，且扭入时轴向力度小，一般不会造成复位后的骨块再移位。

4. 自攻螺钉

钉尖部分有切槽，可以切割出骨槽以利螺纹进入，故无须改丝，但因螺丝是以挤压的方式进入骨质中，所以易在螺纹周围造成骨损伤，且拧入时扭力增加，轴向压力大，容易使已复位骨折块发生再移位，故目前已较少使用。

5. 踝螺钉

踝螺钉末端呈尖形，可以在松质骨内自行攻出螺纹。

6. 空心螺钉

空心螺钉可允许导针从中间通过，如钉的直径较大，在拧入时会损坏较多的骨质，而影响整个结构的强度。空心螺钉多用于松质骨丰富区域。

7. 锁定螺钉

因为人体生理学负载与螺钉纵轴垂直，锁定螺钉受到的弯曲力和剪切力主要作用在螺钉颈部。因此，锁定螺钉的螺纹呈对称性且更密集，螺纹直径增大为 0.5 mm，螺钉直径增加 1.3 mm。生物力学测试表明，对称性螺纹无论对皮质骨还是松质骨均十分适用。

（1）锁定螺钉的优点：锁定螺钉在弹性固定及坚强固定中都能提供良好的锚定作用，因此更适用于骨质疏松骨折。锁定螺钉在干骺端的单皮质固定，即能获得很好稳定性，同时保护了髓腔的血供和对侧皮质骨。单皮质锁定螺钉在微创经皮接骨技术上有独特的优点，骨（干）骺端使用双皮质锁定螺钉稳定性更好。

由于在置入锁定螺钉过程中，不将骨块拉向接骨板，在特殊部位应用解剖锁定接骨板系统时，无需预弯，这也便于微创接骨板接骨术（MIPO）的应用及切开复位的操作。

（2）锁定螺钉的种类和作用：①自钻螺丝钉（SD）；②自攻型带锁定头的螺丝钉（STLHS）；③锁头螺钉（LHS）：LHS 是点状接触接骨板（PC-FIX）系统最主要的特征。PC-FIX 系统的螺钉头呈圆锥形，分为第 1 代不带有双螺纹及第 2 代带有双螺纹的 PC-FIX钉。其力学特点是可自锁于接骨板后，与接骨板形成一个整体，纵向应力可通过螺钉传导到骨折两端，使接骨板紧贴骨面，即使是单皮质固定也不影响整个结构的强度和稳定性，同时避免了对髓腔血运的损伤。

二、接骨板

接骨板是内固定技术中常用的材料，根据作用机制可分为加压接骨板、中和接骨板、支持接骨板及桥接接骨板等。根据设计形态可分为普通接骨板、加压接骨板、有限接触接骨板、管形接骨板、重建接骨板、点状接触接骨板、滑动螺钉接骨板、角接骨板及锁定接骨板等。

（一）接骨板固定原则

由于骨骼形态不同，在轴向力作用下，凹的一侧受到压力，凸侧受到张力。钢板放置时，必须将其置于张力一侧。对于采用接骨板固定长骨时的所需长度，必须是骨干横径的5倍以上，才能保证骨折端的固定稳定性。

（二）常用接骨板的种类与应用

1. 普通接骨板

普通接骨板仍具有一定的临床适应证和使用价值，如干骺端简单骨折的加压接骨板或保护接骨板、关节内骨折的支撑接骨板等。解剖学固定和良好骨愈合是普通接骨板的固定技术目标。

（1）应用：①普通接骨板固定骨干骨折，长度应大于所固定骨干直径的4~5倍，骨折线两端至少用2枚螺钉固定，螺钉必须垂直钢板长轴，恰好穿过两侧骨皮质；②使用常规接骨板螺钉固定时，通过加压螺钉将夹板与接骨板固定在两个主要骨块上，接骨板的形状必须与骨外形相吻合，才能使固定接骨板的螺钉紧贴在骨折块的骨面上。如果接骨板与骨的形状不匹配，则会破坏骨膜的血供，同时丧失骨折复位后的对线关系。在干骺端，尤其是老年骨质疏松者，固定螺钉在此处难以取得很好的固定效果。特别在术中过度拧紧螺钉时，术后会出现螺钉松动及复位丢失。

（2）适应证：①优良的骨质；②简单的骨折类型，附加拉力螺丝钉固定，可达到直接骨折愈合。

（3）缺点：①普通接骨板一般不能作为闭合复位，也不能在术中控制力线；②使用时必须依据骨折段的解剖外形精确预弯，如塑形与骨的解剖形状不匹配将产生剪切应力而影响固定效果；③一般不适合作为微创固定。

（4）注意事项：对骨质疏松，因为骨质不能提供足够的螺丝钉把持力，所以接骨板无法产生足够的应力载荷承受力，在功能恢复过程中，需确保最小的应力载荷，避免术后骨折再移位。对于粉碎性骨折，进行广泛的软组织暴露、剥离以后才能达到解剖复位的目的。

2. 加压接骨板（DCP）

（1）动力加压接骨板：通过在钉孔边缘置入螺钉以达到加压目的，应先上邻近骨折线的螺钉，以免造成接骨板对侧的骨折处分离。为使邻近骨折线的两枚螺钉都具有加压作用，需用特制的导钻，将两个螺钉孔做偏心位钻孔，且两螺钉须同时逐渐拧紧，其余螺钉则只需要中心位钻孔。

（2）加压器加压接骨板：骨折复位后将加压接骨板放妥并以持骨钳固定，选定一端为固定侧，另一端为加压侧。先在固定侧最近骨折部的钉孔旋入第1枚螺钉作固定，再在加压侧稍离接骨板末端，将加压器固定于骨干上，加压器钩钩住接骨板末端螺钉孔，稳慢地进行加压后，将固定侧的螺钉全部旋入，使每一个螺钉都在接骨板螺钉孔中央，并垂直长钢板长轴穿过骨皮质。然后进一步加压，使断端相嵌，再将加压侧螺钉旋入，最后去除加压器并旋入接骨板末端的螺钉。

3. 有限接触动力加压接骨板（LC-DCP）

有限接触接骨板与骨的接触面积较小，即使接骨板较厚、较硬，对骨的血供影响也不大。与那些薄而有弹性但与骨的接触面积较大的接骨板相比，有限接触接骨板不会引起很明显的骨质疏松。

4. 点状接触接骨板（PC-FIX）

点状接触接骨板通过单皮质螺钉与骨连接，接触面积很小。锥形的螺钉头部确保螺钉与接骨板的牢固连接以提供角稳定性。接骨板与骨面最小的接触保持了轴向稳定性。点状接触骨板对接骨板下血运的破坏较动力加压接骨板要减轻许多，从而加速骨折愈合和降低感染发生率。

5. 带锁加压—动力加压接骨板

该系统的特点是，与骨接触形成球形切面，从而减轻了对骨膜血运的影响。钢板的联合孔可使用普通骨螺钉，也适用头部带锁螺钉（LHS）。联合孔螺纹可锁住头部带锁螺钉。

6. 管状接骨板

管状接骨板是 AO 的最早自加压接骨板，通过将螺钉偏心置入椭圆形螺孔而达到加压作用。1/3 管状接骨板通常作为中和接骨板用于外踝骨折，1/4 管状接骨板常用于小骨骨折。半管状接骨板厚度仅 1~1.5 mm，容易变形甚至疲劳断裂。

7. 重建接骨板

重建接骨板侧面有凹槽，可随意作平面塑形，有一定自加压作用，但强度相对较低。多用于骨盆骨折以及锁骨、跟骨和肱骨远端骨折。

8. 动力髋螺钉（DHS）

DHS 系统通常应用于股骨粗隆部、基底部和部分粗隆下骨折。主要结构由具有角度套筒的侧方接骨板和大直径的中空拉力螺钉（Richard）两部分组成，其力学特点是通过动力加压的原理，将肢体负重和外展肌的力量通过螺钉在套筒中的滑动转变为对骨折端的压缩作用。必须强调，只有 Richard 螺纹和角度套筒两者都通过骨折线，并且 Richard 必须在角度套筒内存在活动空间，才能达到骨折端的压缩和加压作用。

9. 动力髁螺钉（DCS）

DCS 系统适用在股骨髁上和髁间 T 形及 Y 形骨折。钉板角度呈 95°，接骨板形态与股骨远端解剖匹配，其与角髁部接骨板的不同点在刃部被 Richard 所替代。

10. 桥形与波形接骨板（图 3-1）

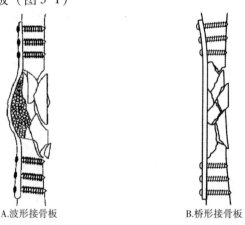

A.波形接骨板　　　　　　　　B.桥形接骨板

图 3-1　桥形与波形接骨板

桥形与波形接骨板都属内固定架方式，也是夹板的一种形式。主要的特点是接骨板跨越骨折粉碎区，不直接碰触骨折块，将接骨板固定于骨折区远、近端的正常骨质，达到维持骨的长度、旋转对位以及对线。从力学角度，波形接骨板弯曲部分减轻了应力集中现象，同时在对侧粉碎皮质处产生张力带加压作用，可防止粉碎性骨折的骨折块坏死，接骨板固定后骨折并没有达到绝对的稳定，骨折通过Ⅱ期骨愈合。桥形接骨板主要适用于粉碎性骨折的固定，以及骨折不愈合需要植骨后的固定。

11. 锁定接骨板

微创固定系统（LISS）及锁定加压接骨板（LCP）技术是点状接触接骨板（PC-FIX）技术的延伸，设计特点是同时将锁定和加压技术融入接骨板中。

新研制的由锁定螺钉及接骨板相互锁定的钉板系统包括 LISS、LCP，锁定作用减少了接骨板施加在骨面的压力。钉板的这种锁定固定方式使接骨板无须与骨相接触，尤其适用在进行微创接骨板接骨手术时（MIPO）。有了这些新型螺钉，接骨板无须通过与骨面的紧密接触来获得稳定，也不需要进行精确的解剖塑形，可防止因为塑形不准确而导致的术中发生或初期骨折块移位。LISS 接骨板与相应部位的解剖学参数相匹配，术中无须再调整。弹性固定是锁定内固定技术的生物力学基础，它能诱导骨痂生成并促进骨愈合，临床经验表明，如在间接复位后用锁定接骨板固定简单骨折，通常骨折可间接愈合，但有时会发生骨折延迟愈合。

（1）力学：由接骨板及锁定钉组成内固定结构中，螺钉被锁定在接骨板上，负荷通过螺钉传导，接骨板无须加压固定在骨面上来达到稳定。由于接骨板与骨面不接触或部分接触，接骨板下方骨的血运得以保留。

锁定螺钉头部就像是带螺纹的螺栓，能维持接骨板与骨的相对位置。锁定螺钉在拧紧的过程中能与特定的接骨板钉孔锁定，使锁定螺钉与接骨板间维持稳定的角度关系。由于锁定钢板不是凭借接骨板与骨之间的摩擦力来达到稳定性，因此接骨板与骨的形状无须完全匹配。在螺钉锁紧的过程中，接骨板与骨的位置关系保持不变。当承受患者体重时，应力会通过钉板结构从骨折的一端传向另一端。

夹板固定最佳的状态，取决于骨折两断端接骨板力臂的长度，螺钉的位置比接骨板上螺钉的数目更重要。靠骨折线最近的两枚螺钉之间的距离（接骨板的工作长度），决定了骨折固定的弹性强度，更重要的是决定了负载时接骨板变形力的分布情况，骨折两端最靠近骨折线的2枚螺钉间的距离越大，应力分布就越均衡，接骨板也不容易变形。相反，长度短的接骨板，因应力过分集中而容易变形。临床经验表明，在骨折线附近的3个钉孔不置入螺钉来作为弹性桥接，这样应力会分散到整块接骨板上。

（2）从点状接触接骨板（PC-FIX）到 LISS、LCP：点状接触接骨板是首个将螺钉头部与接骨板螺孔进行锥形的钉板连接而获得角度稳定性的接骨板。然而，锥形的钉板连接并不能提供钉板间的轴向锚定，因此为了获得稳定，点状接触仍然是必要的。新型接骨板螺钉头与钉孔螺纹的连接能获得成角与轴向的稳定，而且无须接触骨面，螺钉仅起 Schanz 钉的作用。

（三）微创接骨板接骨术（MIPO）

1. 概念

微创接骨术（MIO）及微创接骨板接骨术（MIPO）是骨折治疗中常用的微创手术（MIS）。MIPO 技术的原则是减少在闭合式复位过程中对软组织及骨的损伤，对骨干骨折要求做到长度、力线及旋转的恢复。单个小的骨折片不要求解剖复位，重要的是相邻关节的正确位置。在 MIPO 技术中，使用锁定夹板与单皮质自钻锁钉，比使用普通接骨板与加压螺钉的优势更明显。

在技术应用方面，单皮质螺钉在闭合 MIPO 技术中有优势。带锁定螺钉的锁定内固定支架如 LISS、LCP，单皮质螺钉对血运的干扰较少，对侧皮质及邻近软组织免受损害，保护髓内循环，在接骨板和骨面无加压的情况下，钉板的锁定作用保证了成角及轴向稳定性。但对于骨质疏松骨、骨皮质菲薄及高扭转应力的肱骨干骨折治疗，最好使用双皮质固定。临床资料表明，在内固定支架中使用双皮质固定锁钉，骨折愈合快，内固定可较早取出，内固定拔除后再骨折的发生率较低。

2. 应用（图 3-2）

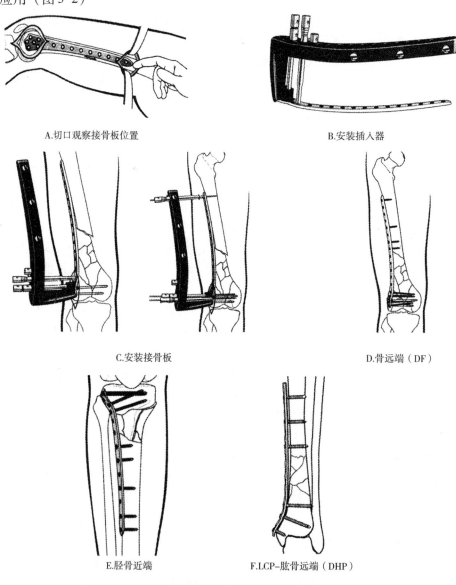

A.切口观察接骨板位置　　　　　　　　　　　　　　B.安装插入器

C.安装接骨板　　　　　　　　　　　　　　D.骨远端（DF）

E.胫骨近端　　　　　　　　　　F.LCP-肱骨远端（DHP）

图 3-2　微创接骨板接骨术（MIPO）

（1）复位：在骨干骨折中，MIPO 技术包括间接复位和直接复位。一般使用人工牵引、牵引床、大号撑开器、外固定支架及推拉钳等进行间接复位。直接复位时，软组织暴露要远离骨折端，且切口要足以允许内固定物插入，并能较清楚显露骨和接骨板。

关节内骨折的微创接骨术要求良好切口显露，以便进行精确的解剖复位和绝对稳定的原则行加压固定。

（2）固定：骨干及干骺端的简单骨折，可以使用经皮拉力螺钉、无接触接骨板加压固定的方法。对于粉碎性骨折，可用锁定夹板固定法，锁定内固定支架桥接骨折断端。如果操作熟悉，使用专用工具即可将自钻自攻锁钉一次置入，可省去预钻孔及测深。

3. 优点

（1）小切口可减少术后疼痛，更加美观。

（2）较少的软组织创伤，有利于骨折愈合及功能康复。

（3）手术入路需要通过挫伤处皮肤时，微创入路具有更大的优势。

（4）很少需要 I 期植骨。

4. 缺点

（1）闭式复位有时会对操作增加难度。

（2）有发生骨折块分离，导致假关节形成或骨折畸形愈合的可能。

（3）简单骨折弹性固定后，有发生骨折延迟愈合可能。

（4）增加 C 形臂 X 线机的暴露时间。

5. 适应证

（1）不能够使用髓内钉固定的骨干骨折。

（2）伴有骨质疏松的骨折。

（3）成人骨干、干骺端骨折。

（4）儿童骨干、干骺端骨折。

（5）截骨术及骨肿瘤手术。

（曲绍政）

第三节　髓内钉的应用

在骨的远端和近端髓腔内，置入一生物相容性好、具有一定强度的内置物，以达到骨折端的连接及固定目的，称为髓内钉固定。髓内钉用于骨折内固定已有 100 多年历史，这种治疗方法，历经了数次关键性革新，尤其是近年来骨微创理论和技术的崛起，更为髓内钉技术的发展奠定了坚实的理论基础。

一、概述

1875 年，德国医生 Hein 用象牙做成钉，进行了大量的实验性研究。1875～1886 年，Bardenheur Socin 和 Bruns 用象牙钉治疗长骨干的假关节，开创了髓内钉应用于临床的先河。1886 年，Bircher 用同样方法继续进行对早期骨折治疗的临床研究。1880 年，美国 Nicholas Senn 采用象牙及钻孔的牛骨，进行动物股骨颈骨折髓内钉固定的实验并获得成功，1889 年，这项技术被推广应用于临床。

金属材料技术的不断提高，为髓内钉发展提供了强有力的材料保证。经过对不同材料的研究认为，金属是髓内钉的最佳材料。1937 年美国 Leslie V. Rush 和 H. Lowry Rush 兄弟两人成功对一例严重开放性粉碎性骨折伴脱位采用斯氏钢钉固定。随后又对钉的形状进行改进，并应用在股骨近端骨折。他们的杰出成就为日后髓内钉作为内固定物治疗骨折的发展起到关键性作用。

德国医生 Kuntscher 受到 Smith 用三翼钉治疗股骨颈骨折效果良好的启发，于 1940 年报道了截面为 V 形的第 1 代髓内钉，应用于髋部骨折、股骨骨折、胫骨骨折和肱骨骨折（图 3-3），介绍了配套设备，而且提出了一种崭新的观点，认为与长骨髓腔径相当的髓内钉有更好的固定骨折的作用，可免除内固定切口，由于进钉点远离骨折部位，避免了对骨折局部软组织和血供的破坏，有利于骨愈合。这种较为完善的理论，成为后来 AO 骨折治疗原则主要内容之一。1957 年 Kuntschen 在美国骨外科协会介绍了可屈性导向髓腔锉，即扩髓器，这是他对髓内钉技术的又一重大贡献。由于 V 形钉和梅花钉抗骨折端旋转能力不足，以及存在较多并发症等原因，目前临床上已经较少使用。

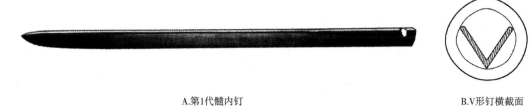

A.第1代髓内钉 B.V形钉横截面

图 3-3　V 形的第 1 代髓内钉

1. 第 1 代带锁髓内钉

第 1 代带锁髓内钉由 Modny 于 1952 年研制成功，该钉为直钉、实心，故不适合闭合穿钉。带锁髓内钉真正广泛使用是在由 Klemm 和 Schellman 设计的空心、有弧度、具有锥形尖顶、可以闭合的髓内钉。这种髓内钉减少了对骨折区的干扰，扩大了使用范围。

2. 第 2 代带锁髓内钉

经过改进的第 2 代带锁髓内钉，如 Russell-Taylor 钉，近端扩大以容纳两枚更大直径的拉力螺钉。钉近端的直径增大，再加上螺钉设计的改进，近端的拉力螺钉和远端锁钉可有效固定同侧股骨颈、粗隆部和股骨上段粉碎性骨折。

3. 第 3 代带锁髓内钉

第 3 代带锁髓内钉的材料是钛合金，包括空心 AM（Ace Medical）股骨钉和实心不扩髓股骨钉等。

20 世纪 50 年代初期，我国即引进了髓内钉技术，先后在天津和上海生产了不锈钢 V 形钉及梅花形钉，并在全国范围内进行了推广和使用，取得良好的治疗效果。20 世纪 60 年代至今，新型髓内钉设计时，都比较重视对骨折端的加压作用和生物学保护原则，主张应在早期非急诊情况下，尽量采用闭合复位穿钉法，以降低手术并发症的发生率。目前，随着对内固定生物学和生物力学研究的深入，以及影像诊断学和金属材料不断进步的支持下，髓内钉发展尤为迅速，从扩髓到不扩髓，从开放穿钉到闭合穿钉，治疗效果取得了显著进步。

自 20 世纪 70 年代以后，不同类型的新型带锁髓内钉得到进一步发展。带锁髓内钉的突出优点是扩大了原髓内钉手术指证，降低了感染率，提高了骨折愈合率。1972 年 Klemm 报道了他的带锁髓内钉系列，1988 年我国引进了 GK 型髓内钉。1989 年 Grosse 等设计出 Gamma 钉治疗粗隆间及粗隆下骨折。20 世纪 80 年代后期，带锁髓内钉逐渐取代了其他类型的髓内钉。生物力学研究的发展，X 线影像增强设备的改进和推广，手术器械及骨科手术床的更新，更加突出了这一治疗方法的优势。

临床上使用的各种类型髓内钉，符合 BO 理论的生物学接骨术特点，也是骨微创理念的体现。

二、类型与应用

（一）普通髓内钉

主要有梅花形和 V 形两种，其固定作用与作用面积密切相关。一般认为梅花形髓内钉的作用面积大，其抗弯曲强度比 V 形髓内钉大，因此前者已逐渐取代了后者。但因其内固定强度较差，适应范围窄，目前已被新型髓内钉取代。

（二）带锁及自锁髓内钉

凡在髓内钉近端或远端附加锁钉的均称为带锁髓内钉。至今已有多种类型，有从最早的 Gross-Kempf 钉、Gamma 钉（图 3-4）到目前广泛应用的各种顺行髓内钉和应用在股骨下段骨折的逆行髓内钉（GSH）（图 3-5）及 PFNA Ⅱ（图 3-6）等。依其作用，带锁髓内钉可分为静力型和动力型。静力型是在骨折远、近端均加锁钉，可控制骨折的长度和防止两主骨块滑动；动力型则只在骨折远侧端带有锁钉，适用于两主骨块至少有 50% 皮质接触的骨折（图 3-7）。

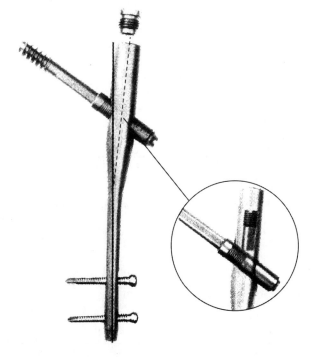

图 3-4　Gamma 钉

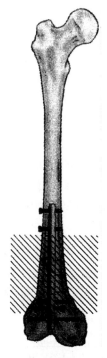

图 3-5　逆行髓内钉（GSH）

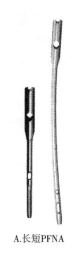
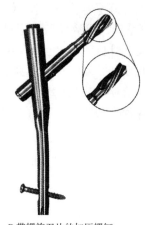

A.长短PFNA   B.带螺旋刀片的加压螺钉

图 3-6　PFNA Ⅱ

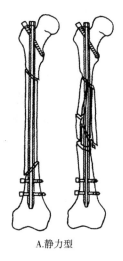
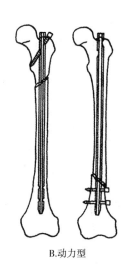

A.静力型   B.动力型

图 3-7　带锁髓内钉

　　PFNA Ⅱ的改进主要是主钉前弓半径，钉尾可屈性设计和加压螺钉带螺旋刀片。

　　20 世纪 90 年代由李健民等研制的髓内扩张自锁钉（IESN），利用多根组合式设计原理，较好解决了带锁髓内钉应力集中的缺点，林允雄等于 2001 年报道了这种髓内钉的临床应用研究结果，并取得理想疗效（图 3-8）。

（三）可屈性髓内钉

　　虽然带锁髓内钉出现后，许多非锁式髓内钉已较少使用，但某些组合式髓内钉，由于操作简易，并发症少，仍有一定的使用价值。

　　1. Ender 钉

　　是一种多钉固定，形状呈"C"形，具有可弯曲性能，适用于粗隆部骨折及肱骨干骨折。缺点是固定强度和抗旋转能力较差，必须加用外固定。这种多钉、多方向的穿钉形成的固定，在某些情况下仍有其应用价值（图 3-9）。

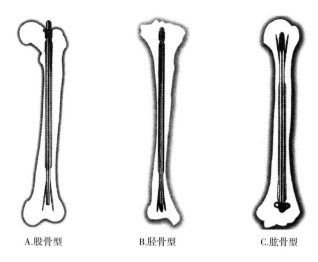

A.股骨型 B.胫骨型 C.肱骨型

图 3-8 髓内扩张自锁钉

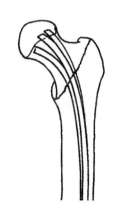

图 3-9 Ender 钉固定粗隆部骨折

2. 双矩形髓内钉

属弹性髓内钉，呈弧形，扁平矩状，在髓腔内可形成三点固定，这种固定不牢固，但通过肌肉的收缩或早期负重，使骨折端轴向移动而相互嵌插，达到稳定固定的作用。具有操作简单、创伤小等优点。常用于股骨粗隆部和胫腓骨骨折，不适用于不稳定性骨折。

三、适应证

根据骨折类型可分别采用不同类型的髓内钉。

1. 普通髓内钉

最好指征是长骨髓腔峡部，常用于股骨中上段横形骨折，既可控制骨折旋转，又能消除剪性应力，稳定性好。

2. 锁式髓内钉

适用于普通髓内钉不能治疗的股骨粉碎性骨折及多段骨折。静态型固定适用于严重粉碎性骨折及骨缺损，动态型固定用于髓腔峡部以外的骨折。

3. 加压髓内钉

适用于股骨骨折延迟愈合、骨不连或骨折畸形愈合截骨矫形等。

4. 骨圆钉

适用于前臂中段骨折和腓骨骨折。

5. 其他

（1）长骨良性骨肿瘤或瘤样病损，在刮除植骨术后可加用髓内钉固定。

（2）转移瘤引起长骨的病理性骨折，可采用骨水泥填充骨缺损处，并用髓内钉固定，效果较好。

（3）对于多发性创伤，立即用髓内钉固定，可起到抢救生命作用，如浮膝、浮髋等均是髓内钉固定的适应证。

四、禁忌证

（1）对于开放性骨折，多数学者认为不作髓内钉固定。因为开放性骨折发生感染的可能性较大，一旦发生感染将随髓内钉蔓延至髓腔，只有拔除髓内钉后，感染才能得到控制。但也有开放性骨折采用不扩髓髓内钉治疗，感染率并不高的报道。目前多主张Ⅰ、Ⅱ型开放性骨折在充分清创的条件下可考虑Ⅰ期使用髓内钉固定。

（2）临床上，不少肱骨骨折因为穿钉后导致肩关节或肘关节损伤及活动障碍，故不宜首选髓内钉固定。

（3）长骨远端骨折一般不采用髓内钉固定，因其下段骨髓腔大，髓内钉易产生摆动影响骨折愈合。

（4）目前虽有使用逆行髓内钉固定股骨下段及简单髁间骨折，但靠近关节端及累及关节面的骨折，不应选用髓内钉固定。

（5）严重骨质疏松因其骨质量较差，不能使用髓内钉固定。

（6）儿童和青春期的骨折，因其骨骺未闭合，应用髓内钉会影响骨的生长板并导致发育畸形，因此多不主张应用。

（郭帅成）

第四节　骨替代材料的应用

骨组织是一种以钙、磷为主的无机质和以胶原及其他基质构成的有机质的双相组合材料。强而硬的无机质包容于弱而软的有机质中，使骨具有一定的强度和硬度的生物力学特性和生物学功能，可在人体内担负支持、承重、造血、储钙、代谢等诸多功能。

理想的人工骨替代材料要求达到：①组织相容性好，不产生移植排斥反应和移植物抗宿主反应；②有骨传导性，能以移植骨为支架，使宿主的血管和细胞进入植骨块形成新骨，随后移植骨降解、吸收，并逐渐被新骨替代；③手术中易于修整，使其轮廓与不同形状的缺损相匹配；④材料本身可提供必要的力学支持。

依据材料属性分类，目前临床上应用的骨替代材料主要有以下7种。

一、无机材料

（一）金属类材料

以钛合金为主的金属类材料骨替代材料已广泛应用于临床，并具有机械强度高、理化性能稳定、生物相容性好、耐磨损、抗疲劳等特点。缺点是由于钛合金是一种生物惰性材料，缺乏骨诱导性，与宿主骨组织的化学性结合程度较差，弹性模量偏大，机械力学适应性弱，易因为应力集中而松动、脱落或失败。因此，这种材料很少单独使用，经常与其他材料复合使用。

（二）高分子聚合物

此类材料具有生物性，更加近似骨组织，且生物相容性和机械适应性也较好。缺点是可能引起无菌性炎症，机械强度不足，部分材料的降解和残留产物有一定毒性、植入后产生纤维囊，降解速度与成骨速度欠协调等。

（三）生物陶瓷类材料

陶瓷是一种晶体材料，按其生物活性分为生物惰性陶瓷和生物活性陶瓷。生物活性陶瓷以钙磷陶瓷、羟基磷灰石和磷酸三钙最为活跃及代表性。其对骨的修复作用主要体现在骨传导性方面，能在新骨形成过程中提供支架作用。

羟基磷灰石是一种不吸收的生物活性陶瓷，为晶体结构。具有良好的生物相容性和骨引导力，但缺乏骨诱导性。此类材料最大缺点是脆性大、抗弯强度低，易于折裂及不易吸收。一般仅用于修复负荷较小的骨缺损，如预防关节面塌陷的支撑植骨或肿瘤切除后空腔的填充。

二、有机材料

有机材料主要包括胶原、聚酯及骨生长因子等。胶原与聚酯为骨与软骨组织工程中的两大主要生物材料。目前已有将天然材料的某些重要氨基酸序列接在合成聚合物表面的研究，但对生长因子本身的生物学特性，多种生长因子联合应用时的成骨效应和释放规律，骨生长因子的释放方式、应用的安全性、效果及可靠性等，仍有待进一步研究。

三、天然生物材料

自1971年开始原始珊瑚碳酸钙作为植骨材料使用，并被认为具有较好的生物相容性、骨引导作用及生物降解性等特点。其多孔结构有利于宿主骨组织和血液、纤维组织的长入，与骨组织有较强的亲和性。原始珊瑚的最大缺点是质地脆、吸收快，只具有骨引导支架作用，缺乏骨诱导能力，植入机体后有一定的体积丧失，难以达到完全修复较大的骨质缺损。因此，近年来有学者将原始珊瑚与其他材料进行复合移植，并制成适合手术中需要的各种形状。

四、复合人工骨材料

制备原理是将具有骨传导能力和骨诱导能力的两种材料复合制成复合人工骨，包括硫酸钙复合人工骨、聚合物复合人工骨及红骨髓复合人工骨等。研究表明，含有定向性的骨细胞和可诱导性的骨细胞，在诱导因子（如骨形成蛋白）作用下，其成骨率及成骨量明显高于单纯移植，能直接促进骨折的愈合和骨缺损的修复。

五、组织工程学人工骨

骨组织工程学是一门以细胞生物学、分子生物学、生物材料学和临床医学等学科为基础的交叉学科。研究中所使用的细胞载体，必须满足各种生物相容性、生物可降解性及力学性能要求；另外，还必须易于制成各种理想的形状，以适于细胞生长和组织再生。由于各单一材料均存在明显的缺点，因此，近年来组织工程支架材料研制中，出现了应用复合材料的原理，将两种或两种以上具有互补特性的生物材料，按一定比例与方式组合，以期构造出能够满足要求的新型复合材料。

六、基因治疗

随着基因转染技术的发展，利用转基因技术将组织工程与基因工程结合，把生长因子基因作为目的的基因引入种子细胞，再将这些细胞与支架材料移植到骨缺损处，使之成为局部单个生物反应器，从而获得更强和持续分泌骨生长因子的能力，达到加速骨形成和修复。这种研究的最终成功，将为骨缺损的治疗提供强有力的保证。

七、纳米人工骨

从 20 世纪 90 年代初起，纳米科技得到了迅速发展，已逐渐渗透到各个学科的不同领域，被公认为是 21 世纪的关键技术之一。纳米多孔陶瓷的孔隙允许新生骨组织的长入，具有诱导成骨作用和良好的机械力学性，比传统材料具有更好的生物学和生物力学性能，能促进和加快骨缺损的修复。

（郭帅成）

第四章

骨不连的一般治疗

第一节　术前检查与术前考虑

一、术前检查

骨不连的检查包括病史、体格检查、影像学检查和实验室检查。

病史包括既往治疗及时间、明确的感染状况、目前和既往感染的症状和体征、是否存在疼痛。

体格检查包括详细的神经血管检查和评估，在骨折部位是否存在触痛、畸形、旋转、腿的长度差异、关节区的活动度、屈曲挛缩、红肿和流脓。

影像学检查先进行 X 线检查，斜位平片可以有效评估长骨愈合的趋势，尤其是胫骨远端。CT 扫描同样在特定情况下发挥作用。CT 扫描对骨不连高度敏感，但是缺乏特异性。MRI 和核素显像在特定情况下可以发挥作用。然而，核素显像在手术前诊断感染的作用目前被质疑。影像学检查的目的包括评估骨不连、监测骨不连的进展、明确骨不连和延迟愈合的病因、评估内植物的完整性和检查感染迹象。

实验室检查包含全血细胞计数（CBC）、红细胞沉降率（ESR）、C 反应蛋白（CPR）和 25-羟维生素 D_3。其他实验室检查指标在某些特定情况下有用。当使用 CBC［白细胞（WBC）］、ESR 和 CPR 来评估感染时，三项指标全阳性时，阳性预测价值可达 100%（表 4-1）。当三项指标全阴性时，阴性预测价值是 81.6%（表 4-2）。Brinker 建议，在治疗骨不连之前，建立一个骨不连评分表可能对整理所有重要和必需数据有所帮助。

表 4-1　白细胞计数、红细胞沉降率和 C 反应蛋白确诊感染的概率

研究的阳性指标数	感染的概率（%）
0	19.6
1	18.8
2	56.0
3	100.0

表 4-2　白细胞计数，红细胞沉降率和 C 反应蛋白排除感染的概率

研究的阳性指标数	感染的概率（%）
0	0
1	48.0
2	76.4
3	81.6

二、术前考虑

代谢和营养状况需要被充分改善。在进行骨不连手术前，需要尝试改善 25－羟维生素 D_3 水平。鼓励患者终止吸烟和非甾体抗炎药（NSAID）的使用。

（一）软组织与血管、神经结构状况

在制订治疗计划时，必须考虑骨不连周围软组织的状况。不能伸展的瘢痕组织，特别是位于畸形凹侧瘢痕，常可导致皮肤坏死而需修复。瘢痕会限制某些治疗方案的选择，也使得某些骨不连需要伴随的游离组织进行治疗。如果治疗骨不连时需要肢体延长，还必须考虑到软组织的挛缩情况。

有血管外伤史或者周围动脉搏动减弱甚至消失的患者，可用动脉造影来评估血管状况。明显的血管异常会限制骨折的治疗措施和愈合，因此应首先纠正血管异常。

任何神经损伤都必须认真检查并尽可能修复。长期畸形的患者采用 Ilizarov 和 Taylor 外固定架对骨不连畸形进行逐步矫正是最合适的选择。当神经损伤导致下肢感觉、运动永久性丧失时，截肢是最切合实际的选择。

（二）骨的状况

骨的状况，特别在骨不连时，需依赖于骨折的种类、时间和既往的治疗方法作出评估。根据部位、是否存在感染和病因学对骨不连进行分类。

（1）骨骺、干骺端、长骨干的骨不连。

（2）感染性和非感染性骨不连。

（3）肥大性、营养不良性、萎缩性骨不连（图 4-1）。

（4）假关节性骨不连。

感染性骨不连远比非感染性骨不连难治疗。肥大性骨不连有充足的血管供应，形成大量的骨痂，缺乏稳定性。营养不良性骨不连通常有充足的血管供应，形成少量的或不形成骨痂，并且通常和复位不良相关。萎缩性骨不连缺乏充足的血管供应，无骨痂形成。滑膜假关节性骨不连的髓腔被滑膜样组织封闭，形成假关节囊，内有滑液；影像学表现不同；放射性骨扫描在增加活动的区域显示出一个"冷区"。骨不连的分类指导治疗，因此理解骨不连的分类很重要。

骨不连的治疗有很多方式可选，包括非创伤性和创伤性治疗。非创伤性干预包括石膏和支具、低强度脉冲超声、电刺激、电磁刺激和体外冲击波治疗。创伤性干预包括骨移植（或替代性骨移植）和固定。固定可采用很多的方式，但是主要涉及钢板、髓内钉或外固定。为了更有效地治疗骨不连，医师需要丰富的临床经验，熟悉所有的外科固定方式。

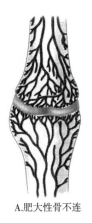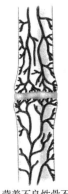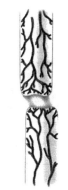

A.肥大性骨不连　　　　　　B.营养不良性骨不连　　　　　C.萎缩性骨不连

图4-1　骨不连的分类

通常，骨不连患者需要采用几种不同的干预方式进行治疗。因为治疗的潜在风险和获益各不相同，患者也应该参与讨论。在选择治疗方式时，需要考虑到如果骨折没能愈合，未来可能需要采用的干预措施。骨不连手术为有创操作，因此，应该在临床和X线检查证实骨不连确已发生或愈合可能性极低或不改变当前治疗不可能愈合时再进行手术。

成功治疗骨不连的要求是生物力学稳定和骨具有生物活力。

通过复位骨折块、骨移植和骨折断端固定可以达到这些要求。很多技术或技术的联合使用可以达到这些要求，并且一些外科原则适用于所有的技术。

（张　健）

第二节　骨不连的减少和预防

骨折块复位不良（对位不良、对线不良、骨折端分离）是骨不连的病因。复位不良的骨折在牢固固定时引起一些问题。同样的复位，如果通过髓内钉和环形外固定器固定被认为满意，然而用钢板牢固固定可能会不理想。考虑复位不良是骨不连的部分病因时，必须采用外科干预方式进行改善。依据骨不连的活动度、固定的方法和有关骨移植的情况，复位方法可采取开放式和闭合式。当选择开放手术用于复位和固定骨折块时，必须清理嵌入的纤维组织。相反，当骨折块对线良好，并且无间隙，不需要彻底地清理嵌入的纤维结缔组织。减少对主要骨折块周围的骨膜、骨痂和纤维结缔组织的损伤可保护血管和稳定性。骨折块的近端和远端被仔细清理后（去皮质、瓣状剥离、鱼鳞化、钻孔），植入桥接的骨松质移植物可以促进骨折愈合。当必须复位改善对线时，移动骨折块要尽可能保护软组织；骨髓腔需要清理软组织并重建，这有助于新骨生成；切除骨折断端使骨断端接触最大化。

骨皮质切除手术技术要点如下。

（1）在骨不连的近端和远端纵向地切开骨膜大约4 cm。

（2）使用锋利的骨刀，仔细标记去皮质的范围，并使其和覆盖的骨膜相接触（图4-2）。在去皮质过程中，需要使用Homan拉钩牵引开骨膜。

（3）骨皮质切除需要超过骨周长的2/3，但要避免直接在准备放置钢板的区域之下进行骨皮质切除。

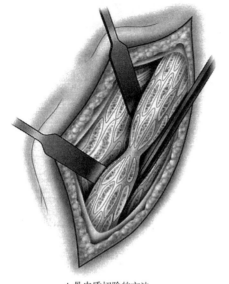

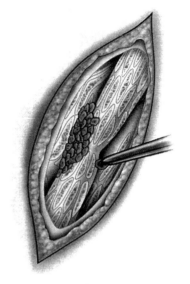

A.骨皮质切除的方法 　　　　　　　　　　　　　　　　B.自体骨松质插入

图4-2　骨皮质切除和植骨

（张　健）

第三节　骨不连的手术治疗

一、植骨

治疗骨不连最常用的方法就是植骨，并且在大部分萎缩性骨不连和部分营养不良性骨不连中仍然广泛应用。由于肥厚性骨不连通常不需要生物学刺激，植骨在这类骨不连中使用较少。

自体骨松质植骨术仍然是骨不连治疗的主要方式。然而，自体骨松质骨量有限且供区的发病率限制了自体骨松质植骨术的选择。自体骨松质的骨传导、骨诱导和成骨属性使其成为一种理想的非结构性植骨材料；相比于其他备选材料，它仍然是植骨材料的标准选择。自体骨松质最常用的获取部位是髂骨（前、后髂骨嵴）、胫骨近端或股骨远端。在新鲜自体骨不足或无法获取时，可采用同种异体骨，但常作为植骨的混合物。临床和实验数据都证实，异体骨的成骨活性次于新鲜的自体骨。同种异体骨混合自体骨或甚至可能是自体的骨髓抽出物应用于非结构性植骨，取得了较好的疗效。

从长骨（股骨和胫骨）的骨髓腔获取自体骨是一项新技术。扩髓抽吸器（RIA，Synthes，Paoli，PA）已被用于获取大量的植骨材料，且植骨材料相比于髂骨嵴的自体骨移植物质量更好。

对于结构性植骨，除腓骨外，其他自体骨皮质移植都因为供区的问题而很少应用。自体三面髂嵴移植物可以被用来填充前臂和锁骨的骨缺损。自体带血管和不带血管的腓骨移植物可以作为填充上肢骨缺损的选择，尤其是桡骨和尺骨的骨缺损。获取自体腓骨移植物需要考虑供区发病率。在成人中，不带血管的腓骨移植物不够肥厚，带血管的腓骨移植物也不能满足应用于下肢末端骨缺损的需要。因此，牵张成骨成为治疗下肢末端骨缺损的较好选择。冷冻干燥的异体骨皮质可以提供结构支撑，但是成骨活性有限。一些新技术如未经辐照灭菌和基因筛选技术的出现让同种异体骨更加实用并且安全。

（一）腓骨自体移植

1. 手术技术

（1）切开并充分显露远端和近端骨折块的末端，清除硬化骨和无活力骨质，并且用咬骨钳将断端修成方形。

（2）用钻或刮匙打通所有骨块的髓腔。

（3）极度牵引肢体，尽可能恢复其长度。

（4）取足够长度的腓骨，桥接缺损及覆盖骨折端，使之可牢固固定。

（5）逐步修整植骨块两端，其中段应与桥接的缺损大小一致，保留两端切下的碎骨。

（6）用骨凿修整两骨折端以适合移植块的两端。

（7）安放移植骨于缺损处，并用螺钉固定在骨折端。

（8）将保留的碎骨切成细片，植入移植骨于骨折端的连接处周围；或者，收集骨松质移植骨并放置在连接处。

（9）有可能骨折端一侧太短，不能完成覆盖植骨，可将植骨块一端插入较短骨折端的髓腔内，另一端按加盖植骨固定。

（10）增加一小块钢板来保护移植骨，消除移植骨融合时的结构变化。

2. 术后处理

同常规植骨后一样，植骨块的血运重建需要更长时间，虽然骨折端和植骨块已经连接，由于没有完成血运重建，植骨块的强度没有恢复。因此，为防止腓骨骨折应固定较长时间，最好应用可拆卸的支具或能够完成主动或被动活动的支具加以保护。

（二）髓内腓骨支撑异体移植（肱骨）

髓内腓骨支撑异体移植应用于肱骨已经取得很大成功。髓内支撑异体移植优点是相比于髓外支撑异体移植，有更少的软组织损伤。手术技术如下。

（1）根据骨折部位或先前干预，选择适合入路的肱骨。

（2）暴露并活动骨不连位置。

（3）清除失活骨，修整骨折端并使断端短缩，增加接触面。

（4）用咬骨钳、刮匙和增加直径钻头打开骨折断端近端和远端髓腔。

（5）高速钻修整腓骨移植骨形状。

（6）移植骨直径至少为骨不连部位肱骨直径的 2～4 倍。

（7）将植骨放于肱骨的一端。植骨可以自由移动，并且能全部放在其中一个骨折块中。

（8）暂时的复位肱骨。移动移植骨通过骨不连处进入另一骨折块。

（9）用一块大的钢板从一端开始稳定骨不连：动力加压钢板（DCP）、有限接触动力加压钢板（LC-DCP）或锁定钢板。

（10）若空间允许，用灵活的张力调整器或 Verbrugge 钳夹住骨不连处。

（11）用最少的螺钉在骨不连两段固定移植骨。

（12）放置其余螺钉，完成植骨术。

二、稳定骨折端

成功治疗骨不连必须进行良好的骨折固定。医生必须全面分析与骨不连相关的可能的力学因素并确保之前的错误不再发生。使用钢板、髓内钉和外固定架均可达到足够稳定的固定。

（一）钢板

同急性骨折治疗一样，治疗骨不连的钢板应提供足够稳定的固定。钢板固定的方法和钢板的选择应根据骨不连的种类、软组织和骨的情况、骨折块的大小和位置以及骨缺损的大小而决定。对肥大性骨不连，如果骨折端较大可供安放螺钉且无骨质疏松，可用钢板固定，无须植骨。钢板固定一般需要应用加压技术，如果拉力螺钉可以成功地放置在骨不连处，也可以应用中和技术。也可以使用桥形或波形钢板。

（二）髓内钉

髓内钉适用于长骨骨不连，如胫骨、股骨。但是，髓内钉，特别是更换髓内钉时，对于肱骨骨不连并不是最好的选择。如果对线复位尚可或可闭合复位，则不必切开骨折部位，一般也不需植骨。即使需要植骨，长骨髓内钉扩髓能够获得大量的骨皮质松质碎屑，这些碎屑能够通过扩髓灌注系统获得并且有很少的供区并发症。当需要切开时，一般也仅需局部的显露和解剖。若可早期负重，长期失重效应可能被最小化。活动性感染是应用髓内钉固定的主要禁忌证；然而，如果感染得到控制，髓内钉固定可以成功地应用于感染性骨不连。

（三）外固定

环形细钢丝固定，如使用 Ilizarov 外固定架，是治疗骨不连的一种麻烦但非常有效的方法。特别是在伴有感染、骨缺损或畸形时，Ilizarov 外固定架非常实用。Taylor 架（TSF）是一个更先进的环形细钢丝固定器，在骨畸形矫正时依靠计算机软件辅助使用。外固定的优点：创伤相对较小，不干扰骨不连处周围的软组织；能纠正畸形并提供稳定的外固定。和髓内钉固定相似，若可以早期负重，长期失重效应可能被最小化。

三、关节成形术

关节成形术在治疗退行性疾病上的发展使这些技术可以用于部分骨不连患者。关节成形术比较适用于肱骨、股骨的近端和远端骨不连治疗，不适合使用钢板固定、髓内钉固定、外固定架固定。这些部位的固定可能会受到骨质疏松或短骨折节段的限制。在尝试使用关节成形术之前需要彻底清除感染。关节成形术可以使患者早期负重，有助于患者功能恢复。

四、截肢术

截肢术后安装合适的假肢所发挥肢体的功能通常优于因剧烈疼痛而功能受限的肢体。截肢术不应该被视为治疗的失败，截肢术应该被认为是重建的过程。一般来讲，截肢术是治疗骨不连最可靠的手术方式。截肢术或为了获得骨折愈合而进一步的干预都和患者的决定有关。鼓励患者多与有创伤重建经验的个体交流。每一个可选择的方案都应该探讨并向患者解释，以得到患者的最终决定。外科医师在出现下列情况时会考虑截肢。

（1）重建失败时。

（2）重建后功能可能差于截肢后安装假肢。

（3）当手术风险大于预期效益时。

（4）损伤部分，如手指，不能很好地恢复，避免其干扰整体的功能时。

（5）当重建不可能时。

（李 威）

第四节 骨不连的其他治疗方法

一、低强度超声

1983 年，巴西的 Xavier 和 Duarte 报道在治疗肱骨骨折不愈合过程中，使用低强度超声（30 mW/cm^2）获得成功。在此研究前，有研究提示，动物实验中用超声对骨端刺激可加速或促进骨的愈合。还有研究显示，超声在截骨部位增加细胞的活动和骨内矿物质的沉积，并促进代谢。其理论基础是超声刺激促进骨折愈合，可刺激炎症基质和骨的再生。也有理论支持是超声通过扩张毛细血管增加了血流和血运重建，因此增加了骨折部位的营养。有些研究报道超声增加了对软骨细胞的刺激，从而增加了软骨内成骨。据美国报道，对于骨不连及延迟愈合超声治疗的总成功率为 70% ~ 93%。超声也不会给患者很大的负担，一般每天应用超声仪器 20 min。超声是对骨折延迟愈合或不愈合的非侵入性治疗。

二、电和电磁刺激

电和电磁刺激骨生长技术正在不断发展进步。外部电刺激在治疗感染性骨不连或手术禁忌时格外有用。至少有 3 种电和电磁的方法可供选择。这些方法有侵入性的，需要埋入电极；有的则是半侵入性，要求经皮下埋入多个电极。应用电感偶联的装置构型多种多样，有人用 Helmholtz 构型，有人用 U 形线圈。U 形线圈治疗骨不连每天应用时间≥3 h，在治疗长骨及短骨的骨不连、闭合性或开放性骨折、长期的骨不连、感染性骨不连以及骨折间隙 > 1 cm 的骨折中都能够取得成功。一些电波和电磁波，包括一些直接应用、方形波产生器的应用和一些其他形式的波也被证实对骨不连的治疗有一定效果。在治疗胫骨延迟愈合及骨不连时，方形波信号表现出较好的治疗效果。然而延长制动时间意味着功能康复面对更多的问题。De Haas 等推荐胫骨骨不连其骨折断端间隙 >1 cm 时，在电刺激前应使用内固定并且植骨。同时他们推荐感染性骨折在应用电刺激前应清创。

（李 威）

第五节 骨不连的并发症及处理

骨不连常伴发感染、畸形、短缩、节段性骨缺损。

一、感染

对感染性骨不连的治疗要制订周密的计划。对此难题通常有两种完全不同的治疗方案。

第 1 种是已被应用数十年的"常规方法"，又称"经典疗法"；第 2 种是"积极疗法"。根据患者的状况和医师的经验，来决定是全部应用还是部分应用；这两种方法在这里分别描述，外科医师可以选择应用其中一种的一部分。应用 Ilizarov 方法治疗感染性骨不连，兼具经典疗法和积极疗法的特点。骨的状态（骨髓质、骨皮质、感染的局限和扩散程度）作为一个主要的评定标准来帮助医师判断感染性骨不连的预后。骨折断端（不是皮肤表面也不是引流液）的多点取活检培养是诊断感染的金标准。然而，有学者质疑在骨不连治疗中细菌培养诊断的敏感性。

（一）经典疗法

经典疗法的目的是将一个流脓的感染性骨不连转变为数月不排脓的非感染性骨不连，而后进行骨移植以促进骨不连愈合。这种治疗方法常延续较长时间甚至进一步手术。清创术清除所有外异物、感染的或坏死组织以提供血管丰富的血管床。整形手术应考虑提供一些稳定的材料和恰当的覆盖。用血供丰富的新鲜软组织覆盖骨折后易于控制感染，特别是胫骨远端的感染性骨不连。最初外部固定可能是最合适的。术中细菌培养，胃肠外使用抗生素。在移植皮肤完全愈合后进行植骨。在一些病例中，骨折此时已经连接，没有必要再进行植骨。

感染的临床特征消失、骨折处的皮肤完好、骨不连仍然存在时，就必须考虑植骨。所谓植骨的安全时限是不存在的，因为很难确定感染是完全消退或仅是暂时静止。但必须选择时机，否则必须放弃手术。感染的特点、持续的时间、最后一次排脓时间、肢体的一般状况均应充分考虑。

主要发生在软组织内或者死骨周围的感染被手术激活的危险性远远小于位于骨折端的骨皮质和髓腔内的感染。当感染迁延不愈且具有严重破坏力时，它会深深地穿透周围软组织，很可能成为潜伏的感染。细菌可潜伏数年，再次手术或受伤时可被激活。治疗未愈合的开放性骨折时就有此危险，对这一点必须充分认识。手术前和手术后应用抗生素能控制有血供部分的感染，但不可能完全灭菌或穿透死骨。重建手术必须在所有感染症状消失 6 个月后才能实施。

骨不连进行植骨前应当控制感染，这是经典疗法一直奉行的临床准则，但也有例外，特别是在胫骨。已有学者报道在胫骨窦道排脓时植骨成功。对于死骨和感染，他们从前方入路清除死骨和感染组织，骨面凿成碟形，然后关闭伤口，局部给予抗生素控制感染。

因为流脓窦道位于前方，皮肤情况较差，所以治疗骨不连应避免胫骨前方入路。可通过后内侧或后外侧入路到达胫骨（或胫骨和腓骨），然后在胫骨后方将骨不连上下表面凿成粗糙面，并在整个区域植自体髂骨条。骨不连处并不被显露，故植骨区和感染区没有直接连通。

（二）积极疗法

这种疗法的目的在于促使骨折早期愈合，缩短康复期，保留附近关节的活动功能。下面的方法大部分来自 Judet 和 Patel、Weber 和 Eech 的报道。

第一步是恢复骨的连续性，这比治疗感染还重要。首先通过原来窦道和瘢痕显露骨折不愈合，在骨端骨膜下削切骨皮质形成许多小的骨—骨膜植骨片，去除任何游离的植骨片。然后清除所有坏死和感染的骨和软组织，骨折复位后常用外固定架固定，如有可能应通过骨不连处进行加压。骨折端植入自体骨松质。只有在停止排脓或感染较轻且无其他固定方法时才能用钢板内固定，切口应避开原排脓窦道。当骨折已用钢板或髓内针固定时，则不应破坏固定，按前述进行手术，但如果是采用髓内钉固定，则只进行骨皮质削切形成骨——骨膜植骨片。闭合切口，依据术中细菌培养，系统性使用抗生素。

如有必要可二次行骨皮质削切术，可再植入或不植入自体骨松质。在骨不连愈合后，清除静止的死骨，如有皮肤缺损，可植皮。有报道，无论是否植骨，积极治疗具有满意的疗效，成功率为83%~98%。

（三）聚甲基丙烯酸甲酯（PMMA）抗生素珠链

混有抗生素的PMMA珠链也可用于治疗感染性骨不连。Thonse和Conway发现混合的骨水泥（Zimmer, Warsaw, IN）的浸润作用比单一的骨水泥（Stryker, Mahwah, NJ）更加有效。具有热稳定性的抗生素如妥布霉素、庆大霉素可以与PMMA混合并局部应用，使抗生素浓度达到静脉给药的200倍。应用抗生素PMMA珠链结合清创进行骨不连的治疗比单纯应用抗生素PMMA珠链更有效。也可以选择放置PMMA占位器，为骨质缺损提供稳定的材料，PMMA或间隔膜形成生物活性膜或者Masquelet膜。有报道指出，应用骨松质复合抗生素治疗感染性骨不连虽患者有限但有着满意的疗效。然而，万古霉素与骨松质的合适比例并没有确定。

二、畸形、短缩和节段性骨缺损

（一）Ilizarov方法

按照Ilizarov的观点，只有增加血供才能减少感染和获得愈合。Ilizarov外固定架有3种基本的形式：①单边式；②双边式；③三边式（表4-3）。Ilizarov外固定架可允许多种方式的操作，包括加压、牵引分离、逐步延长和骨搬移。Ilizarov理论认为，通过骨皮质截骨和应用环形外固定架可增加血供。尽管感染性骨不连通常不清创也可成功治愈，一些学者还是推荐切开清创去除死骨及已经感染的骨，然后用骨搬移来进行软组织的覆盖。有研究者提倡断端清理以后使用牵长成骨技术。Catagni认为，对低度感染的肥大性骨不连采取断端加压，能够增加骨痂和促进血管再生从而帮助骨愈合。单向加压在感染性肥大性骨不连的矫形中经常应用。对伴有广泛性感染或死骨的萎缩性骨不连，应切除感染节段和采用双向加压。如果皮肤质量较差，可清除死骨和应用外固定架固定，在皮肤状况改善和感染消退后，做皮质骨截骨和双向加压（图4-3）。

表4-3 Ilizarov治疗形式

单边式
加压
持续牵张—加压
牵张
持续加压—牵张
双边式
加压—牵张延长术
牵张—加压搬移（骨搬移）
三边式
多种组合

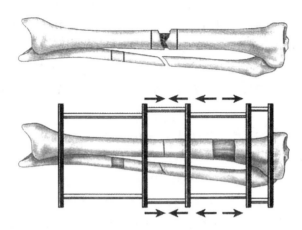

图 4-3　清创坏死骨和皮质切开术术后使用 Ilizarov 固定器进行双向治疗

将上述几种治疗感染性骨不连的方法联合应用可以治疗复杂性骨不连中各种并发症，而 Ilizarov 可同时治疗所有的并发症，包括成角、旋转、移位、短缩畸形或节段性骨缺损。虽然可以获得好的疗效，但是这种方法技术要求高，需要充分的训练和经验，医师应具有扎实的生物学基础和熟练的技术，以保证安全有效地使用这种方法。

对 10°~15°的成角畸形可通过外固定架即刻矫正，而对比较严重的畸形则需逐步矫正。肥大性骨不连可逐步矫正后再加压，而对伴有短缩的萎缩性骨不连，可在骨不连处加压，并在同一骨的干骺端骨皮质截骨或截骨进行逐渐延伸。Ilizarov 已经证明在骨皮质截骨和逐步牵引延伸的过程中，骨和肢体的血管增生明显。骨皮质截骨可以起到与植骨同样的生物学效益。骨不连合并节段性骨缺损可通过骨皮质截骨和骨搬移治疗。骨搬移的两边在断端接触时通常需要新鲜的骨或植骨。根据缺损大小和预期生长停滞时间，骨移植可在应用固定架时使用或者生长停滞前使用。

复杂的畸形包括以下一种或几种，短缩、旋转、成角和移位。矫正这些畸形的次序可以不同，但一般优先恢复肢体的长度。当同时存在严重的成角和移位畸形时，很难评估旋转畸形，最好留在最后矫正。如最后矫正旋转，必须小心地调整外固定架，骨干应在固定架的中央，否则在最后矫正旋转时会产生骨折端的移位，还要重新对位。有意思的是，一些复杂的畸形可通过一个简单的铰链矫正，而某些简单的畸形则需较复杂的外固定架才能矫正。骨和软组织被延长的最大速度是每 24 h 1 mm。在矫正复杂畸形时，延长限度最大的组织在治疗过程中产生变化。在治疗的任何阶段，对最容易出问题的组织必须认真进行评估和监测。

Ilizarov 架可进行加压、延伸或两者同时进行，一处加压另一处延伸，认真评价畸形，以便术前调试外固定架。确切的肢体前后位及侧位 X 线片图像是必需的。必须强调这些正交图像的重要性，因为这些片子常用于完全地显示平面上的特点及成角和移位畸形的程度。也可术前测定肢体尺寸，决定外固定架环的直径，以备手术前组装固定架。首先应判断该平面畸形移位程度，再决定外固定架的铰链和连接类型，最后决定铰链式连接点的确切位置。

（二）三维空间外架方法

较新的空间型外固定架（TN）目前带有计算机程序，简化了复杂畸形的矫正，帮助确定连接装置的确切位置。患者可以每天控制支架直到畸形被纠正。这些对于治疗肥大性骨不连、感染、软组织缺损、骨缺损、肢体延长都非常有效。很多学者报道了在感染和非感染性骨不连的成功应用。

（三）骨皮质截骨

为延长肢体，有时需要做一种特殊的经皮骨皮质截骨术（图4-4）。Paley 等采用的方法非常有效，他们用 5 mm 骨刀在骨皮质的内侧和外侧切开，由骨膜下延伸至后内侧和后外侧角。然后将骨刀旋转 90°楔形撬开骨皮质不完全截骨处，折断其余的后侧骨皮质。在后内侧及后外侧骨皮质用骨刀重复撬折，旋转上下外固定环使骨皮质完全骨折。这种骨皮质切开方法保留了骨内侧和骨外侧的软组织（骨膜和内骨膜血液循环）。在 X 线片，骨皮质截骨术看起来像是无移位的截骨术。

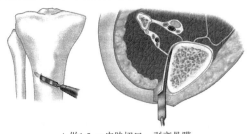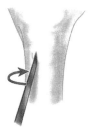

A.做1.5 cm皮肤切口，剥离骨膜　　　　　　　B.骨刀横向移动，在前方骨皮质切出一骨槽

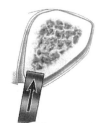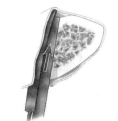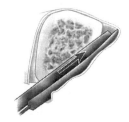

C.骨槽不要穿透髓腔　　　D.向内侧掀起骨膜，以5 mm骨刀　　　E.掀起前内骨膜，切开前内侧骨皮质
　　　　　　　　　　　　切开前外侧骨皮质至后外角

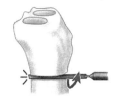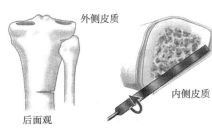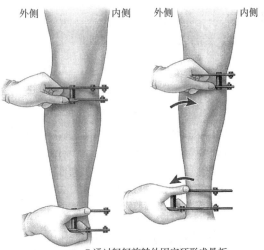

F.将骨刀扭转90°，使后内侧骨皮质裂开，再向后插入
　后外侧骨皮质并扭转

G.通过轻轻旋转外固定环形成骨折

图4-4　经皮骨皮质截骨术

（李　军）

第五章

手指再造术

第一节 概述

一、发展史

拇指与其他指对捏是完成手握捏功能的基本条件。拇指完全缺失将丧失一手 40% 的功能。2~5 指完全缺失将丧失一手 60% 的功能。再造与修复缺失的拇指与其他指有着特殊的重要意义。

拇指再造在文献上最早记载为 1852 年法国 Huguier 将第一、第二掌骨间隙加深，以恢复手指一定的挟持功能。Verowdart 于 1884 年将第二掌骨残存部分切除，以加深虎口，此为第一个有记载的拇指功能重建术。Guemlonprez 在 Parise 教授启发下对 1 例拇、示、中 3 指损伤的患者先截除示指，然后把残存的中指移位到拇指上。此再造术经 4 次手术才完成。后由他的学生 Hanette 写成论文，于 1888 年在里昂发表。因而，Guermonprez 一直被认为是其他手指拇指化的祖师。

Nieoladoni 在 1898 年采用分期手术的方法把右足第二趾以带蒂移植的方式移植在拇指残端上，将手与足连接在一起，待第二趾与拇指皮肤建立侧支循环后断蒂，以逐渐完成功能重建。所以他是手外科、整形外科的一位伟大的先驱者。以后也有一些学者做了类似手术，但由于手术过程长，患者痛苦大，再造后拇指血供欠佳，易发生冻伤，感觉差，外形和功能也欠佳，使这一方法已成为历史。

Noesske 于 1908 年为 1 例 13 岁男孩的拇指缺损采用分期皮管植骨成形术获得成功，但再造后拇指臃肿，持物不稳，缺乏感觉，怕冷为其主要缺点。以后 Moberg（1955）、Littler（1960）、Tubiana（1960）及 Verdan（1964）先后采用邻指血管神经皮岛转移来重建拇指尺掌侧感觉而完善了这一手术。

用健全的示指或其他手指转位拇指化的方法再造拇指始于 Noesske（1919）。而 Hulsmann（1919）采用环指转位拇指化，Higenfeldt 主张用中指转位拇指化。由于示指活动度大且与拇指毗邻，带神经血管转位容易而被作为首选转位指。

对拇指部分缺损者，Millard（1967）采用拇指残端三角帽手术，即在拇指残端根部做一半环形切开，残端皮肤做帽状提升，在指骨或掌骨残端上植骨使之延长，同时加深虎口。Matev（1967）采用骨骼延长器来延长掌骨长度并加深虎口。

— 86 —

自带血管蒂岛状皮瓣问世后，很快就采用了植骨皮瓣包绕拇指再造术。关桂春（1983）、Staek（1983）等将带桡动脉前臂逆行岛状皮瓣及桡骨片移位再造拇指。以后发展到用示指背侧岛状皮瓣移位再造拇指，示指桡侧岛状皮瓣移位再造拇指，示指背侧和中指桡侧岛状皮瓣移位联合再造拇指，示指尺侧、中指桡侧双叶岛状皮瓣移位再造拇指等方法，均于临床获得成功。

采用带血管蒂岛状皮瓣移位再造拇指有以下优点：①皮瓣取自前臂或同一手；②手术一次完成，操作简单、安全；③再造拇指血供、感觉良好，能恢复捏持功能。但从美容及功能角度来衡量，上述方法均不能达到较完美理想的程度。

20世纪60年代，由于显微外科技术的崛起，拇指手指再造进入一个新纪元。Buneke、Sehultz（1964）以吻合足背动脉与桡动脉、大隐静脉外侧终末支与头静脉吻合的方式为猴做拇趾移植再造拇指，共做再造术4次，3次获成功，为临床应用奠定了基础。Cobbett（1968）、Buneke（1973）及Tamai（1974）分别报道了趾—手移植再造拇指临床成功的个案，使拇指再造进入了一个新的时代。我国原上海第一医学院附属华山医院（现复旦大学附属华山医院）杨东岳等于1966年完成了第一例第二足趾游离移植再造拇指的手术，术后功能恢复甚佳，再造拇指抓握有力，捏持良好并恢复了精细感觉，供足并不因第二趾的切取而产生负重、行走功能的明显损害。因而该手术方法迅速得到了推广。Morrison（1980）报道应用蹬趾皮肤趾甲瓣游离移植再造拇指，具有供足不减少趾数，再造拇指外形好的优点。Foueher（1980）为使再造拇指外形接近正常拇指的长短粗细，他纵行切取蹬趾腓侧一个皮肤组织与第二趾胫侧的一半皮肤组织，再将两者相对卷起来，缝成指筒再造拇指，其外形美观，大小合适，称为双趾扭卷拇指再造法。

我国张涤生（1978）对于拇指掌指关节附近有严重瘢痕挛缩者采用带足背皮瓣的第二趾移植行再造与修复获得成功。程国良（1989）在此基础上采用带瓶样、舵样及菱形足背皮瓣的第二趾或拇趾甲皮瓣移植及用复合组织移植，采用血管串联或并联吻合的方法使手指再造与修复手术一期获得成功。这使手指再造走向成熟和精细，并使手术成功率获得不断提高。原上海医科大学附属华山医院1992年报道用此法再造325例，成功率为95.7%；中国人民解放军401医院1996年报道用此法再造426例508指，成功501指，成功率为98.6%。

对于全手缺损的病例，Vilkki（1985）将第二趾趾列取下，移植于桡骨中段以完成挟持动作。陈中伟（1981）、于仲嘉（1979）在趾—手移植的基础上，分别取双足第二趾移植到桡骨残端或人造不锈钢的掌骨上为患者做了"再造手"。以后于仲嘉又取拇趾甲皮瓣与髂骨条再造拇指，以第二或第二、第三趾移植再造示指或示、中指，使"再造手"更为完善。程国良、潘达德（980）在断指再植与急诊足趾移植拇、手指再造的基础上，对前臂下1/3及腕掌部组织缺损尚保留几个手指的病例，把本应废弃的断指移位再植于前臂桡、尺骨残端并形成虎口，同时修复伸、屈指肌腱及神经，并重建手指血液循环，急诊完成了手部分功能重建术（急诊手再造）。此法具有废指利用一期完成再造与修复，手指外形与功能比前臂分叉术及足趾游离移植"再造手"好的优点，已被国内外推广应用，并获得了广泛成功。

二、手指缺损分度

拇指功能占全手功能的40%，缺失后将不同程度地影响手的功能。其他4指功能占全手功能的60%，其中示、中指各占20%，环、小指各占10%，它们不同程度的缺失也将不同程度地影响手的功能。从理论上讲，任何手指的任何缺损都有再造的必要，但也不能忽视人类的代偿相适应能力，故非所有手指的缺失均需要再造。术者需考虑残指的长度，患者年龄、职业、仪表与交际的需要以及患者的经济能力和手术者的技术水平等。而手指缺损的程度（图 5-1）是决定是否需要再造的重要参考指标。

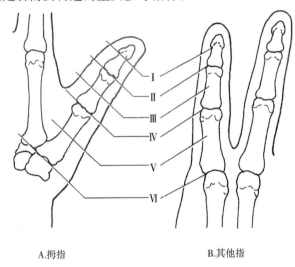

A.拇指　　　　　　　　B.其他指

图 5-1　手指缺损的分度

1. Ⅰ度缺损

Ⅰ度缺损指手指远节部分的缺损。拇指Ⅰ度缺损将丧失拇指功能的 20%～30%，丢失手功能的 8%～12%；单纯示、中指Ⅰ度缺损将丧失每指功能的 20%～40%，丢失手功能的 4%～8%；单纯环、小指Ⅰ度缺损将丧失每指功能的 20%～40%，丢失手功能的 2%～4%。

2. Ⅱ度缺损

Ⅱ度缺损指拇指于指骨间关节，其他指于远侧指骨间关节部的缺损。拇指Ⅱ度缺损将丧失拇指功能的 50%，而丢失手功能的 20%；单纯示、中指Ⅱ度缺损将丧失每指功能的 45%，丢失手功能的 9%；单纯环、小指Ⅱ度缺损将丧失每指功能的 45%，丢失手功能的 4.5%。

3. Ⅲ度缺损

Ⅲ度缺损指拇指于近节指骨，其他指于中节指骨部缺损。拇指Ⅲ度缺损将丧失拇指功能的 60%～90%，而丢失手功能的 24%～36%；单纯示、中指Ⅲ度缺损将丧失每指功能的 50%～70%，丢失手功能的 10%～14%；单纯环、小指Ⅲ度缺损将丧失每指功能的 50%～70%，丢失手功能的 5%～7%。

4. Ⅳ度缺损

Ⅳ度缺损指拇指于掌指关节，其他指于近侧指间关节部缺损。拇指Ⅳ度缺损将丧失拇指功能近 100%，而丢失手功能的 40%；单纯示、中指Ⅳ度缺损将丧失每指功能 80%，丢失手功能的 16%；单纯环、小指Ⅳ度缺损将丧失每指功能的 80%，丢失手功能的 8%。

5. Ⅴ度缺损

Ⅴ度缺损指拇指于第一掌骨，其他指于近节指骨部缺损。拇指Ⅴ度缺损已丧失全部拇指功能及丢失 40% 手的功能；单纯示、中指 V 度缺损将丧失每指功能的 85% ~95%，丢失手功能的 17% ~19%；单纯环、小指 V 度缺损将丢失每指功能的 85% ~95%，丢失手功能的 8% ~9%。

6. Ⅵ度缺损

Ⅵ度缺损指拇指于腕掌关节，其他指于掌指关节部缺损。拇指Ⅵ度缺损已丧失全部拇指功能及丢失 40% 手的功能；单纯示、中指Ⅵ度缺损将丧失每指功能的 100%，丢失手功能的 20%；单纯环、小指Ⅵ度缺损将丧失每指功能的 100%，丢失手功能的 10%。

三、手指再造的要求

手指再造的目的是恢复手的功能，改善手的外形。具体要求如下。

1. 要有足够的长度

拇指的再造长度应略短于正常的拇指，以不超过示、中指近节中段为限。其他手指应视手指缺损程度及供趾的长度而定，一般应略短于正常手指长度。对于全手指缺损，再造长度应视供趾长度而定，以满足手的对捏功能即可。

2. 要有良好的血供

应用吻合血管的足趾组织移植再造，其血供最为满意。用局部转移或带血管蒂皮瓣再造拇指，其血供尚属良好。凡用皮管植骨再造拇指者血供较差，因而在寒冷地区不宜选用。

3. 要有良好的感觉

手指的感觉是人类的第二双眼睛，说明手指感觉具有重要意义。所以再造的手指一定要有良好的感觉，以发挥手指的应有功能。如果再造的手指没有感觉，那么就失去了再造意义。在目前各种再造的方法中，感觉的恢复以手指或残指移位最理想，足趾组织移植也较理想，最差的是皮管移植。

4. 要有有力的伸、屈功能

有力的伸、屈是手指运动功能的重要表现。对于拇指，若有伸、屈功能，使捏握有力，能充分发挥手应有的功能；若没有伸、屈功能，也基本保持拇指外展及捏的功能。但对其他手指，如果没有伸、屈功能，则无从发挥捏握功能，从而失去了手指再造的意义，反而会成为累赘。

5. 要形成虎口、指蹼与指甲

虎口是发挥手指捏握功能的重要结构条件，没有虎口也就没有手的功能。指蹼是手指间重要的间隔结构，没有指蹼也就不能发挥每一再造指的功能。指甲的作用是加强指腹在抓、捏、压等动作的力量，也是手指外形的基本条件。所以，再造、修复与重建手指时要形成虎口、指蹼及指甲，以发挥手的应有功能，并保持手指的完美。

6. 要求少而精且有成功的把握

对于一个全手缺损的患者，再造时要以恢复捏握功能为主要目的，而不求把全部缺损的手指予以再造，否则切取更多的足趾，形成足趾样的手而不一定能发挥每一再造指的应有功能。所以，要求少而精，不求多而全。对于医师来说，应选择功能、外形好，对供区损害小，确有成功把握的再造方法为出发点，决不能为了手指再造而增加患者新的痛苦和伤残。

（李　军）

第二节　虎口加深术

虎口加深术是通过加深虎口，相对延长拇指来再造拇指的一种手术方法。这一手术创伤小，仅采用虎口皮肤"Z"形改形及邻近皮瓣转移来加深、扩大虎口。

一、适应证

拇指Ⅱ～Ⅲ度缺损伴虎口轻度狭窄者、不愿做足趾移植再造或其他掌指骨延长手术者，可选用虎口加深术来增进拇指功能。

二、麻醉与体位

臂丛神经阻滞麻醉或全身麻醉。患者平卧，患手外展于气性止血带下。

三、手术步骤

1. 虎口"Z"形改形术

（1）切口：于虎口部做一"Z"形切口（图5-2A）。

（2）切开皮肤及皮下组织，掀起两三角皮瓣，显露拇收肌，于近止点处切断其横头；锐性分离松解加深扩大虎口，把两三角皮瓣做改向转位；松止血带，压迫及止血后缝合皮肤（图5-2B、C）。术后为防虎口狭窄，局部用石膏夹制动。

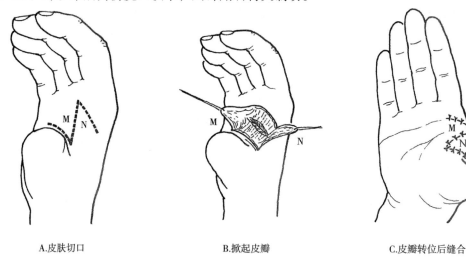

A.皮肤切口　　　　　　　　B.掀起皮瓣　　　　　　　　C.皮瓣转位后缝合

图5-2　虎口"Z"形改形术

2. 虎口多个"Z"形改形术

（1）切口：于虎口部设计顶角为120°的2个三角形皮瓣，然后将每个三角形一分为二而形成4个三角形皮瓣，每个皮瓣的顶角为60°（图5-3A、B）。

（2）沿设计切口切开皮肤及皮下组织，掀起4个三角形皮瓣并做锐性分离。然后做双"Z"形改形并切断拇收肌横头，以加深、加大虎口。把4个三角形皮瓣做改向转位。松止

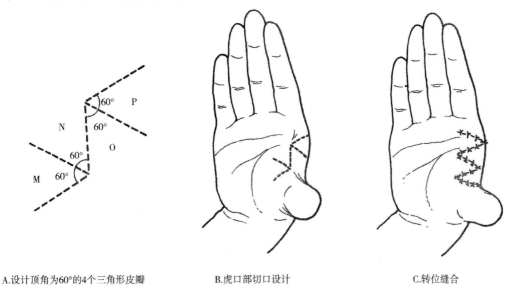

血带，经压迫及止血后缝合皮肤（图5-3C）。

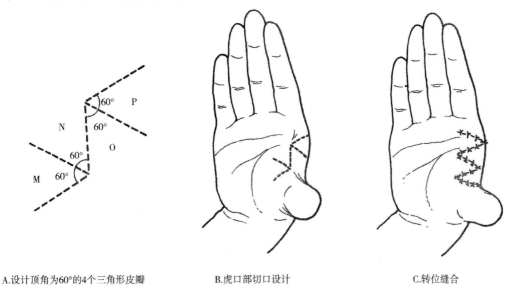

A.设计顶角为60°的4个三角形皮瓣   B.虎口部切口设计   C.转位缝合

图5-3 虎口多个"Z"形改形术

3. 背侧皮瓣转位虎口成形术

（1）切口：于掌侧沿第一、第二掌骨间做一直切口；于背侧设计蒂在近侧的矩形皮瓣，其长宽包括第二、第三掌骨（图5-4A、B）。

（2）先在掌侧切开皮肤及皮下组织，切断拇收肌横头，使拇指充分游离。切开背侧切口并掀起皮瓣。在充分松解加深、加大虎口的同时，把背侧皮瓣向虎口转位并覆盖于虎口创面以形成虎口，必要时用2根克氏针把第一、第二掌骨撑开固定，以防狭窄（图5-4C、D）。背侧创面用中厚皮片移植加压包扎。

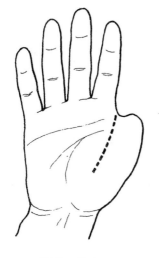 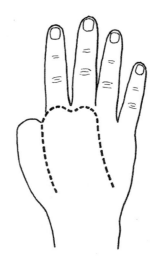

A.掌侧切口线   B.背侧切口

图5-4

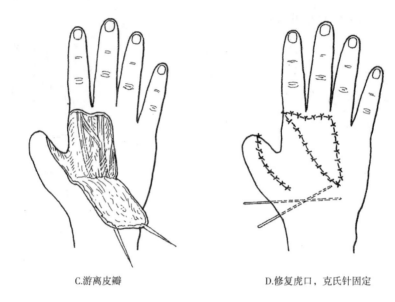

C.游离皮瓣   D.修复虎口，克氏针固定

图 5-4   手背侧皮瓣转位虎口成形术

四、手术操作注意事项与术后处理

1. 手术操作注意事项

（1）"Z"形改形要按正规切口要求设计，以保证每个三角皮瓣有充分血供。

（2）为了加深虎口，必要时可切断拇收肌横头，但必须保留斜头以维持拇内收功能。

（3）为了加大虎口，必须充分松解虎口挛缩因素。必要时于第一、第二掌骨间用克氏针支撑固定及术后石膏夹固定。

（4）防止损伤桡动脉腕背支及拇指尺侧指神经。创面止血要彻底，防止术后血肿形成或继发感染。

2. 术后处理

（1）凡用克氏针支撑固定者，术后 3 周拔除克氏针开始行手功能练习。

（2）抬高患肢，给予必要的制动保护。

（王　勇）

第三节　拇指残端提升术

拇指残端提升术是指在拇指残端形成皮瓣，用植骨的方法加长拇指残端，使其达到一定功能长度的手术。常用的有残指局部皮瓣植骨术和残端帽状皮瓣植骨术。

一、适应证与禁忌证

1. 适应证

拇指Ⅲ度缺损，要求保留近节指骨在 1 cm 以上，掌指关节伸、屈活动正常，拇指残端为松软的皮肤且虎口部皮肤正常，不愿选其他方法再造或加长者。

2. 禁忌证

拇指Ⅳ度缺损及Ⅳ度以上缺损者不宜施行本手术。

二、麻醉与体位

臂丛神经阻滞麻醉或全身麻醉。患者取平卧位，患肢外展于气性止血带下。

三、手术步骤

1. 残指局部皮瓣植骨术

（1）切口：距拇指残端2.5~3.0 cm桡侧做弧形切口。切口绕过第一掌骨中部至鱼际肌纹（图5-5A）。

（2）切开皮肤及皮下组织，在伸肌腱及鱼际部肌表面向远端做潜行剥离，形成以虎口部掌背侧为蒂的皮瓣（图5-5B）。显露拇指残端指骨，切除残端瘢痕，咬除少许硬化骨端并扩大指骨残端髓腔。切取长1.5~2.0 cm的髂骨块并修成指骨状，再将其凹面朝向掌侧插入拇指指骨残端髓腔，用细克氏针做交叉内固定（图5-5C）。把提升皮瓣套在植骨条上并覆盖创面。皮瓣提升后所遗留创面用中厚皮片移植覆盖并加压包扎（图5-5D）。

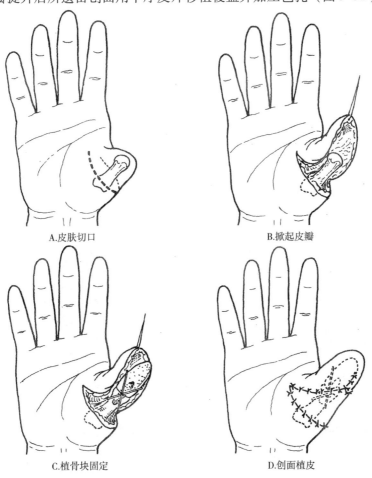

A.皮肤切口　　　　　　　　　　　B.掀起皮瓣

C.植骨块固定　　　　　　　　　　D.创面植皮

图5-5　残指局部皮瓣植骨术

2. 残端帽状皮瓣植骨术

（1）切口：相当于掌指关节稍近侧方到虎口部位，经鱼际部绕过第一掌骨尺侧做切口（图5-6A、B）。

（2）切开皮肤，保留指背浅静脉并游离到腕背部。找到拇指两侧血管神经束及背侧桡神经皮支，小心分离之，并在深筋膜下做潜性分离，使拇指残端皮肤呈帽状提升，同时于近端也做类似分离（图5-6C）。松止血带观察帽状皮瓣血运。咬除拇指残端硬化骨，显露髓腔。取2~3cm自体髂骨条修成指骨状，将远端修成圆面套入帽状皮瓣顶端并向远端提升。密切观察提升长度及皮瓣血液循环状况，以提升到相当长度又不影响皮瓣血液循环时为限；截断髂骨，用克氏针做内固定（图5-6D）。将邻近筋膜脂肪组织转移覆盖骨面，取中厚度片移植，环形加压包扎。术后用石膏托制动。

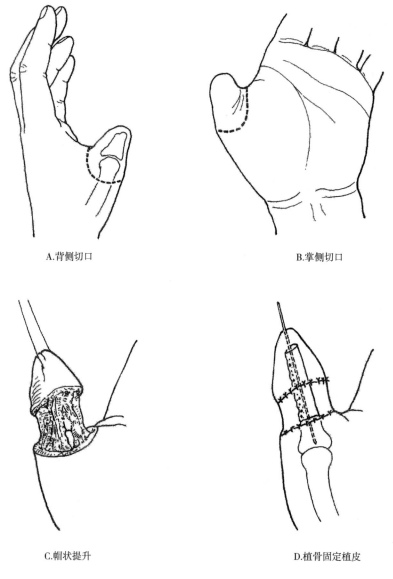

A.背侧切口

B.掌侧切口

C.帽状提升

D.植骨固定植皮

图5-6 残端帽状皮瓣植骨术

四、手术操作注意事项与术后处理

1. 手术操作注意事项

(1) 无论采用残指局部皮瓣植骨术还是残端帽状皮瓣植骨术，均应在指伸肌腱与鱼际部肌上做潜性剥离。

(2) 植骨长度以不超过 2 cm 为限，植入过长将影响皮瓣血液循环。做帽状提升后创面植皮加压包扎用力要适中，以不影响血液循环为原则。

(3) 采用拇指残端帽状皮瓣植骨时，若发现一侧血管过紧而影响提升时，以保留拇指尺侧血管神经束，结扎切断桡侧指动脉，使皮瓣提升松弛而又不影响皮瓣血供。

2. 术后处理

拇指呈外展对掌位与前臂用短石膏托制动。2 周后拆线。术后 6 周拔除克氏针进行功能锻炼。必要时于术后 3～6 个月做虎口 "Z" 形改形术，以加深虎口。

（王　勇）

第四节　皮管植骨拇指再造术

采用皮管植骨拇指再造术是通过带蒂皮管包绕植骨，使拇指达到一定功能长度的一种再造拇指的手术方法。这一手术具有操作简单、成功率高，并能恢复拇指一定外形与功能的优点，但再造后的拇指外形臃肿，血液循环及感觉差，缺乏关节活动，因而其功能较差，易受冻伤及烫伤等，故目前临床很少应用。

一、适应证

拇指Ⅳ度、Ⅴ度缺损，残端及虎口部皮肤瘢痕挛缩，年龄较大，不愿接受足趾组织移植及其他拇指延长术者。

二、麻醉与体位

臂丛神经阻滞麻醉、局部浸润麻醉或全身麻醉。患者平卧位，患肢外展于气性止血带下。

三、手术步骤

1. 皮管形成植骨术

(1) 切口：拇指残端做环形瘢痕切除或冠状切口；于上腹部、锁骨下或上臂内侧设计以健侧拇指周径加 1 cm 长为皮管皮瓣的蒂宽，以健侧拇指为长度设计皮瓣（图 5-7A、B）。

(2) 沿拇指残端设计的切口切除瘢痕或切开皮肤，向近端分离 1.～1.5 cm 皮缘；沿皮管形成部位设计的皮瓣切口切开皮肤达深筋膜浅层并掀起皮瓣，并根据皮瓣厚薄情况修薄皮瓣。彻底止血后缝成皮管。最后采用对合式褥结缝合皮管下创面的折合处，至此皮管制备完毕（图 5-7C）。

于髂骨弧形部凿取带骨膜的髂骨块，其长为拇指再造的长度。将修成直径为 1.0 cm 的髂骨条插入拇指残端髓腔中，并用克氏针固定（图 5-7D）。将患肢屈肘上提，把固定于拇指的髂骨条套入皮管内。皮管皮缘与拇指残端皮缘做间断外翻缝合，使肢体置舒适位置，用宽胶布与躯体固定（图5-7E）。

2. 皮管断蒂术

局部浸润麻醉，将皮管断蒂。根据拇指长度修整皮管残端，使皮肤缝合缘位于拇指背面，防止出现"猫耳"（图5-7F）。为了恢复皮管植骨再造拇指的感觉，可于术后3个月做环指桡侧或中指尺侧血管神经岛状皮瓣移位术来弥补。

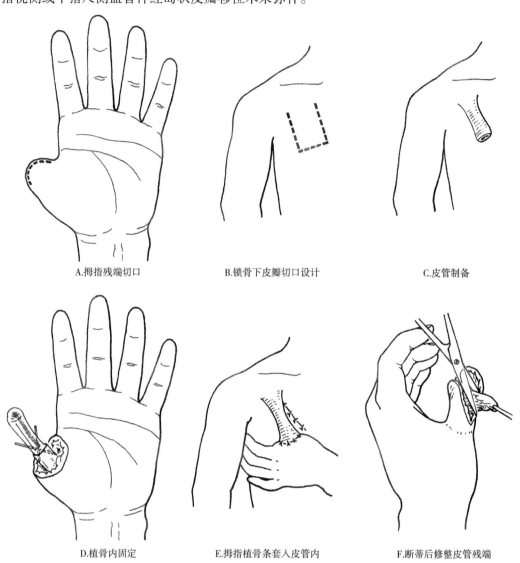

A.拇指残端切口   B.锁骨下皮瓣切口设计   C.皮管制备

D.植骨内固定   E.拇指植骨条套入皮管内   F.断蒂后修整皮管残端

图5-7 皮管形成植骨再造拇指术

四、手术操作注意事项与术后处理

1. 手术操作注意事项

（1）皮管宜设计于锁骨下，皮瓣修薄缝合后粗细类同对侧拇指。

（2）皮瓣内要彻底止血，以防术后出血导致手术失败。

（3）皮管根部创面折合处要缝合讲究，消灭死腔。

（4）植骨条粗细适宜，套入皮管后松紧要合适。套入后若过紧，将影响皮管血运；套入后若过松，将使持物不稳。

（5）皮管皮缘与拇指残端皮缘缝合要保证外翻，以利愈合及侧支循环的建立。

2. 术后处理

术后使肢体置舒适的体位并用宽胶布与躯体固定，防止套入的植骨条松动及皮管扭曲。术后2周拆线，术后3周开始于皮管根部用皮筋做常规断蒂训练，待皮筋阻断皮管根部血供超过1 h，皮管血液循环仍正常时方可以断蒂。

（马纪坤）

第五节　示指或残指转位拇指化

示指或残指转位拇指化是将正常或已有部分缺损的示指或其他残指转位到拇指残端，用来加长或代替拇指的一种手术方法。由于转位时连同关节、肌腱、血管、神经等组织一并转移，故转位后其功能活动、感觉、外形等方面比较理想，为不少医师及患者所欢迎。但采用本方法仍未能恢复手指的正常数目；另外，若将正常的手指转位，则必须切除一部分示指的掌骨或指骨，这又未免令人惋惜。因此，只有在示指或其他手指有残缺的情况下，才值得施行。

一、适应证

拇指Ⅳ度或Ⅴ度缺损，鱼际部肌功能正常，而示指或环指于近侧指骨间关节以远缺损，但指根部皮肤软组织正常，不愿接受足趾组织移植再造者。凡选用正常示指移位者应慎重考虑，尤其是显微外科技术发展至今，选用正常示指移位并非上策。

二、麻醉与体位

臂丛神经阻滞或全身麻醉。患者平卧位，患肢外展于气性止血带下。

三、手术步骤

1. 示指残指转位拇指化

（1）切口：在示指及拇指根部背侧设计一个不规则的"Y"形切口，使示指背侧呈"V"形，拇指背侧略呈弧形并把虎口包括在内，示指掌侧根部做环形切口，拇指掌侧做矢状切口（图5-8）。

（2）沿设计的切口切开皮肤，保留示指背侧"V"形皮瓣的指背静脉网，并予以分离（图5-9A），于掌侧保留示指桡侧血管神经束及尺侧指掌侧固有神经，并予以分离。切断结扎第一指总动脉至中指桡侧指掌侧固有动脉，小心分离示指尺侧与中指桡侧的指总神经至第二掌骨中段（图5-9B）。

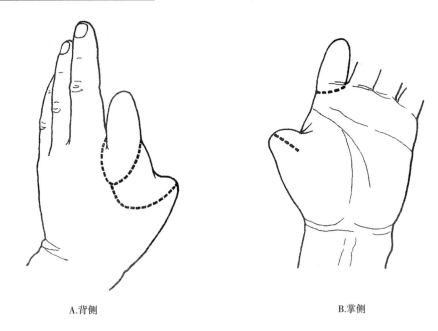

A.背侧   B.掌侧

图5-8　示指残指转位拇指化切图

切断示、中指的蹼韧带和第二、第三掌骨头间横韧带，于近端切断示指伸肌腱，在示指根部桡侧切断第一背侧骨间肌及掌侧骨间肌在示指近端指骨的附着部（图5-9C），同时切断与转位无关的其他软组织，用骨刀或电锯在适当部位截断示指近节或第二掌骨（图5-9D），并在第二掌骨近端截取长约1.5 cm的一段掌骨皮质骨，以备做髓腔内固定的骨栓。

掀起拇指背侧皮瓣，显露第一掌骨，咬除残端硬化骨扩大髓腔。然后将截断的示指转位到拇指位，再次检测再造拇指长度及必要的骨缩短，用截下的第二掌骨皮质骨骨栓做骨髓内固定（图5-9E），使拇指调整于对掌位并缝合骨膜。将第一骨间背侧肌缝在示指尺侧原第一骨间掌侧肌的腱止处（图5-9F），把拇短展肌腱止部与转位示指第一骨间背侧肌腱止处缝合（图5-9G），最后将拇长伸肌腱残端与转位示指伸肌腱缝合，把两块皮瓣互换位置而形成新的虎口（图5-9H、I）。手术完毕包扎后用石膏托制动。

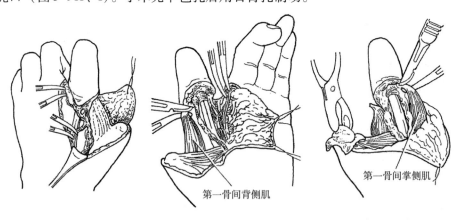

A. 分离、结扎分向中指的指背静脉　　B.钝性分离第一指总神经　　C.切断第一骨间背侧及掌侧肌

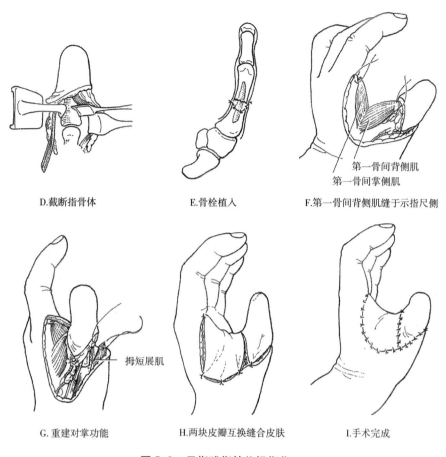

D.截断指骨体　　　　E.骨栓植入　　　　F.第一骨间背侧肌缝于示指尺侧

G.重建对掌功能　　　　H.两块皮瓣互换缝合皮肤　　　　I.手术完成

图5-9　示指残指转位拇指化

（3）手术操作注意事项：①手术分离时避免损伤示指桡侧血管神经束及尺侧指神经，分离长度以利转位为宜，当血管神经束出现张力时，以缩短骨骼为主；②转位指体长短适中，不宜过长，除采用骨栓内固定外，也可采用其他内固定材料，并使拇指呈对掌位；③要注意转位后内在肌的重建，缝合张力要略偏高；④为了恢复转位示指为拇指感觉，可切断示指两侧指神经，转位后与相应拇指残端两指神经缝接。

2. 环指残指转位拇指化

（1）切口：按图5-10A、B设计环指残端背、掌侧切口。

（2）先于背侧做切口，分离环指残端两条掌背静脉，切断结扎分向中、小指的分支，使静脉周围保留一些疏松筋膜组织。分离环指两侧相应指总伸肌腱，切断第二骨间掌侧肌腱止处及第四骨间背侧肌腱止处。

经掌侧切口分离第二、第三指总动脉和神经，切断结扎分向中指尺侧及小指桡侧指动脉，纵行劈开中、环指及环、小指间的指总神经达掌心，切断第四蚓状肌起自环指指深屈肌腱部分。

根据拇指缺损程度及再造拇指长度的需要，于第四掌骨适当部位截断，切断第三、第五掌骨头横韧带，腕背部切断背侧两条静脉及环指的指伸肌腱。此时环指除掌侧两条动脉、神经及指深屈肌腱相连外，其他组织均已离断（图5-10C）。

按切口切开拇指残端皮肤，显露第一掌骨残端并扩大髓腔。根据再造拇指长度需要对两骨断端做修整，再把环指移植到第一掌骨残端对掌位后予以固定（图5-10D），调节张力后将拇长伸肌腱与环指伸肌腱缝合。于手术显微镜下把环指背侧两条静脉与拇指近端掌背两条静脉缝合，以建立环指的静脉回流。缝合所有创面皮肤。若虎口处尚有少许创面，则取中厚皮片移植（图5-10E），术后加压包扎，石膏托制动。

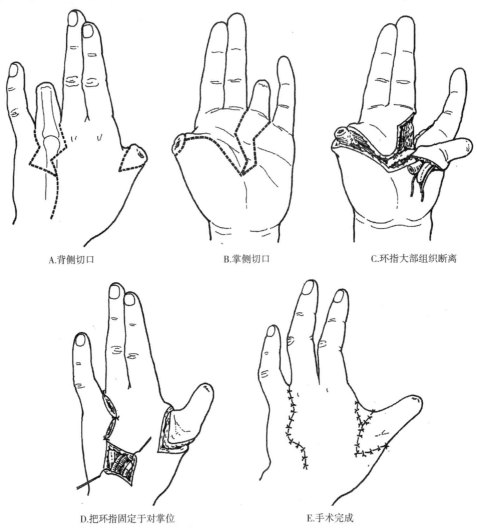

A.背侧切口　　　　　　　　B.掌侧切口　　　　　　　　C.环指大部组织断离

D.把环指固定于对掌位　　　　　　　　E.手术完成

图5-10　环指残指转位拇指化

四、术后处理

用石膏托制动并扩大虎口。术后2周拆线，术后6周视骨愈合情况拔除克氏针开始做功能练习。

（马纪坤）

第六节 带血管神经蒂皮瓣移位加 植骨拇指再造术

目前再造拇指的方法较多，但均有不足之处。采用手指转位或足趾游离移植再造需牺牲一个手指或足趾；采用传统的皮管植骨再造拇指因外形臃肿，缺乏感觉，易被冻伤、烫伤与破溃；拇指残端提升长度不够；虎口加深，拇指实际长度不增加。若采用带血管神经蒂皮瓣转移代替以上诸多方法，使再造拇指获得血供和有良好感觉，手术一次完成，外形、功能也较满意，是一种可选择的方法。

一、适应证

拇指Ⅲ度、Ⅳ度及部分Ⅴ度缺损，残端皮肤柔软正常，无皮肤瘢痕挛缩，不愿接受足趾移植、虎口加深及残端提升者。

二、麻醉与体位

臂丛神经阻滞或全身麻醉。患者平卧位，患肢外展位于气性止血带下。

三、手术步骤

1. 示指背侧岛状皮瓣加植骨拇指再造术

（1）切口：拇指残端背侧做"U"形切口设计，于示指近侧指骨间关节以近背侧，设计根据再造拇指长度及宽度所需的皮瓣（图5-11A、B）。

（2）沿设计切口切开拇指残端皮肤，把背侧皮瓣掀起展开翻向掌侧，显露拇指近节或第一掌骨残端并开通扩大髓腔。从髂骨切取一骨块，修成直径为1 cm，根据再造拇指长度的带骨膜的髂骨条。用克氏针将髂骨条与拇指残端做内固定（图5-11C）。

沿示指背侧设计的皮瓣切口切开皮肤，在第一骨间背侧肌与第二掌骨间切口内，在第一掌背动脉的投影线上保留宽为1.5 cm筋膜，并在第一骨间背侧肌肌膜下分离第一掌背动脉保护筋膜内的静脉，连同筋膜一并分离至皮瓣近侧缘，然后掀起示指近节背侧皮瓣（图5-11D），注意观察皮瓣血运。在第一、第二掌骨间隙与拇指创面间做一较宽松的皮下隧道，把示指背侧岛状皮瓣通过隧道引至拇指背侧创面（图5-11E）。供区创面用中厚皮片移植加压包扎。

在观察移位示指背侧岛状皮瓣供血无问题时，将皮瓣覆盖拇指背侧创面，调整、修整后缝合皮肤（图5-11F）。

（3）手术操作注意事项：①皮瓣掀起时在指伸肌腱上保留一些腱周组织，以利移植皮片成活；②当皮瓣通过皮下隧道受阻时不要勉强牵拉，可切开皮肤并向两侧分离，使血管筋膜蒂平顺置于皮下。

除采用示指背侧岛状皮瓣再造拇指外，也可采用示指桡侧岛状皮瓣转移再造拇指。方法：拇指残端改为掌侧"U"形切口（图5-12A）。皮瓣掀起与植骨方法同示指背侧岛状皮瓣再造拇指。根据拇指掌侧创面大小范围，在示指桡侧设计一以示指指掌侧固有动脉及掌侧固有神经背侧支和相伴静脉为蒂的示指桡侧岛状皮瓣。沿侧中线做切口，保留示指桡侧指掌侧固有动、静脉及一些筋膜蒂，分离示指桡侧指掌侧固有神经与背侧支后使示指桡侧指掌侧固有神经留在原位，然后按皮瓣设计范围切开皮肤并掀起皮瓣（图5-12B）。皮瓣通过皮下隧道，覆盖于拇指掌侧创面（图5-12C），缝合皮肤。供区创面用全厚皮片移植并加压包扎。

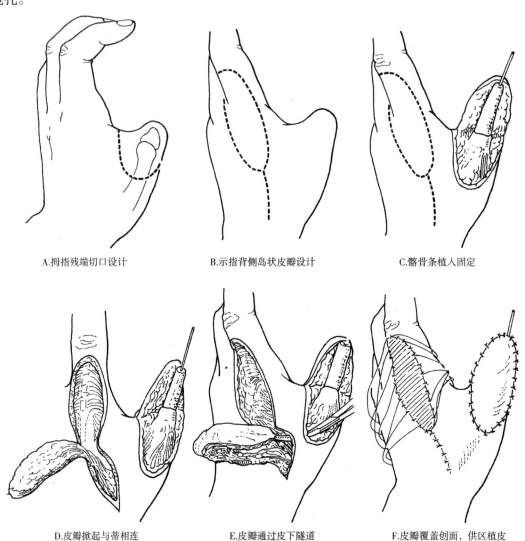

A.拇指残端切口设计　　　　　　B.示指背侧岛状皮瓣设计　　　　　　C.髂骨条植入固定

D.皮瓣掀起与蒂相连　　　　　　E.皮瓣通过皮下隧道　　　　　　F.皮瓣覆盖创面，供区植皮

图5-11　示指背侧岛状皮瓣加植骨拇指再造术

2. 示指背侧皮瓣与虎口皮瓣联合拇指再造术

（1）切口：根据再造拇指长度，设计示指近节背侧皮瓣M和蒂部位于掌侧虎口皮瓣N，并使皮瓣N边缘与拇指残端创面相连（图5-13A）。

（2）沿切口线切开皮肤，于深筋膜下分别掀起M、N皮瓣（图5-13B），将皮瓣N翻向掌侧用于再造拇指掌侧皮肤，皮瓣M转移覆盖再造拇指背侧创面。取髂骨块修成指骨状骨条至适当长度，并将其与拇指残端做骨固定，也可把原来无再植条件的拇指指骨连同肌腱做植入固定并修复肌腱。把两块皮瓣瓦合缝合，供区创面用中厚皮片移植（图5-13C），并做加压包扎。

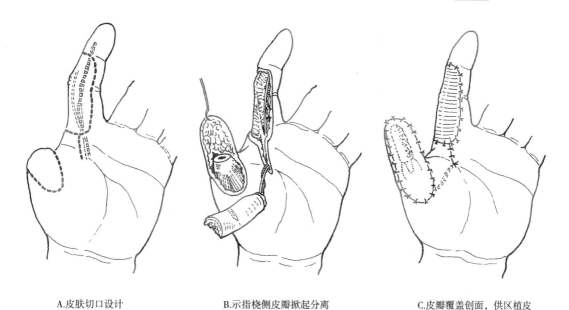

A.皮肤切口设计　　　　　　　　B.示指桡侧皮瓣掀起分离　　　　　　　C.皮瓣覆盖创面，供区植皮

图 5-12　示指桡侧岛状皮瓣转移拇指再造术

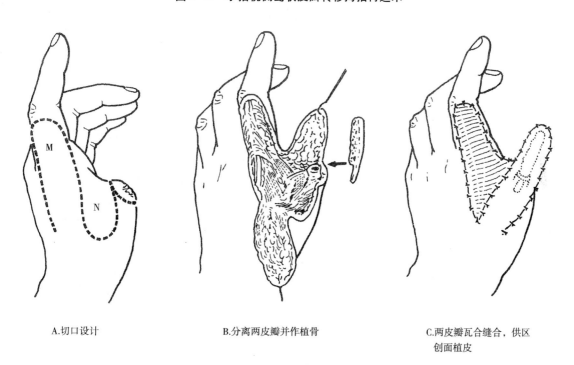

A.切口设计　　　　　　　　B.分离两皮瓣并作植骨　　　　　　　C.两皮瓣瓦合缝合，供区
　　　　　　　　　　　　　　　　　　　　　　　　　　　　　　　　创面植皮

图 5-13　示指背侧皮瓣与虎口皮瓣联合拇指再造术

（3）手术操作注意事项：①本手术所形成的 N 皮瓣在转向掌侧时会出现虎口皮肤牵缩线，为此，应把创缘修成锯齿状；②M 皮瓣内可带第一掌背动脉，以保证皮瓣的血供。

3. 第一掌骨背侧皮瓣与示指近节背侧皮瓣联合拇指再造术

（1）切口：根据再造拇指长度需要，在示指近节背侧及第一掌骨背侧，以桡动脉深支进入第一骨间背侧肌二头之间为轴心点设计两块岛状皮瓣。两皮瓣之间以纵形切口相连（图5-14A）。

（2）沿第一掌骨背侧皮瓣近侧缘做切口，在拇短伸肌腱深面找到桡动脉背支，在桡动脉近端切断结扎，沿桡动脉背支下逆行分离该血管并掀起皮瓣，使头静脉于皮瓣内。此时于远端切断拇短伸肌腱并从近端抽出，以保护皮支血供的完整性。然后在第一掌指关节以近掀起皮瓣并分离至第一骨间背侧肌二头间，再缝合拇短伸肌腱。此时以桡动脉深支为蒂的两块皮瓣即告形成（图5-14B）。

取髂骨块并将其修成指骨条长度或把无再植条件的离断拇指剔皮后将指骨植入固定并缝合肌腱。然后将两块皮瓣做顺向转移呈瓦合状覆盖指骨（图5-14C），使示指近节背侧皮瓣位于掌侧，第一掌骨背侧皮瓣位于背侧。两处供区用中厚皮片移植并加压包扎。

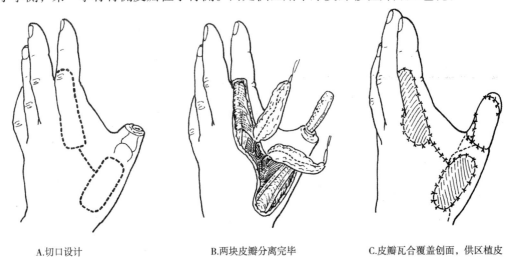

A.切口设计　　　　　　　B.两块皮瓣分离完毕　　　　　C.皮瓣瓦合覆盖创面，供区植皮

图5-14　第一掌骨背侧皮瓣与示指近节背侧皮瓣联合拇指再造术

（3）手术操作注意事项：①为了使再造拇指有正常拇指感觉，可将转移示指背侧岛状皮瓣内的桡神经浅支的近端与拇指尺侧指掌侧固有神经做缝合；②在掀起两块皮瓣时要注意保留指伸肌腱的腱周组织，以利伸指功能及皮片成活。

四、术后处理与评价

1. 术后处理

术后均用石膏托制动，2周后拆线。术后6周根据骨愈合情况拔除克氏针，开始进行功能锻炼。

2. 评价

采用带血管蒂皮瓣转移再造拇指虽有不牺牲手指或足趾、就地取材、手术操作简单、成功率高的优点，但再造拇指的外形仍不甚满意，无指甲，无指骨间关节活动，缺乏握的功能，缺乏原拇指的感觉，并对患手造成一些不良的外形，尤其是当皮片成活不全时会导致线状瘢痕挛缩而影响手的外形与功能。这些缺点于术前应充分预计。

（马　剑）

第六章

人工髋关节置换术

第一节　人工全髋关节置换术

一、适应证

因以下任何一种疾病，导致疼痛、功能障碍而明显影响生活质量者。

（1）原发性与继发性骨关节炎晚期。

（2）股骨头缺血性坏死 Ficat 3、4 期。

（3）髋臼发育不良或先天性髋脱位。

（4）强直性脊柱炎或类风湿关节炎。

（5）有移位的老年股骨颈头下型或 Garden 4 型骨折或患者在内固定术后不能合作保持不负重活动或部分负重活动者。

（6）股骨颈骨折骨不连。

（7）股骨近段肿瘤或髋臼肿瘤。

（8）化脓性或结核性髋关节炎静止期。

（9）髋关节强直，特别是强直于非功能位时或髋融合术失败者。

虽有以上疾病，但疼痛与功能障碍较轻、对生活与工作能力影响尚不严重，特别是年龄较轻的患者，一般不属于人工髋关节置换指征。

二、禁忌证

（1）全身状况差或有严重伴发病，难以耐受较大手术者。

（2）髋关节或其他部位存在活动性感染。

（3）全身或局部严重骨质疏松或进行性骨量丢失疾病。

（4）神经营养性关节病（Charcot 关节病）。

（5）髋外展肌肌力不足或丧失。

（6）年龄小于 65 岁应慎用。

（7）曾有髋关节化脓性感染或结核病史，没有足够的随访依据证实病变已静止 1 年以上。

（8）无法配合术后功能康复，如帕金森病、脑瘫、智力障碍等。

（9）股骨上段严重畸形、髓腔硬化性疾病，以致假体柄难以插入股骨髓腔者，可考虑表面置换或定制型人工关节置换。

以上（1）、（2）为绝对禁忌证，其他为相对禁忌证。

三、手术入路

为完成全髋置换术所采用的入路很多（图6-1），习惯上按该入路的原始设计人或改良者命名。

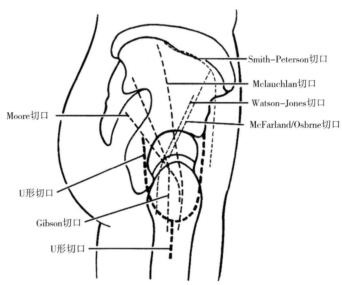

图6-1 髋关节各种切口示意图

1. 前侧入路

经缝匠肌与阔筋膜张肌间隙显露髋关节，以 Smith-Peterson 入路为代表。优点为切口通过肌间隙，不切断肌肉或其支配神经，出血少且显露范围广，可根据需要充分显露髂骨翼、髋关节和股骨上段，并能通过起止点剥离松解髋关节屈曲挛缩。缺点为可能损伤股外侧皮神经、术后较易形成异位骨化、完成暴露时间长。本入路特别适用于伴有髋关节屈曲挛缩的患者。步骤：患者仰卧位，术侧臀部以沙垫垫高20°，铺巾后应能允许术侧下肢做各个方向活动。切口起自髂棘中点，经髂前上棘向下沿股骨干纵轴延伸10 cm，外旋下肢，牵张缝匠肌，暴露缝匠肌与阔筋膜张肌间隙（图6-2A），找出股外侧皮神经并向内牵开，自肌间隙劈开阔筋膜，结扎间隙内血管，用骨膜剥离器自髂嵴掀开阔筋膜张肌的髂骨止点，暴露股直肌及其间隙，结扎并切断股外侧动脉的升支，有时需切断缝匠肌的髂前上棘止点以改善暴露，自髂前上棘、髋臼上部及髋关节囊游离股直肌，分离股直肌和臀中肌，注意保护股动脉。暴露关节囊，用 Hohmann 拉钩牵开股直肌及髂腰肌，内收内旋髋关节，以髋臼缘为基底，T形切开关节囊（图6-2B），继续外旋髋关节，切断圆韧带，下肢内收、外旋、伸直使髋关节向前脱位。如需扩大暴露或松解髋关节屈曲挛缩，可自髂骨剥离臀中、小肌和阔筋膜张肌的起点，必要时部分或大部横断阔筋膜。分离股外侧肌和股直肌间隙，也可行大转子截骨或在大转子上方切断臀中小肌前部（必须在术毕时认真修补）。

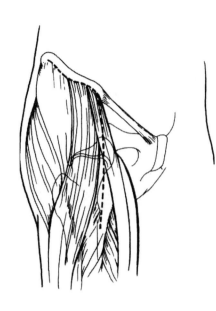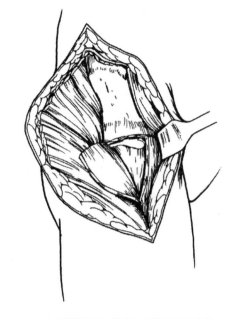

A. 经缝匠肌与阔筋膜张肌间隙暴露关节　　　　　B. 以髋臼缘为基底，T 形切开关节囊

图 6-2　前侧入路

2. 前外侧入路

体位采用仰卧位或健侧卧位。经阔筋膜张肌与臀中肌间隙显露髋关节，有时需将臀中肌前部止点剥离或行大转子截骨。优点为显露快、操作简捷。缺点为髋臼显露不充分。较适合于人工股骨头置换术。

以 Watson-Jones 入路为代表：取仰卧位，臀下垫枕。做一弧形切口，自髂前上棘的外侧下 2.5 cm 处开始，向下后经过股骨大转子的外侧面，直至股骨大转子基底部下 5 cm 处止，分离臀中肌与阔筋膜张肌间的间隙，将臀中肌向后牵开，阔筋膜张肌向前牵开，外旋髋关节，在切口的下段将股外侧肌起端向下翻转或将股外侧肌纵行分开，以显露股骨大转子基底及股骨干的上端，切断臀中肌大转子止点的前部或行大转子截骨，于髋臼上缘及前缘各置一拉钩，顺股骨颈的前上面将关节囊纵行切开，外展外旋髋关节使股骨头向前脱出。

3. 直接外侧入路

通过牵开外展肌而暴露关节，优点为手术显露较广泛，可用于各种较复杂的人工髋关节置换术，缺点为大转子截骨或臀中肌剥离后需可靠修复，增加了手术时间和相应的并发症，术后可能并发外展无力或跛行。一般用于髋关节显露困难病例或翻修手术。双杯置换术由于不切除股骨头，髋臼显露与操作较困难，也常采用大转子截骨暴露。

Hardinge 入路：取仰卧位，患侧大转子靠手术台边缘。切口通过大转子中点，近端向后上方延长，远端沿股骨干前缘延长。沿皮肤切口切开髂胫束后，纵向切开臀中肌肌腱，使其在大转子近端向前翻转，向下延伸切开股外侧肌，将股外侧肌和臀中肌前部一并向前牵开。剥离臀小肌止点，暴露并切开关节囊，外旋内收患肢使髋关节前脱位。术毕需重建臀中小肌。

McLauchlan 入路：取仰卧位，以大转子中点为中心行外侧直切口，外旋髋关节，顺皮肤切口方向切开深筋膜和阔筋膜张肌，将这些结构向前牵开，暴露臀中肌和股外侧肌，顺纤维方向劈开臀中肌，以骨凿凿下两块相互垂直的大转子骨片，骨片近端仍与臀中肌相连，远端仍与股外侧肌相连，牵开骨块暴露臀小肌，分离臀小肌在大转子上的附着点，外旋髋关节，切开关节囊，紧贴髋臼和股骨颈前后缘插入两把 Hohmann 拉钩，屈曲外旋髋关节即可将关节前脱位。此入路可较好暴露髋臼和股骨颈，适用于常规置换术和翻修术。

其他包括 Harris 入路，Hey、Osborne 等改良入路，目的为尽可能保持臀中肌的连续性。

4. 后侧入路

在不同水平顺臀大肌肌纤维方向分离进入关节。主要优点为不涉及臀中肌，不影响外展功能，且对髋关节后方暴露良好，髋臼显露满意，并可探查、保护坐骨神经。缺点是髋臼前缘暴露和对前方软组织作松解较为困难，有报道认为术后假体后脱位发生率较高。

改良 Gibson 入路：取侧卧位，在骶骨与耻骨联合处安放透 X 线的固定托以严格保持骨盆垂直于手术台，利于术中定位。手术台与侧胸壁之间垫以软枕，使腋窝不受压迫。于髂后上棘前方 6~7 cm 近髂嵴处切开，向远侧经大转子前缘，沿股骨轴线向下 6~18 cm。做切口时如髋关节处于伸直位，则切口为弧形。如将术侧髋关节屈曲 45°，则皮肤切口为经过大转子、与臀大肌纤维方向平行的直切口。沿髂胫束纤维走向自远向近切开髂胫束到大转子，外展大腿，将手指伸入髂胫束下，触及臀大肌前缘，顺前缘向近侧延伸切开。内收内旋髋关节，显露大转子及附着其上的臀中、小肌。再将髋关节内旋，保持短外旋肌张力，切断大转子下方的股方肌，结扎旋股内侧动脉，紧贴大转子切断梨状肌、闭孔内肌及上、下孖肌，连同坐骨神经一起向后内牵开，暴露并广泛切开关节囊，如关节囊增厚或瘢痕化，应予切除，以利于安放假体和复位。屈髋屈膝、内收内旋下肢即可使髋关节后脱位。术毕时应修复短外旋肌群，以减少术后脱位。

Moore 入路：也称为"南方入路"。取侧卧位。从髂后上棘远侧 10 cm 处，沿臀大肌纤维方向，经大转子后方，再沿股骨干纵轴向远端 10 cm 切开，切开深筋膜，下段切开髂胫束，上段切开臀大肌筋膜，钝性分离臀大肌，牵开后暴露大转子及附着的肌肉，切断短外旋肌群，暴露、切开关节囊，屈髋屈膝 90°、内旋下肢，向后脱出股骨头。Moore 入路的近端切口较偏内下，显露坐骨神经和安放假体更为方便。

四、大转子截骨术

最初的 Charnley 人工全髋关节置换术均采用大转子截骨术，其优点在于：术毕缝合时大转子可向远侧及外侧移位固定在股骨干上，以增加外展肌力臂；术中比较容易脱出股骨头；髋臼显露较好；股骨髓腔扩髓时较少出现皮质穿通；股骨髓腔骨水泥充填方便；股骨假体植入容易，且位置较易控制。但缺点也多：术中出血较多；手术时间延长；大转子固定困难；易形成血肿；可发生大转子移位或骨不连；大转子滑囊炎；外展肌无力等。因此，在初次髋关节置换术时，这一方法已基本不用。但在一些特殊情况下仍可考虑应用，如髋关节强直、髋臼内陷、股骨近端畸形、严重髋关节发育不良等，大转子截骨有利于改善暴露、髋臼重建及股骨头脱位，股骨需短缩截骨或假体植入后外展肌松弛时也可采用，截骨方法可分为标准截骨、滑动截骨、斜行截骨、水平截骨、垂直截骨及扩展截骨（图 6-3）。其中斜行截骨、水平截骨、垂直截骨及扩展截骨较多用于翻修术。

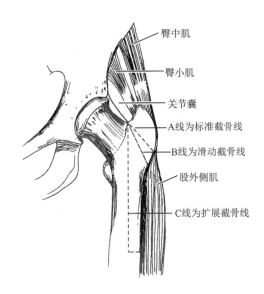

图 6-3　大转子常用三种截骨平面

1. 标准截骨

髋关节暴露后，从前向后于臀小肌和关节囊之间插入一把骨膜剥离器，截骨面位于股骨颈与大转子基部转折处，骨刀横过臀中、小肌止点与骨外侧肌起点交界的沟，至股外侧肌结节以远 1 cm 处。截骨时先剥离股外侧肌腱在大转子上的附着点，即可显示股外侧肌起点与臀中、小肌止点之间的沟状界限，骨刀可沿该界限完成截骨。将截下的大转子向近端牵引，切断短外旋肌的附着后即可连同臀中、小肌一起上翻。复位时以巾钳钳夹，四道 16～18 号钢丝作横向与纵向相互垂直环扎固定（图 6-4），也有采用两道钢丝固定或附加螺钉、Dall Miles 大转子抓持器固定（图 6-5）。

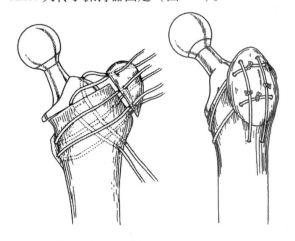

图 6-4　标准截骨后四道钢丝固定

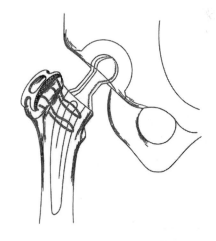

图 6-5　Dall Miles 大转子抓持器固定

2. 滑动截骨

由 Glassman 等报道，目前已替代标准截骨，其优点在于保持臀中肌—大转子—股外侧肌联合体的完整性，从而保证大转子原位复位，而且在发生大转子骨不连时，仍能保证外展肌的一定功能，大转子的血运也得到较好保护，使术后大转子上移、外展肌无力、跛行等并发症减少。截骨操作前，将拟安置骨刀或线锯处的股外侧肌从股骨干前外侧做骨膜下剥离，但保护该肌近端在大转子的腱性附着，在此附着点远侧凿断大转子，切断短外旋肌及臀小肌的附着，将臀中肌—大转子—股外侧肌一起向前移，这种方法大转子骨块较小，固定通常采用两道钢丝，先在股骨内侧小转子近侧钻两骨孔，再在股骨近端及大转子骨块上钻四个孔，钢丝穿好后，将臀小肌缝合于臀中肌深面，钢丝抽紧打结于大转子外侧。由于保留臀中肌与股外侧肌的连续性，大转子不可能发生上下移位，一般只使用 7 号丝线缝合，即可满足固定要求。

3. 斜行截骨

主要用于直接外侧入路时扩大暴露并预防脱位，臀中、小肌的分离同标准截骨。前半部分截骨较标准截骨偏近侧，方向相同，后半部分截骨线位于短外旋肌附着点和转子间棘的外侧，截骨块前宽后窄（图 6-6），但臀中、小肌均附着其上，大转子向近侧翻转，切除前关节囊，使关节前脱位。固定采用两道水平、三道垂直的钢丝，第三道垂直钢丝位于股骨干外侧，两道水平钢丝通过小转子包绕股骨近端。

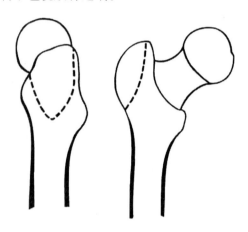

图 6-6 大转子斜行截骨

4. 水平截骨

在翻修病例需行大转子截骨时，有时由于转子间区局部骨量过少，按常规截骨后无法进行重新固定，此时可采用水平截骨。截骨在不破坏臀中、小肌止点的情况下，尽可能靠近端进行水平或短斜行截骨（图 6-7），固定时下肢外展位，截骨块向骨干方向推移，以利于重新附着于较好骨床上，骨块过大可明显影响推进幅度，采用四道钢丝固定或加钛网，以利于应力的均匀分布。

5. 垂直截骨

适用于曾行大转子向远侧推移截骨的病例，术时应充分显露股中间肌、股外侧肌在股骨上的附着直到大转子远侧，截骨必须在股骨外侧皮质外 2～3 mm，即在转位的大转子上截骨，以保证截下的大转子复位后可重新附着在松质骨床上（图 6-8），三道水平钢丝加钛网是比较常用的固定方法。

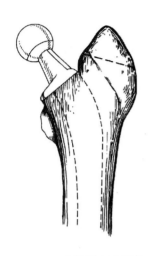

图 6-7　大转子水平截骨

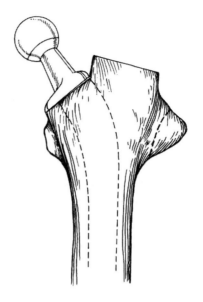

图 6-8　大转子垂直截骨

6. 扩展截骨

适用于翻修术，以利于取出固定好的假体和水泥鞘。术前必须根据 X 线及模板设计好截骨大小，一般使用前外侧骨膜及软组织为合页，形成包括臀中肌、大转子、前外侧股骨干和股外侧肌的完整骨，肌肉袖。在预计截骨平面的远侧预先捆扎一道钢丝以防劈裂，钢丝可在截骨片复位及固定后去除。截骨片不超过骨干周径的 1/3，纵向截骨线位于股外侧棘的前方，另一条与之平行，截骨面必须倾斜以保证复位时接触紧密，转子区截骨方向应向内斜以保证包括整个大转子。固定可采用多股钢丝或扎带环扎。对于重新骨水泥固定的假体，可先在截骨面铺上一层吸收性明胶海绵作为衬垫，以防止骨水泥渗漏到截骨间隙，影响截骨愈合。在需要将大转子向远端推移时，可在截骨块的远侧和近内侧分别截除部分骨质以利于推移。

五、麻醉

全身麻醉，也可采用连续硬膜外麻醉。

六、体位

健侧卧位，在骶骨与耻骨联合处安放透 X 线的固定托，以严格保持在手术全程中骨盆和躯干垂直于手术台，手术台平行于地面，以利于术中定位。

七、操作步骤（以后方入路为例）

1. 股骨头脱位及股骨颈截骨

经后方入路显露髋关节后，切开或切除后关节囊，将患肢置于最大内收内旋位，在髋关节内旋同时用骨钩向外牵拉股骨颈，使股骨头后脱位。使用骨钩（或 Hohmann 拉钩）有利于减少股骨干扭转应力，以防止股骨骨折和膝关节损伤。将患肢进一步内旋至胫骨垂直于手术台面，以试模确定股骨颈截骨平面，用电刀或骨刀标记截骨线。截骨线一般应位于转子间线的近侧，截骨面内侧一般在小转子上缘 0.5~1.0 cm，而股骨颈的外侧部分不应有任何残留。大转子的内面也应截除一层，以免妨碍髓腔钻与锉的插入。

2. 髋臼显露与准备

股骨颈截骨后，去除股骨头与颈，需要时进一步切除髋关节前方关节囊。用一钝头 Hohmann 拉钩从残留股骨颈下方插入，拉钩顶端越过髋臼前缘进入骨盆，将拉钩柄撬向前方，股骨近端即被推向前方而显露髋臼前缘。拉钩应紧贴髋臼缘骨皮质，以免损伤股神经、血管。在髋臼横韧带深面放置一 Hohmann 拉钩，暴露髋臼下缘。用另一 Hohmann 拉钩牵开髋臼后方软组织，适度旋转股骨以获得髋臼最佳暴露。如向前牵开股骨困难，首先应彻底松解关节囊，如仍不满意可切断臀大肌的股骨止点。清理髋臼盂唇、臼窝内的软组织及骨赘等，暴露出髋臼的骨性边缘。彻底切除臼窝内软组织有助于显露窝底骨板，后者是估计髋臼内壁厚度的重要标志，髋臼锉扩大髋臼时应深达臼窝底，以清除所有马蹄形软骨，但不超过窝底骨板。磨锉时应从最小号髋臼锉开始，先磨出臼窝中心与深度，再逐步增加髋臼锉直径，按假体植入方向扩大髋臼。如横韧带肥厚影响髋臼锉的进入，需予以切除，切除时应避免损伤闭孔血管分支，此处止血困难。磨锉时股骨颈残端应向前充分牵开，保证髋臼锉插入髋臼时不会受到股骨颈残端的限制和挤压而偏向后方，以致过多磨锉髋臼后上方的软骨下骨。磨锉过程应反复检查，保持固定的磨锉方向，保证所有软骨均被去除，直达有细小点状出血的软骨下骨板。磨锉后的臼窝最高点应高于髋臼外缘水平。

3. 非骨水泥型髋臼假体植入法

术前以假体试模测量假体的型号及植入方向。一般假体的直径较所用的对应髋臼锉大 1 mm，这样可保证假体有较好的初始稳定性。髋臼假体的正确定位为外展 40°±10°、前倾角 15°±10°，直柄假体前倾角宜稍大些。植入假体前将手术床位置归零，并检查患者体位是否仍牢靠地固定于 90°侧卧位，以获得准确定位。植入过程中，如假体已接触髋臼底，敲击时会有明显的音调变化，此时可经假体底部小孔检查假体与臼底骨面的贴合情况。如有必要可加用螺钉固定。在螺钉固定时需避免伤及周围血管、神经。目前一般采用 Wasielewski 的四象限法，即以髂前上棘和髋臼中点连线及与它垂直的线将髋臼分成前上、前下、后上、后下四象限。前上象限和前下象限应尽量避免安放螺钉，因可能伤及髂外动静脉和闭孔血管、神经。后上象限最安全，如在后下象限钻孔及拧入螺钉，术者以示指插入坐骨大切迹附近，以防伤及坐骨神经和臀上血管。一般采用直径 6.5 mm 的自攻螺钉，长度应使用测深器确定，一般安放 2~3 枚螺钉。螺钉头部应完全埋入假体上的螺钉孔，否则可导致聚乙烯内衬安放困难。冲洗后安装聚乙烯内衬。

4. 骨水泥型髋臼假体植入法

骨水泥固定的髋臼假体分两大类，带金属外壳的聚乙烯假体和全聚乙烯假体，目前认为带金属外壳的假体没有必要，也无任何优越性。植入骨水泥前，在髋臼顶的髂骨、坐骨、耻骨上钻数个直径 6 mm 的骨孔，以利于骨水泥的填充。擦干骨面，将湿砂期骨水泥用骨水泥枪注入骨孔，再将面团期骨水泥充填髋臼骨面，可用加压器保持骨水泥均匀，用定位器将髋臼假体植入，假体边缘应正好与髋臼骨缘吻合，不能过分加压，以免髋臼假体过度陷入造成骨水泥分布不均，维持压力至水泥完全固化。固定后假体周围与骨面间应有 2~3 mm 厚的均匀骨水泥。最好能预置 2~3 mm 厚的骨水泥钉或采用带突起的假体，以保证水泥充填厚度的均匀一致。清除周围溢出的骨水泥。

5. 非骨水泥型股骨假体植入法

在近端股骨下面放置一骨撬，将其撬起，牵开臀中小肌，用矩形开口器切除近端松质骨，矩形骨刀放置时应偏向大转子侧，即需凿除部分大转子内壁，使假体入口与髓腔保持同一轴线。直柄假体需在大转子内侧多切除一些骨质，以利于假体的中位植入。如股骨近端皮质很薄，可在小转子近侧预先绑扎一圈钢丝，以防扩髓和假体植入时造成劈裂骨折。非骨水泥型股骨假体有直柄与解剖柄等不同种类，前者用直的髓腔钻扩大髓腔，后者用软钻以适应股骨干的生理弧度。用柱形髓腔钻进行髓腔扩大，必须按从小到大逐级进行到接近术前模板测量结果。使用软锉扩大髓腔，应使扩出的髓腔较假体大 $0.5 \sim 2$ mm，以保证轻度弯曲的解剖柄能顺利植入髓腔。再用锥形髓腔锉扩大修整近端髓腔，从小号到大号逐级替换，髓腔锉击入时应遵循"锉进再击，锉停停击"的原则，不可用暴力。锉的方向应使拟安装的假体颈与股骨后髁切面一致或前倾 $15° \sim 20°$，避免颈后倾或柄内翻。各型髓腔锉应完全打入髓腔内。最后打入的髓腔锉的上缘标记线应与股骨颈截骨线平齐（图6-9A、B）。

检查髓腔锉是否稳定，透视验证髓腔锉的位置、大小和深度，必要时应做调整。安放股骨头试模，调整试模的颈长，如股骨近端无明显解剖变异，球头的中心应与大转子顶端平齐（图6-9C～E）。轻度屈髋，牵引下复位，牵引时应保持膝关节于屈曲位以减少坐骨神经张力。检查关节稳定性、活动度、下肢长度及极限活动时是否出现撞击。屈曲内旋脱出关节，取出髓腔锉，修整股骨颈截骨面，植入股骨假体及股骨头。如假体柄未能完全植入或假体陷入髓腔数毫米，则应重新调整股骨头高度。检查假体稳定性，反复冲洗伤口，牵引内旋复位，再次检查关节稳定性及活动度，在关节深处及皮下放置负压引流管，逐层缝合短外旋肌、深筋膜、皮下及皮肤。

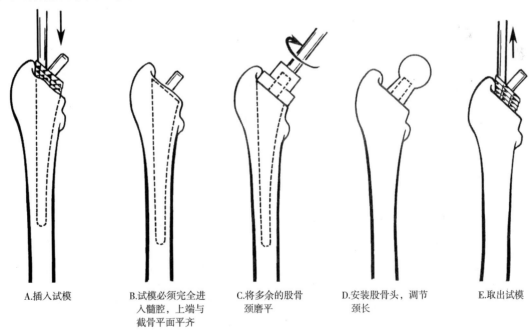

A.插入试模　　B.试模必须完全进　　C.将多余的股骨　　D.安装股骨头，调节　　E.取出试模
　　　　　　　　入髓腔，上端与　　颈磨平　　　　　颈长
　　　　　　　　截骨平面平齐

图6-9　试模的安放和调整

6. 骨水泥型股骨假体植入法

扩髓步骤同前，其配套髓腔锉较假体略大，以利于在假体柄周围留出 2 mm 的骨水泥充填空间。髓腔准备好后，首先冲刷髓腔，清除骨屑、血凝块及脂肪组织，用聚乙烯髓腔栓填塞髓腔，髓腔栓的位置应在假体末端远侧 1 ~ 2 cm 处，直径应略大于此处髓腔宽度。用纱条填塞止血并吸干髓腔，将骨水泥枪伸入髓腔，至枪头接近髓腔栓后注入骨水泥，边注边退，骨水泥注入时可将枪头自然顶出，插入假体柄，保持 15°前倾角。清理溢出的骨水泥，在假体近端持续加压至骨水泥干固。采用手工充填骨水泥时，骨水泥需在面团期置入，应先放置减压管以利于排出气体和血液等髓腔内容物，待骨水泥充满髓腔后拔除排气管。使用带领假体时领部应完全坐于股骨颈内侧残端上。

八、术后处理

负压引流管于术后48 ~ 72 h拔除。非骨水泥型全髋置换术术后3 d 内卧床，患肢置于外展、旋转中立位，可通过摇床调整躯干位置而被动活动髋关节。应在半卧位放置便盆以防髋过伸。3 ~ 7 d 后靠助行器或双拐在床边锻炼不负重站立和活动，逐渐增加活动范围，2 周后逐渐过渡到部分负重，6 ~ 12 周使用单拐，12 周后可逐步弃拐。骨水泥型全髋置换术可较早下地和负重，术后 2 ~ 7 d 即可下地练习站立和行走，术后 2 ~ 6 周由双拐渐改为单拐行走，以后逐渐弃拐。

（马 剑）

第二节 人工股骨头置换术

一、适应证

股骨头置换术，主要用于下列髋臼状况尚好的情况。
（1）年龄大于 60 岁的老年股骨颈骨折 Garden Ⅲ、Ⅳ型，伤前无骨关节炎症状。
（2）单纯股骨头颈粉碎性骨折。
（3）股骨头缺血性坏死 Ficat Ⅲ、Ⅳ期，髋臼未明显受累。
（4）陈旧性股骨颈骨折骨不连。
（5）股骨头颈部良性肿瘤。

二、禁忌证

（1）同人工全髋关节置换术。
（2）髋臼有破坏或退变明显者应采用全髋置换术。

三、麻醉

全身麻醉或持续硬膜外麻醉。

四、手术步骤

（1）可采用前外侧入路或后外侧入路。由于不需充分暴露髋臼，切口近端较短。

（2）常规显露髋关节后，切开关节囊，股骨颈骨折病例取出股骨头，非骨折病例将关节脱位，行股骨颈截骨。由于显露较小，有时关节脱位困难，可先行股骨颈截骨，用取头器取出股骨头。股骨颈截骨线内侧一般在小转子上缘 0.5～1 cm，股骨颈外侧部分应全部截除。取出股骨头后，测量股骨头直径大小，用股骨头试件置入髋臼，再次确认假体尺寸，切除髋臼窝内的圆韧带和盂唇。

（3）股骨髓腔准备、假体的定位和安装，与人工全髋关节置换术相同。

（4）人工股骨头安装完毕后，牵引复位，于关节深部放置负压引流管，修复关节囊，重建短外旋肌群，关闭切口。

五、术后处理

与人工全髋关节置换术相同。

（文雪平）

第三节　髋关节表面置换术

髋关节表面置换术已有很长的历史，早期主要是单杯成形术，目前较多采用双杯置换术。这种手术仅切除髋臼与股骨头的表面病变，切除骨量少，髋关节的解剖关系和应力分布均接近正常状态，植入的异物量少，可为以后的各种翻修术留下余地，因此曾受到广泛的关注。但术后股骨头缺血坏死、假体松动移位、股骨颈迟发骨折等并发症发生率高。

一、适应证

（1）青年或中年髋关节疾患，病变限于软骨和软骨下骨，大部分软骨下骨尚完整。因疼痛明显或伴明显活动受限已有人工全髋关节置换术指征，但又因年龄过轻不宜即行全髋置换术，可用单杯或双杯表面置换术做过渡性处理。

（2）符合上述条件的某些骨关节炎、类风湿关节炎患者，以及某些全身性疾病如石骨症所致的关节疼痛和活动限制，尤其是双侧性患者。

（3）陈旧性髋关节中心脱位。

二、禁忌证

（1）病变涉及深层骨组织。

（2）股骨头坏死变形。

（3）与人工髋关节置换术禁忌证相同。

三、手术步骤

体位与切口同人工全髋关节置换术。如做双杯置换术，有时需选用大转子截骨进路。

（1）显露髋关节后，切开髋关节囊，患肢外旋内收使髋关节前脱位。

（2）股骨头的处理是手术的关键，股骨假体的型号由股骨颈直径决定。在股骨头处理过程中不应破坏股骨颈皮质的完整性，否则术后易出现股骨颈骨折。先在股骨颈上安放股骨颈中心定位器，顺股骨颈方向打入导针，再用股骨头锉（阴锉，股骨头磨削器）锉去股骨头软骨面（图6-10），做单杯置换术时，选用尺寸相当的股骨头杯，套在股骨头上。如使用形状记忆合金杯，则先将杯状假体浸入消毒冰盐水中降温，将杯缘的6个锚固脚撑开，套在股骨头上。再以温盐水纱布热敷，锚固脚即恢复原状而收拢，达到满意固定（图6-11）。

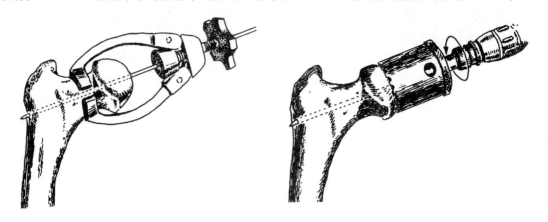

A. 安放股骨颈中心定位器后钻入导针   B. 沿导针安放股骨头锉，锉去软骨面

图6-10　髋关节表面置换术

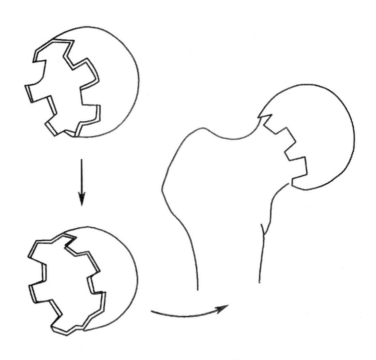

图6-11　形状记忆合金单杯置换术

注　低温下撑开锚固脚，安放在修整后的股骨头上，以热盐水纱布热敷后锚固脚恢复原形而收拢，牢牢固定在股骨头上。

（3）做双杯置换术时，髋臼的准备与臼杯的安装同人工全髋关节置换术，一般使用骨水泥（图6-12）。

（4）置换完成后，冲洗伤口，复位，留置负压引流，逐层关闭切口。

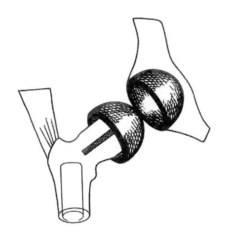

图 6-12　双杯表面置换术

（文雪平）

第四节　特殊患者的髋关节置换术

一、髋关节周围骨折

有移位髋臼骨折日后常可引起创伤性骨关节炎或股骨颈囊内骨折，后期出现骨不连或股骨头缺血性坏死而最终需要施行人工全髋关节置换术，以改善症状、提高生活质量。股骨转子间骨折也可能因初次治疗失败，而考虑关节置换治疗。

1. 髋臼骨折治疗失败后初次全髋关节置换术

髋臼骨折治疗理念已得到绝大多数学者认同，对于不稳定性髋臼骨折、髋臼负重区有明显移位骨折或股骨头与髋臼不匹配或髋臼骨折同时伴股骨头骨折均主张采用切开复位内固定，恢复正常解剖关系，达到骨折稳定。然而，仍有一部分患者治疗失败，出现骨不连、畸形愈合、创伤性骨关节炎。对于这部分病例是否需要施行人工全髋关节置换术，应根据病例具体情况而定。

髋臼骨折继发性髋关节骨关节炎，特别是骨折累及壁或柱时，日后常发生骨不连或畸形愈合或骨性解剖结构排列不齐。如果骨不连接间隙小于 10 mm，不影响 THR 手术操作，可取自体骨（股骨头）植骨填塞或采用髋臼重建接骨板，拉力螺钉将移位骨片固定。如果移位间隙 10~25 mm，骨折断端间隙瘢痕组织、异位骨片或骨痂必须清除，否则很难达到骨片复位。骨移位间隙内用颗粒骨或结构性骨植入。为了增强髋臼骨性结构，骨缺损区可用钛丝网加固或用髋臼金属环内固定。再植入骨水泥型髋臼假体。如果间隙超过 2.5 cm，必须尽可能恢复髋臼正常解剖关系，作颗粒骨植骨和重建髋臼接骨板固定。

新鲜髋臼骨折即使有明显移位，无施行关节置换术指征。骨折处理后 1 年或更长时间后出现继发性退行性变化伴有明显疼痛或功能障碍，方可考虑全髋置换术。

2. 股骨颈囊内骨折病例关节置换术

随着社会人口老龄化，髋部骨折即股骨颈囊内骨折和股骨转子间骨折发生率不断增加。

股骨颈囊内骨折骨不连、股骨头缺血坏死发生率仍居高不下。

股骨颈囊内骨折病例施行半髋或全髋置换手术指征、假体选择以及相关问题讨论如下。

（1）手术指征评估因素：股骨颈囊内骨折究竟采用内固定还是关节置换，取决于很多因素，包括骨折类型、患者年龄、骨质量、全身情况、生理活跃程度、骨折复位情况、稳定程度以及治疗时机等。

1）骨折类型：是决定治疗方案最关键因素之一。Garden Ⅰ、Ⅱ型即骨折轻度移位的稳定性骨折主张内固定。Ⅲ、Ⅳ型骨折的不连接、股骨头坏死或塌陷发生率显著增高。因此，Garden Ⅲ、Ⅳ型骨折尤其年龄大于 65 岁以上者，可选用半髋或全髋关节置换。

2）年龄：目前大多数学者认同关节置换适合老龄群体，尤其年龄大于 65 岁以上者偏向关节置换，而年龄较轻者主张闭合复位内固定。

3）全身状况与生理功能：股骨颈囊内骨折多见老年人群。老年人体质条件、有无夹杂症以及病情严重程度明显影响手术选择。

4）骨折治疗情况：有移位的股骨颈囊内骨折，由于各种原因，而延误治疗超过 3 周以上，应放弃骨折复位内固定而采用关节置换方案。

5）骨质量：骨折治疗方法应考虑骨质量如何。如果有严重的骨质疏松，内固定失败危险性显著增加，因此会更多地选择关节置换术。由于考虑到股骨头置换髋臼侧磨损会相当高，更多医生会选择全关节置换。

（2）假体选择。

1）单极人工股骨头置换：早在 20 世纪 40 年代，单极置换在股骨颈囊内骨折患者广泛使用。单极人工股骨头置换与内固定手术相比较，具有一定优势，康复快、早期手术效果优良、并发症少，但该手术仅适合年龄较大、活动量有限的病例，髋臼磨损仍是后期主要并发症之一，而需做翻修手术。

2）双极人工股骨头置换：双极假体置换手术概念的引进，极大地改善了股骨颈囊内骨折的治疗效果。双极置换手术效果明显优于传统的单极人工股骨头置换，尤其患者年龄小于 70 岁时，更显示它的优势。

3）全髋关节置换术：随着全髋关节假体工艺技术改进、手术技术提高，越来越多学者采用全髋关节置换术治疗有移位的股骨颈囊内骨折。它尤其适用于各种因素引起的髋臼侧有病变或陈旧性囊内骨折或闭合/切开复位内固定失败的病例。

3. 股骨转子间骨折病例关节置换术

无论是直接暴力还是间接暴力引起的股骨转子间骨折，由于该部位处于松质骨区域，血供丰富，很少发生骨不连或骨坏死。因此，无论是单极还是双极人工股骨头置换或者全髋置换在股骨转子间骨折治疗中很少有指征使用。

通常情况下，不应该选择该术式治疗转子间骨折。除非髋关节本身有病变或有症状或不能获得稳定的复位。此外，术者应充分认识到，转子间骨折施行关节置换，手术难度远远超过股骨颈囊内骨折。再加上患者年龄偏大，内科夹杂症较多，因此应慎重权衡。

不少文献对股骨转子间骨折采用关节置换提出较为严格的手术指征。它主要适合年老人群，患不稳定股骨转子间骨折或复位内固定失败或已有髋关节病变患者，方可考虑实施全髋关节置换手术。事实上对不存在髋臼病变的股骨转子间骨折病例，如果能遵循骨折复位原则，大多数病例可以通过钉板系统或髓内钉系统获得良好和稳定的固定。

二、髋关节骨关节病

骨关节病又称骨关节炎、肥大性关节炎或退行性关节炎。传统上将退行性关节炎又分为原发性和继发性两大类。

我国一些地区的流行病学调查资料显示，骨关节病发病率可达 10% ~38.7%。老年群体中 80% 以上在影像学上可出现骨关节炎表现，但有明显症状而需要医疗干预的占 10% ~30%。它的临床发病特点为缓慢隐匿性、进行性、反复发作性关节疼痛、肿胀，每次发作往往有外界因素如劳累、活动量增加、负重、气候温差或湿度改变等因素激惹。经治疗以及局部制动休息，症状可缓解、消失。随着病变加重，症状发作频率加剧，每次发作持续时间延长，症状缓解期缩短，而出现持续性隐痛、静息痛或夜间痛醒，关节活动幅度也随病变加重而逐步减少，关节僵硬继而关节畸形，关节功能障碍进一步加重。

早期髋关节骨关节炎 X 线检查可以正常或仅仅关节囊肿胀，关节间隙轻微狭窄。随着病变加重，X 线影像学表现逐渐明朗。负重区关节间隙进一步狭窄，甚至消失，髋关节股骨头与髋臼外上方相对应负重区出现骨小梁致密、增生、硬化，继而出现大小不一、形态各异的囊性变，关节非负重区包括髋臼、股骨头边缘四周骨赘增生，使股骨头呈蘑菇状。有些病例可出现股骨头内下方骨赘大量增生，髋臼底卵圆窝骨赘形成，以至于将股骨头逐步向外、向上推移，变形的股骨头呈半脱位，Shenton 线中断。

由于髋关节骨关节病自然病程相当漫长，临床症状和体征严重程度也千变万化，而且个体差异很大，患者治疗要求也各异。临床经验表明，目前还是以症状治疗为主。消炎止痛类药物仍然是治疗骨关节炎主要手段之一。相当多患者症状缓解，关节功能有所改善。除非正规的保守治疗无效，症状持续加重，严重影响正常生活，才可考虑手术治疗。全髋关节置换术可获得满意的治疗效果。

1. 适应证

严重髋关节骨关节炎，经正规保守治疗无效，严重影响日常生活和生活质量。年龄是一个重要因素，应尽可能推迟，但也不是绝对的。

2. 手术切口与暴露

如果关节畸形不严重，无明显骨赘，髋关节外侧切口已可满足。但对一些关节畸形严重病例或者髋周围骨赘大量增生、半脱位病例，髋关节后外侧切口或经大转子髋关节后外切口较合适，便于手术视野暴露和手术操作。

3. 关节囊及髋周围软组织处理

关节畸形严重或伴脱位病例，髋关节囊及其周围肌肉（如髂腰肌、内收肌等）均有挛缩，为达到满意复位，髋关节周围肌肉必须充分松解和剥离，纤维瘢痕化关节囊应完整切除。

4. 髋臼植入床处理

严重髋关节骨关节炎病例，髋臼壁四周以及卵圆窝有大量骨质增生、骨赘形成。卵圆窝可完全被骨赘覆盖而消失，因此髋臼完全暴露后，首要手术操作步骤是将骨赘去除，显露卵圆窝。识别卵圆窝有两个重要解剖标志：①连接卵圆窝下端横切迹上的横韧带；②卵圆窝内找到纤维脂肪组织。即使是十分严重的骨关节炎，甚至关节僵直病例，这两个解剖结构仍较恒定。一旦显露卵圆窝后，即可逐步研磨扩大髋臼窝，尽可能磨除髋臼顶的硬化骨，希望髋臼植入骨床有少量血液渗出。严重髋关节骨关节炎病例，髋臼解剖形态或结构可以异常，如果髋臼假体缺乏有效骨床面积覆盖，应考虑采用特殊假体（Oblong 假体）或大块植骨或用髋臼接骨板加颗粒骨植骨方法，使髋臼假体得到良好的初始稳定。通常情况下，髋臼假体首选生物学固定假体固定，除非采用大块植骨或接骨板加植骨病例，才考虑采用骨水泥型固定假体。髋臼假体植入后，显露于髋臼假体周围的骨赘或残留骨水泥必须清除，以防日后脱位的发生。

5. 股骨髓腔假体植入床准备

髋关节解剖异常包括股骨近端骨结构或形态异常。应特别注意股骨假体不要过度前倾或过度后倾植入。股骨假体的选择应根据股骨质量、髓腔形态和大小。如果股骨髓腔呈烟囱状，股骨皮质薄，骨稀疏，髓腔横径大于 13 mm 或患者年龄偏大，大多数学者主张选用骨水泥型假体。

三、类风湿关节炎

20 世纪 50 年代，英国著名骨科医生 Sir. John Charnley 率先采用人工髋关节置换术治疗 100 例类风湿髋关节炎病例。良好的早期手术效果在当时的骨科界中引起了轰动。这一历史性文献成为日后人工关节发展的巨大推动力。如今，关节置换术已在世界范围内得到极大的普及，手术病种也早已不再局限于类风湿关节炎，手术患者年龄也趋向年轻化，手术效果越来越得到患者和医生的认可。

类风湿关节炎是一种全身性、系统性胶原结缔组织病变。临床通常以对称性、游走性四肢关节受累，尤以侵犯小关节为特征的关节滑膜炎症反应。关节疼痛、肿胀是类风湿关节炎最常见的症状和表现。类风湿关节炎尽管以侵犯小关节为特征性表现，但大关节，如髋关节、膝关节、肘关节、腕关节等也常被波及。

早在 1967 年美国风湿病协会就已制定类风湿关节炎疾病诊断标准，1987 年又做了修订。临床诊断并无多大困难。但应澄清几个问题。类风湿因子阳性并不能诊断类风湿关节炎。正常人群，尤其老年人类风湿因子阳性可高达 10% ~ 20%。活动期类风湿关节炎，红细胞沉降率（ESR）、C 反应蛋白（CRP）几乎都增高。但这些是非特异性诊断指标，它可作为疾病是否稳定、是否被控制的良好观察指标。

类风湿关节炎是一种全身性，而且是终身性的疾病。治疗目标是减轻疼痛，改善症状，恢复功能，促进康复。类风湿关节炎是以药物治疗为主，而局部手术治疗，包括滑膜切除术、关节融合术、截骨术、关节置换术，仅仅作为一种辅助措施。

类风湿关节炎患者经过内科治疗，相当多病例症状得到控制和缓解，但由于病理性质所决定，关节破坏、僵直、畸形、严重病痛给患者带来极大痛苦。这些功能上的病症最终需要手术干预才能得到改善。

1. 围手术期评估与处理

类风湿关节炎患者如果需要手术干预，应该选择在最佳状态下进行，也就是在病情较稳定情况下施行手术。病情稳定最好的指标是对患者的全身状况、精神状态、关节疼痛与肿胀等进行客观地评估，ESR、CRP 是较好的指标。如果每月检查 1 次 ESR，连续 3 ~ 6 个月始终维持在 40 ~ 60 mm/h，那么可认为病情较稳定。我们不希望看到 ESR 大幅度波动，也不希望 ESR 持续超过 80 mm/h。围手术期有以下几个特殊问题需要关注。

（1）术前 2 周开始停用非甾抗炎药，包括小剂量阿司匹林。

（2）皮质激素应用问题：类风湿关节炎患者往往长期使用激素，围手术期应注意如下几点：如果皮质激素已停用 2 年以上，该患者应视为皮质功能正常；停止使用皮质激素已超过 8 个月，手术风险较少，持续服用 3 年以上者，并发症明显增加；术前正在接受激素治疗者，术前应继续使用维持量，术前 1~2 d 静脉滴注氢化可的松 100 mg，术中静脉滴注氢化可的松 100~200 mg，静脉滴注地塞米松 10~15 mg；术后 1~3 d 静脉滴注氢化可的松100~200 mg。视病情变化、体温、精神状态调整，以后逐渐减量恢复至术前用量。如术前停药不足 1 年，术前 1 d 可酌情静脉滴注氢化可的松 50 mg，静脉滴注地塞米松 5~10 mg，术后1~3 d，维持用量，视病情逐步减量至术前用量。

（3）停止使用免疫抑制药。

（4）麻醉问题：全身麻醉应该属最安全方法之一，便于术中控制与调整。但类风湿关节炎患者有很大一部分患者可同时夹杂侵犯上颈椎的强直性脊柱炎，因此术前必须很好检查，避免因插管而引起的颈椎过伸，造成 C_{1-2} 半脱位或脱位。此外，类风湿关节炎患者往往夹杂弥漫性肺纤维化、肺弥散功能低下、胸廓活动僵硬、肺通气量不足，均可对麻醉带来麻烦，应予注意。

（5）免疫功能低下与感染：类风湿关节炎患者免疫功能低下，再加上长期使用免疫抑制剂或激素，使这类患者处于手术感染高风险之列。

2. 髋关节置换相关问题

（1）手术程序问题：类风湿关节炎往往全身多关节病变，可同时对称性侵犯髋关节、膝关节，甚至踝关节或上肢关节。因此，手术程序涉及哪个关节先手术、哪个关节后手术的问题。通常原则是症状明显、畸形严重、功能欠佳的关节先手术；先近端，后远端。例如，髋关节、膝关节同时受累且病变程度相似，则先施行髋关节手术，后膝关节。不太积极主张一次麻醉，双侧同时手术。原因是这类患者抗休克、抗感染能力低下，手术风险大。

（2）假体选择：类风湿关节炎患者往往伴有骨质疏松、骨质量欠佳、髓腔宽、皮质骨菲薄，因此应首选骨水泥型假体。尽管有时这类患者年龄很轻。

（3）髋臼内陷：是类风湿关节炎患者髋关节受累的特征性表现。髋臼内陷往往引起术中股骨头脱位困难，且过度内陷可引起髋关节力学性能改变，因此对这类患者内陷髋臼应植骨修补，恢复正常的髋臼球心。

（4）髋关节纤维或骨性强直：也是类风湿关节炎患者较为常见的病理表现，造成术中操作困难。如遇到此种情况，可经大转子截骨的髋关节后外切口暴露，然后截断股骨颈，再将股骨头从髋臼窝内取出。尽管这类患者关节已纤维骨性连接，但卵圆窝内纤维脂肪组织往往均保留，因此当股骨头取出后，修整髋臼窝时找到纤维脂肪组织，表明已到达髋臼底部，不必再加深研磨髋臼。

（5）康复问题：类风湿关节炎往往多关节受累，再加上疾病本身影响，全身情况差，因此髋关节术后康复问题尤为重要。要求术后即刻起实施康复护理。应根据每个患者病变程度制订个体化康复计划，尽可能早下地站立，扶助步器行走，加强置换关节的主动和被动活动。

四、发育性髋关节结构不良

髋关节重建外科领域中，有一组是因髋关节发育不良（DDH）继发性骨关节炎需要置换关节的病例，此种病例手术技术上会遇到很大的困难，如髋臼严重的发育不良，臼太浅，臼的横径太短，无法覆盖股骨头或股骨头高位脱位，肢体严重短缩，股骨前倾角过大等。这些病例手术治疗难度大，且并发症发生率高。

先天性、发育性髋关节病损，由于病情与病理变化差异很大，出现的临床症状也千变万化。轻度髋臼发育不良的患者，年轻时可无任何症状，到了后期因为出现继发性骨关节炎症状就医才明确诊断。而髋关节半脱位病例出现临床症状的时间、严重程度，远比全脱位病例早、重。

髋关节发育不良，包括半脱位或全脱位的病例，主要表现为继发性骨关节炎症状。常主诉髋部疼痛、无力、疲劳感，这些症状随着年龄增长，活动量加大，变得尤为明显而且不断加重。症状缓解期越来越短，肢体功能也越来越差。

X线影像学对诊断DDH是不可缺少的重要依据。除了CE角、Shenton线评估髋臼有无发育不良外，髋臼俯倾角（又称Sharp角）和髋臼深度可定量评估髋关节。

成年病例中，还包括一部分股骨头完全脱位或称高位脱位病例，股骨头上移5cm以上，髋臼呈现不同程度发育不良，臼窝浅、小、前倾增大，股骨头直径小，股骨颈前倾角增加，大转子后置，股骨干发育差，髓腔细小，髓腔横径与前后径比例倒置。

DDH病例治疗应根据不同的年龄段、病变严重程度、临床症状而采用不同治疗手段。成年人DDH病例治疗大致分两类。一类是截骨术，包括Steel设计的髂骨三枝截骨术、髋臼周围截骨术、髋臼旋转截骨术、骨盆内移截骨术或股骨转子间内翻、外翻截骨术。这一类手术只适合年龄较轻，髋臼和股骨头无明显退变的病例。另一类即髋关节重建置换术。

1. DDH全髋关节置换术的指征

对于严重的髋关节发育不良、继发性骨关节炎病例，出现严重的临床症状而需要手术时，必须慎重考虑手术的复杂性和严重并发症发生的高危险性。这些手术并发症包括植骨块不连接、神经牵拉伤、早期的假体松动等。因此，对DDH需要关节置换病例，必须严格掌握手术指征。患者和医生都必须充分认识到手术风险和手术难度。

2. 手术切口暴露

不同医生可能会选择不同切口暴露，如髋关节后外侧切口或直接的外侧切口。但不论是选择哪一种切口，均要求组织创伤较小，手术视野较大。DDH病例切口暴露另一要求往往是切口暴露与截骨、短缩股骨相结合。

全脱位病例，真髋臼暴露，是手术的关键。真髋臼的位置通常比想象的位置更远端，更偏内侧。而且髋臼窝往往被髋关节囊、纤维瘢痕组织或髋臼顶部异常骨隆起所掩盖。为了较好地暴露髋臼，常需要松解髂腰肌止点。

3. 髋臼侧重建

一旦真髋臼完全暴露后，首要的任务要仔细检查髋臼残留畸形严重度、髋臼方位、有无前倾等。在有限的骨量结构下，究竟采用骨水泥技术还是生物学固定技术，尽管有不同观点，但目前大多数学者主张采用生物学固定髋臼假体。

大多数中等量骨量减少病例，采用传统常规技术或采用小髋臼假体可获得满意的手术效果。对于髋臼有缺损的病例，首先采用小直径髋臼假体。如果采用生物学固定假体，约70%假体表面被自身骨床所包涵，已可获得足够支撑。髋臼侧骨缺损少于50%，即植骨块覆盖不超过髋臼的50%，采用自体股骨头植骨、骨水泥型假体可以获得良好效果，如果骨缺损范围大，真臼对髋臼假体的覆盖不足50%，可以将髋臼假体适当上移，以获取更大的覆盖，但这一方法存在争议。

4. 股骨侧重建

轻度髋关节发育不良继发性髋关节骨关节炎需要施行全髋关节置换术的病例，在股骨侧手术操作中并没有太多的困难。然而，一些严重发育不良病例，往往伴有股骨解剖异常，包括股骨严重变形、股骨髓腔太细、股骨髓腔横径与矢状径比例明显差异、股骨前倾角过大，而且还不仅仅是骨性结构异常，还包括软组织，如外展肌、髂腰肌、内收肌等挛缩或瘢痕形成，使手术操作，特别是恢复髋关节正常生物力学特性、恢复两下肢等长遇到意想不到的困难。

股骨近端骨结构异常可借助于特殊类型的股骨假体柄，如采用横径较细的直柄、短柄假体等措施来克服。近年来，有一些特殊类型的假体或定制假体可满足股骨发育不良导致的解剖结构异常的特殊要求。

股骨前倾角过大可以是特发性或髋关节发育不良病例特征之一。髋关节重建手术中没有足够的纠正将引起假体颈或大转子后方的撞击，髋关节外旋活动受限，甚至发生髋关节前脱位。

除了采用假体特殊设计来满足过大前倾角的纠正外，还可采用转子下去旋转截骨，结合切口的暴露，既可短缩股骨干满足股骨下移目的，又可纠正过度前倾角。如果使用股骨干截骨方法暴露，可使用骨水泥固定或生物学固定假体，但考虑到骨水泥有可能嵌入截骨断端之间，因此有学者喜欢采用生物学固定假体。

股骨侧重建时，外展肌功能的恢复是一个处理的重点。在全脱位或严重半脱位病例，常需要将大转子下移。特别有一些病例，为了将髋臼假体安放在真髋臼窝内，做股骨转子干骺端区域或小转子下短缩，大转子必须下移。

一旦骨性结构排列异常得到纠正，而不注意软组织结构特别是神经、血管张力改变，将引起严重并发症。一般认为，肢体延伸3~4 cm，神经、血管牵拉相对较安全。为了防止股骨下移而产生神经、血管的牵拉伤，对高位脱位，尤其股骨头上移超过4 cm的病例，股骨下移前应短缩股骨。

五、股骨头无菌性坏死

股骨头无菌性坏死（AVN）是引起髋关节病废最常见的原因之一。它可以由各种不同原因引起股骨头血供障碍，出现髋部疼痛、跛行、关节功能减退。AVN的治疗，目前仍有很大的争论，但多数学者同意，应根据该疾病的不同阶段、病变侵犯范围、患者年龄、临床症状而实施不同治疗方案。

非创伤性股骨头无菌性坏死，临床表现十分隐匿，特别是疾病早期阶段可以无任何症状或无任何诱因引起髋部不适、隐痛、胀痛，疼痛部位定位模糊，经休息或局部制动，症状很快改善或消失，但随病变发展，这些症状逐渐加重，发作持续时间越来越长，缓解期越来越短，而且突出表现在夜间疼痛加剧，髋关节活动幅度减少，体检时常可引起髋关节疼痛激惹，引起患者髋部强烈不适。

诊断 AVN，必须要考虑股骨头无菌性坏死分期（分级），这对指导或诊断 AVN 疾病严重程度，以及确定治疗方案必不可少，也是评估疗效的重要依据。Ficat 分期是目前公认的传统的 X 线分类方法，它分 0～Ⅳ期。

1. 关节软骨面未塌陷病例选择

股骨头无菌性坏死，临床出现明显疼痛，尤其夜间疼痛更为突出，经 X 线影像学检查，病灶属 Ficat Ⅰ期或 Ⅱ期，有强烈指征实施坏死病灶钻孔减压术或带血供的自体腓骨移植。

2. 股骨头塌陷（Ficat Ⅲ、Ⅳ期）

一旦关节软骨面塌陷，治疗就变得十分困难，目前比较公认可接受的治疗方案有两大类：①股骨近端截骨术；②关节置换术。

（1）股骨近端截骨术：最常用的有股骨转子内翻截骨术、外翻截骨术或转子旋转截骨术。这些截骨术基本原理是通过截骨股骨近端重新排列，使股骨头坏死区域远离髋关节负重区或者使坏死区包容在髋臼窝内，从而减轻症状。

（2）关节置换术：有 3 种不同类型手术可考虑，即关节表面置换术、半髋置换术、全髋置换术。

1）关节表面置换术：关节表面置换术理论概念十分诱人，但临床实践发现，无论是短期或长期的手术疗效均令人失望。

2）半髋置换术：包括单极股骨头和双极股骨头。从理论上说，单极股骨头置换假体是能被接受的，但问题是"金属对关节软骨匹配"构成关节，只能使关节软骨面不断磨损，因此年轻患者单纯股骨头置换，手术效果不理想。

20 世纪 70 年代，在单极假体基础上，发展了双极置换假体。

3）全髋关节置换术（THA）：AVN 患者，全髋关节置换术短期手术效果理想，但与其他病种接受全髋关节复位（THR）相比较，AVN 病例良好的短期效果随着时间的推移，失败病例明显增多。

非创伤性股骨头无菌性坏死，除了年龄因素外，还须考虑引起 AVN 潜在的病因因素对THA 手术的影响。这类病例往往因接受器官移植、系统性红斑狼疮、肾脏疾病、皮肤病、眼病而长期使用激素，继而出现骨坏死。这类患者往往同时伴有肝、肾功能不良，抗感染能力低下，加大了手术的风险，应引起注意。

在假体的选择上还是坚持一般的原则，重点是观察骨质量与髓腔形态。如果骨质稀疏，髓腔宽，皮质薄，应首选骨水泥型假体。相反年龄轻，骨质量相对较好，髓腔呈漏斗型，特别髓腔峡部骨量正常，应考虑生物学固定假体。髋臼侧首选是生物学固定假体，其次才是骨水泥型固定假体。

六、畸形性骨炎（佩吉特病）

西方国家 40 岁以上人群中，畸形性骨炎发病率为 3%～5%，并随年龄增长而增加。汉族人中，无确切统计数字，但总体发病率很低。

畸形性骨炎病因至今不完全了解，但有依据支持遗传和病毒感染是可能因素。畸形性骨炎有明显的家族遗传倾向。病毒感染如麻疹病毒、犬瘟热病毒基因感染诱发畸形性骨炎也被众多学者认可。值得注意的是，畸形性骨炎可发生恶变。

区分骨痛起源于畸形性骨炎还是髋关节骨关节病，有时确实十分困难。两者均可产生模糊疼痛感，并随负重增加而加剧。但如果畸形性骨炎处于活动期，常可出现骨代谢紊乱的生化指标，碱性磷酸酶和羟脯氨酸分泌异常增加，放射性核素骨扫描显示核素浓集，这有利于作出正确诊断。此外还可采用抗畸形性骨炎药物治疗，如降钙素、二磷酸盐，其不但可以作为诊断性治疗，且有利于手术前控制活跃的病情。

畸形性骨炎累及骨盆、髋臼或股骨近端，X线常显示髋内翻畸形，关节间隙狭窄、骨软骨破坏或髋臼内陷，股骨向外弓形畸形。患者最终因疼痛和功能障碍而需要手术干预以缓解症状。如果施行全髋关节置换术，需要注意以下问题。

1. 骨骼畸形

包括髋内翻、髋臼内陷、骨干弓状变形、骨硬化，手术有一定难度。髋内翻畸形，常可累及股骨近端弓形突出。如果按常规操作，股骨假体柄往往呈内翻位植入，导致假体柄早期出现松动。有两种方法可克服或避免假体柄内翻位植入：①对股骨近端有明显弓形突出病例可分期或全髋手术时同期施行股骨弓形突出部位基底向外的楔形截骨术，纠正股骨力线，保证假体柄中和位植入；②术前假体柄模板测量可发现如果按正常要求将股骨假体柄中和位植入，股骨假体柄插入股骨髓腔入口部位不是位于正常的股骨颈截面上，而是偏移到股骨大转子部位。因此，手术时可先施行大转子截骨术，假体柄进入股骨髓腔，使假体柄呈中和位植入，大转子下移，保持正常的张力下用缆绳或钢丝捆扎固定。

2. 严重髋臼内陷

术中股骨头脱位会遇到一定困难。此时可先行大转子截骨术，随后脱位。轻度内陷，髋臼植入床按常规操作。对于严重病例，髋臼内壁有明显缺陷，应采用植骨方法或金属网套加植骨修补内侧壁骨缺损，使髋臼股骨头球心外移和下移。

3. 畸形性骨炎患者手术中有出血倾向

特别当该病处于活动期时，因此术前应内科治疗，控制病情，减少术中出血。

4. 假体选择

由于该病最终出现骨代谢紊乱，正常骨形成发生障碍，因此在假体选择上主张采用骨水泥型假体。

七、帕金森病

帕金森病是脑干基底节的神经性病变。临床上除了表现出静止性震颤外，还可出现表情淡漠、僵硬、不协调、躯干向前俯冲、拖沓步态。由于该病是进行性症状加重、步态不稳、严重的失衡，再加上该病内科治疗的不良反应造成直立性低血压，因此患者常因低能量生活外伤造成髋部移位骨折。

帕金森病患者并发股骨颈囊内骨折，治疗基本上仍按照正常人囊内骨折治疗原则。对于Garden Ⅰ、Ⅱ型囊内骨折仍主张内固定，而Garden Ⅲ、Ⅳ型患者应接受双极股骨头或全髋关节置换治疗。多数医生认为，尽管患者患有不自主震颤、僵硬，但这并不影响骨折的愈合。为了有利于术后康复，实施内固定必须确切有效，尽早恢复到受伤前健康状态。如果坚强内固定不能获得或由于骨残端严重骨质疏松或呈粉碎性骨折，应考虑双极股骨头或全髋置换术。但应注意到，部分患者由于外伤或接受外科手术后，帕金森病症状会加重、恶化。

有文献报道，帕金森病接受关节置换是安全的、有效的。关节置换（单极、双极股骨头或全髋）优缺点争论的焦点集中在术后关节稳定性和死亡率。

帕金森病患者常伴有髋关节屈曲和内收挛缩。部分严重患者常可因肌挛缩而影响骨折的稳定复位或影响术后关节活动幅度甚至关节置换术后脱位。因此，对于屈曲和内收挛缩病例，应施行关节囊、髂腰肌止点松解术、内收肌止点切断术。术后有时需要支具、皮肤牵引，甚至石膏固定，防止屈髋内收位导致髋脱位。

几乎所有病例术后早期功能恢复良好。长期疗效很大程度上取决于帕金森病病情发展。长期随访中 70% 病例病情发展加重。

帕金森病患者接受关节置换术是安全的，近期效果良好。多数医生选择髋关节前外侧手术切口暴露，对于屈髋、内收肌挛缩病例应施行肌腱松解术，以恢复良好关节活动幅度，降低脱位的发生率。术后要继续监视帕金森病病情的进展。术后早期应防止肺部、尿路感染，注意避免压疮发生。手术长期效果往往取决于帕金森病神经病损的发展与控制。

八、血友病性关节炎

近年来血友病诊断技术、治疗措施有着迅速的发展与提高。目前已有血凝团蛋白替代疗法可有效控制出血，为矫形手术操作提供了安全有效的保证。因此，一些血友病患者如果需要手术，已完全可能与非血友病患者一样，采用相似手术手段，获得疾病康复。

髋关节反复出血导致关节破坏、畸形，临床出现髋部疼痛、功能障碍。病程晚期不得不考虑手术干预以改善临床症状。对于这一特殊类型出血性疾病患者，重要的是有一支专职医疗队伍。由血液内科、骨科、麻醉科等医生共同参与。此外，还应有训练有素的护理人员、血液检测专业人员、血库人员等共同参加。

围手术期处理：术前除常规化验外，必须了解凝血因子水平，有无凝血因子抑制物，人免疫缺陷病毒（HIV）是否阳性。手术当天清晨给予凝血因子，要求达到 100% 正常血浆凝血水平（Ⅷ因子 1 U/kg 将提高 2% 凝血因子水平；Ⅸ因子 1 U/kg 将提高 1.5% 凝血因子水平）。手术前测凝血因子水平，术中 4 U/（kg·h）补充凝血因子使血浆凝血因子水平达 80%～100%，不宜采用椎管内麻醉以避免椎管内出血。假体选择曾有不同争论，有学者认为血友病均为年轻患者，因此主张采用生物学固定假体，但手术结果并不显示优越性。另一部分学者主张根据患者骨质量选择假体种类，也有主张用骨水泥假体。术后继续补充凝血因子，要求维持在 80% 以上。术后第 5 天起至拆线，凝血因子维持在 40%～60%。术后康复训练应给予凝血因子补充，避免使用非甾体抗炎药、抗组胺类药物，避免影响血小板功能。术前、术后抗生素使用按常规操作。

抗Ⅷ因子抑制物阳性病例，应予特别注意，必须与血液科医生密切配合，避免发生严重并发症。

HIV 阳性血友病，手术指征很难控制，必须慎重考虑利益与风险比值。

（刘相成）

第七章

人工膝关节置换术

人工膝关节技术与人工髋关节一样，也是从原始关节成形术基础上发展起来的。但人工膝关节技术发展较晚，所以借鉴了许多人工髋关节的技术。20世纪早期，各种假关节成形技术占有主导地位，多数膝关节因感染而残留的关节畸形或强直，经原始的假关节成形术，获得了未曾预料的效果。加上当时髋臼成形术的效果令人鼓舞，导致了旨在改进假关节成形术效果，而于20世纪50年代早期设计研制出一些膝关节假体，但由于其临床效果不理想，很少使用。在20世纪50年代后期及整个20世纪60年代，膝关节成形术主要是铰链式假体置换术，这便是最早的人工膝关节。这种关节假体早期效果很好，但由于不能适应膝关节在正常步态周期中多种活动自由度的要求，因而不耐用，很快即出现松动，且感染率高，加之这种关节假体是金属—金属设计，可产生磨损、柄断裂，而且很难挽救，因而渐渐被取代。

20世纪70年代早期，加拿大骨科医生Frank Gunston设计出首例膝关节表面置换假体，这种关节假体是多中心性，由金属与多聚乙烯组成关节，术后主要靠膝关节周围韧带的稳定性限制而产生正常膝关节活动，这被认为是人类历史上第一次真正意义上的膝关节表面置换术。这种技术的出现是人工膝关节成形术的一大进步，更是将全髋关节置换的有关技术应用到膝关节的有益尝试，但毕竟胫骨不同于股骨，胫骨上有多种软组织、韧带附着，并在膝关节运动中发挥重要作用。20世纪70年代中期，全膝置换术（TKA）的出现，标志着人工膝关节技术史上的又一次革命。TKA的成功率较高，术后10~15年随访优良率达98%。此后全髁型假体的设计又有一些改进，如胫骨假体金属托及标准组合式假体的设计，使术后TKA技术日臻完善，并最终成为目前人工膝关节置换术的设计标准。

第一节　膝单髁置换术

膝单髁置换术（UKA）是仅对膝关节内侧或外侧间室进行关节表面置换的治疗方法。主要目的是替代膝关节胫骨和（或）髌骨受破坏的软骨表面。

一、适应证与禁忌证

对于仅有单髁病变的骨关节炎患者来说，选择膝单髁置换术（UKA）比胫骨近端高位截骨术（HTO）和全膝置换术（TKA）更好。其成功率高于HTO，而且并发症少。双侧病变时，可在同一麻醉下同时进行双侧手术。术后完全康复的时间平均约为3个月。与TKA

相比，UKA 的优点是保留了交叉韧带、对侧髁骨质及髌股关节的完整。理论上 UKA 失败后的翻修手术要比 TKA 失败后的翻修手术更容易。

在决定采用 HTO 还是关节置换术时，需要考虑的因素包括年龄、体重、职业、膝关节活动范围（ROM）、畸形以及是否存在半脱位等。对于年轻、体重大、活动量大而关节活动度好的患者，通常选择 HTO；而对年龄大、体重较轻或中年妇女则更适宜 UKA。一般而言，HTO 更适合男性，因为过度矫正时可能会引起难以接受的外观改变。对于存在严重畸形或严重半脱位的患者，最好选择 TKA，以便更好地恢复下肢对线和膝关节平衡。

一旦决定采用关节置换术，需要根据术中情况选择 UKA 或是 TKA。仔细检查膝关节，一般受累的髁会出现骨质硬化，而对侧髁的关节面应当完整，没有软骨软化灶，更不应当有裸露的软骨下骨质。膝内翻畸形加重时，会出现早期的半脱位，在股骨外侧髁的内缘会出现继发改变，包括软骨局部受损以及骨赘形成等。小的病灶行清理后，可进行单髁置换；较大的病灶表明胫骨外侧半脱位严重，通常伴有前交叉韧带受损。

髌股关节的受累机会和程度常比对侧髁多而严重，但通常不影响单髁置换。髌骨的病灶比股骨滑车病灶更容易接受。但是大多数学者把髌骨出现软骨下骨质硬化作为单髁置换的禁忌证。

还有一个要注意的问题是滑膜的受累情况。长期随访结果表明下列病变行单髁置换时，常会因对侧髁室病变加重而导致手术失败，如炎症性关节炎、痛风、假性痛风等。因此，对这些类型的关节炎不应当采用单髁置换术。关节渗出严重的病例常提示炎症病变的存在，其对侧髁室较易受损。

屈曲受限不是单髁置换的禁忌证，但被动伸直受限，而且手术不能完全纠正时，则不宜行单髁置换术。

外侧髁室受累的膝外翻畸形并发内侧副韧带松弛时不宜行单髁置换。韧带松弛超过 2 mm，在被动矫正畸形时会被进一步拉长，因而容易导致关节后期失败。

决定是否行单髁置换需要考虑的最后一个问题是术中对下肢力线、关节稳定性以及假体对合情况的评估。如果术中不能获得满意的下肢对线、关节不稳定或者假体对合不满意，则不宜行单髁置换术。单髁置换术时，如果不满足上述标准，则应放弃单髁手术。

二、术前计划

拍摄标准的膝关节前后位和侧位以及双下肢全长相，这对于术前计划非常重要。如果 X 线显示胫骨向外侧半脱位，则单髁置换难以获得膝关节的稳定性；下肢力线异常超过 15° 时，不宜行单髁置换。下面以内翻膝为例说明如何在 X 线片上进行术前计划。

在外侧髁关节线远侧 10 mm 处垂直于胫骨长轴画一条胫骨截骨线，这与双髁置换时胫骨截骨线相近，后者的胫骨假体厚度通常为 10 mm。膝关节内翻时，这条线可与内侧皮质相交，这提示胫骨内侧截骨要 0～2 mm，后者与胫骨边缘测量结果相同。术中可参照术前计划进行合理截骨。

三、操作步骤

不管是内髁或外髁置换均可通过前内侧切口进行暴露，外翻膝可采用外侧入路，内翻膝可通过股直肌下或股四头肌肌间入路。内侧髁置换手术要注意保留中线外侧的冠状韧带及外侧半月板前角；同样，外侧髁手术要保留内侧冠状韧带和内侧半月板前角。

外翻髌骨、屈曲膝关节，彻底检查以证实单髁置换是否适宜。完整的韧带表面通常表示仅存在单髁病变。前交叉韧带应当完整，对侧髁大体上应当正常或没有明显的软骨软化表现。内翻膝可能会存在胫骨向外侧半脱位的早期征象，这通常是股骨外侧髁的内侧部分软骨面受损的表现，常伴有髁间骨赘形成。如果软骨面损害范围不大（不超过 3 mm），可连同骨赘一同清理后进行单髁置换；如果损害范围大而深，外侧半脱位严重，则不适宜行单髁置换。

只要手术侧的股骨滑车面及其对应的髌骨关节面没有较大的骨质硬化灶，一般的髌骨软化表现是可以接受的。内翻膝的髌骨内侧的小关节面周缘会有轻度磨损或伴有周缘的骨赘形成，同髁间的磨损一样，也可在手术时进行清理。对于滑膜病变应当排除全身疾病，否则，就不能进行单髁置换术。

最后，术中安装试模后，如果下肢对线、膝关节稳定性或者假体对合不够满意，则应当放弃单髁置换，改行双髁置换。上述各种原因导致最终放弃单髁置换的概率可高达 50%。

膝关节暴露并彻底检查后，术者可将一湿巾缝至关节囊上以保持软组织湿润，另将一湿巾覆盖对侧髁和髌骨以保护软骨并防止截骨时的碎屑进入。清理髁间的受损软骨面以及增生骨赘，股骨与胫骨周边的骨赘也一并清理以缓解对内侧副韧带和内侧关节囊的膨隆效应，与纠正膝内翻进行的内侧松解一样，后者也可起到松解的作用。

1. 股骨截骨

大多数单髁假体的设计要求股骨远端的截骨量很少或不截骨，以使股骨假体能固定于坚硬的软骨下骨上，从而防止假体下沉或松动；不需要股骨远端截骨的单髁假体通常需要增加胫骨近端的截骨量以便容纳合适厚度的胫骨假体。最恰当的方法是股骨远端截骨 4 mm，为将来可能需要的翻修手术预留 4~6 mm 的截骨量；而且，股骨远端截骨 4 mm，代之以 6 mm 的金属假体（假定软骨厚度为 2 mm），可很好地保持股骨关节线高度。

股骨假体大小需根据"潮标"（股骨远端髁裸露的骨质与正常的滑车软骨面的交接）与股骨后髁之间的距离来确定。股骨假体要求恢复膝关节的前后径，因此其前侧缘的位置应保证膝关节在完全伸直时金属—塑料的良好接触。

髓内定位系统是保证股骨远端正确截骨最精确的方法。当然，许多器械也有相应的髓外定位系统。髓腔入点位于后交叉韧带止点前侧几毫米处，缓慢插入髓内定位杆至股骨峡部。股骨远端外翻截骨角度的选择通常是外翻膝为 7°，内翻膝设定 5°。截骨角度选择的原则是宁肯矫正不足，不可矫正过度，以使假体能多分担一些负荷，从而减少非置换侧的磨损。安装股骨远端截骨模具并设定 4 mm 的截骨量，固定好截骨模块后即可进行截骨。

2. 胫骨截骨

胫骨截骨的高度和角度与股骨截骨相关。为保证胫骨不过度截骨，可在术前 AP 位 X 线片上估计截骨线位置，截骨线应在正常侧关节线下 8~10 mm 处，并与胫骨长轴垂直。这通常也是双髁置换时截骨线的位置，选择这样的截骨线有利于术中或以后向双髁置换转化。内髁边缘的去除量可根据内侧髁关节线相对于胫骨长轴的倾斜度确定，一般在内侧髁边缘内侧 0~3 mm。屈曲膝关节 90°，安装胫骨截骨模具，设定 0°~3° 后倾，调整截骨模具使之轻微内翻或外翻，并与已确定的胫骨假体的长轴垂直。胫骨截骨的内外侧方向的参考位置是：位于内侧髁间棘的内侧斜坡上但不要超过，并与平台磨损的软骨—骨面的位置相对应。胫骨假体旋转位置可在安装试模测试时进行调整。

3. 屈伸间隙的评估

将膝关节伸直并轻度外翻，即可测试伸直间隙，要容纳 6 mm 厚的股骨假体和 8 mm 厚的胫骨假体，伸直间隙至少应为 14 mm，如果小于 14 mm，可增加股骨远端或胫骨近端的截骨量，但要注意保持关节线高度。

最终的韧带平衡需要使屈曲间隙等于或稍大于伸直间隙。单髁置换时，应避免屈曲过紧，而屈曲稍松弛是可以接受的，因为交叉韧带和对侧髁是完整的。因此，在确定股骨假体的大小及其最终的前后位置前，需要先将膝关节屈曲 90°确定屈曲间隙。将一比伸直间隙薄 6 mm 的测试模块插入胫骨截骨面与未截骨的股骨后髁之间，如果按照解剖位置进行股骨后髁截骨并测试股骨假体的大小，那么测试模块插入上述间隙的容易程度就反映了屈曲紧张度。如果屈曲间隙过小，可适当增加股骨后髁的截骨量，此时股骨假体将前移与截骨量相同的距离，这样可选择性地增加屈曲间隙。一般情况下，不需要减小事先已确定的股骨假体型号。

屈伸间隙平衡后，即可进行股骨后髁以及斜面截骨。股骨截骨完成后，用同一个测试模块测试屈伸间隙应能够获得同样的稳定性。

4. 胫骨假体大小测量以及试模的安装

合适的胫骨假体应能够最大限度地覆盖胫骨截骨面。将一大小和厚度合适的胫骨假体试模和股骨假体试模分别安装于相应截骨端。最大限度地屈伸膝关节使髌骨能通过滑车并测试假体的稳定性和对合情况。膝关节完全伸直时，假体应当有良好的旋转以及内外侧对合，必要时可在内侧髁间棘上适当垂直截骨。如果存在矫正过度或怀疑存在髌股关节半脱位，而且难以通过进一步截骨或更换假体矫正时，可术中拍片以明确原因。如果对力线、韧带平衡以及假体的对合情况不满意，则应放弃单髁置换，改行双髁置换。

5. 骨水泥型固定假体

冲洗截骨面并拭干，调和骨水泥。先固定胫骨假体，注意平台后侧的骨水泥不要过多，以免骨水泥向后方溢出后去除困难。股骨后髁不要涂抹骨水泥，而应涂抹在股骨假体的骨水泥槽内，以免假体安装后残余骨水泥去除困难。假体安装后，清理边缘溢出的骨水泥，伸直膝关节以便在骨水泥凝固时保持一定压力。骨水泥凝固后，可活动膝关节观察假体的吻合情况，尤其注意髁间棘处是否存在假体撞击。观察髌骨的活动情况，髌骨与股骨假体的边缘不应有撞击。检查并去除残余的骨水泥碎屑。放松止血带，彻底止血，常规放置引流并关闭切口。术后即可开始连续被动活动（CPM）锻炼。

四、术后处理

如果病情允许，手术当天晚上即可开始 CPM 锻炼。常规给予抗生素和抗凝剂。观察伤口引流量。双侧手术者可一侧使用 CPM，另一侧暂时制动，每隔 12 h 交替。

术后第一天，一般可拔除引流。CPM 每隔数小时间断使用，其间，患者开始股四头肌锻炼，晚上可用一支具将患膝固定于伸直位。酌情使用镇痛药。

术后第二天，更换伤口敷料；拔除尿管。患者开始在辅助下进行主动锻炼，仍可继续使用 CPM，并增加关节活动范围。

术后第三天，拍摄膝关节正、侧位 X 线片。患者可扶助行器行走，并逐渐过渡到扶双拐行走。教会患者如何进行日常活动练习。

术后 4～6 周患者第一次随访，此时患者可在家里自由行走，但户外活动时最好扶手杖。之后的随访时间为术后第 3 个月、6 个月、12 个月以及每隔 1 年。随访内容包括正、侧位 X 线片评价骨—骨水泥界面，以及膝关节功能评分。

五、并发症

1. 早期并发症

单髁置换术后第一年内很少出现并发症。主要可能出现的并发症如下。

（1）疼痛缓解不明显，发生率为 1%～2%。

（2）深静脉血栓形成，静脉超声的检出率为 1%～5%；但临床肺栓塞的发生率不到 0.5%。

（3）早期感染，发生率为 0.1%～0.3%。

（4）鹅足滑囊炎，这是单髁置换术后最常见的有明显临床表现的并发症，其发生率在早期的病例中约为 10%，但最近报道的发生率明显下降。患者主要表现为膝关节线下内侧疼痛、肿胀，压痛明显。疼痛呈烧灼样，休息和负重时均可出现。口服抗炎镇痛药或局部封闭通常可缓解，适当休息也可逐渐缓解。

2. 晚期并发症

单髁置换术后第一个 10 年内由于各种并发症而需行翻修手术的发生率平均每年约为 1%。第二个 10 年内，对于早期设计的假体和手术技术而言，晚期并发症的发生率明显上升。翻修常见的原因包括假体的松动或下沉、对侧髁的继发退变、聚乙烯磨损以及继发于其他部位的关节感染等。这些并发症的发生率（感染除外）因患者选择手术技术以及假体选择的不同而异。例如，假体松动和下沉常发生于体重大、活动多而畸形矫正不够和假体型号偏小的患者。对侧髁继发退变常发生于体重大、活动多但畸形过度矫正或患未能明确诊断的炎症性疾病，如软骨钙化症和风湿病等患者。聚乙烯磨损最常见于带有金属底座但聚乙烯厚度不足 6 mm 以及假体对合不佳的患者。

（刘相成）

第二节 初次全膝置换术

全膝置换术（TKA）是用人工膝关节假体取代已严重损坏而不能行使正常功能的膝关节表面的治疗方法。主要目的是消除疼痛、矫正畸形、恢复膝关节的稳定性和活动度、提高生活质量。

一、适应证与禁忌证

全膝置换术（TKA）的适应证是由于类风湿关节炎（RA）、骨关节炎（OA）或其他类型的关节炎导致的膝关节疼痛、畸形和活动受限并严重影响生活的病例。但只有在正规保守治疗（包括理疗、药物治疗以及改变日常生活方式）无效时，才可考虑手术。另外，膝关节疼痛和畸形应同时存在。如果仅有疼痛，应考虑其他可能的原因和治疗方法。单独的结构性畸形也不应作为手术指征，尤其是只有畸形而没有严重的疼痛或对生活无较大妨碍的情况，多见于老年患者。患者的期望也应考虑，因为无论多么成功的 TKA 也不会具有正常膝关节那样的功能和感觉；对较年轻的患者，应告诫他们不要过度使用膝关节以及不要进行不适当的活动，以免损害膝关节。对老年患者，应让他们认识到膝关节置换可能不会明显改善全身的功能情况。

如果膝关节仅存在单个髁室的病变，应考虑其他的手术方式，胫骨高位截骨或单髁置换术可获得良好的效果，而且骨量的丢失和致残率要比 TKA 低。对于只有单髁病变而活动量又大的年轻患者，这些手术方式尤其合适。

对于双膝关节病变的病例，TKA 可一期或分期进行。对于年轻、一般情况较好的患者，可一期进行置换，因为这些患者不仅脂肪栓塞综合征的发生率较低，而且同时进行双膝关节的康复也较容易。而对于老年患者，一般应分期进行手术，同时应严密观察患者，以防发生脂肪栓塞综合征或大量的体液丢失，这在一期双膝置换的患者较常见。

TKA 的绝对禁忌证相对较少，包括活动性或潜在的感染、屈肌功能障碍、无症状的膝关节僵直。相对禁忌证包括神经性关节病，皮肤条件差，有过高的生理或职业要求，一般情况差，严重骨质疏松或过度肥胖等。

二、术前准备

在确认患者是否具备 TKA 的适应证时，首先需要详细地询问病史和认真地进行体格检查，这听起来简单，但仍是最有效的方法。适应证确立后，就需要考虑手术的具体细节。

站立前后位 X 线片通常是评估膝关节病变的最重要的术前检查，但侧位和髌骨轴位片也很重要。一些医生把下肢全长相作为常规检查，但有一些学者则持不同意见。如果患者有髋或下肢的外伤或手术史，则应拍摄相应部位的 X 线片以排除没有发现的病变。通过站立前后位 X 线片可了解病变膝关节是否存在严重的骨质缺损以及手术中是否需要植骨或进行其他处理。以胫骨平台相对正常侧为标准，画一条垂直于胫骨长轴的水平截骨线。一般而言，如果骨质缺损高度相对于正常胫骨平台不超过 15 mm，通常不需要特殊处理。通过站立位 X 线片还可了解膝关节是否存在半脱位或韧带松弛及其程度，另外，还可了解术中需要去除的骨赘的大小和位置。

侧位和髌骨轴位 X 线片对术前准备也很重要。通过髌骨轴位可了解髌骨的厚度以及存在的病变，膝外翻时髌骨通常变薄并可能有腐蚀改变。侧位片对于评估是否存在由于截骨手术或关节镜手术等原因造成的低位髌骨非常重要，更重要的是了解膝关节后髁是否存在较大的骨赘，以便术中去除。

术前检查应了解皮肤的情况以及以往的瘢痕的部位。牛皮癣不是手术禁忌证，但术前应改善皮肤情况。既往的手术切口和瘢痕非常重要，在计划手术切口时应尽可能利用原切口，一般而言，应选择最长的瘢痕，必要时将其延长。应尽可能避免平行瘢痕切口。

三、麻醉

一般采用连续硬膜外麻醉，近年来随着麻醉学科的进步，也可采用区域神经阻滞麻醉。

四、体位

一般采用平卧位。

五、操作步骤

大腿最近端绑止血带，细心准备、消毒。膝前正中皮肤切口，起自髌骨上极近侧约 5 cm，止于髌骨下极远端约 3 cm，切开皮肤、皮下组织和深筋膜，辨认股四头肌腱，沿其内侧缘并顺着纤维方向，离开肌纤维约 1 cm，切开关节囊，向远端沿髌骨和髌韧带内侧缘切开，暴露关节后，沿胫骨干骺端近侧分离软组织袖，有些学者喜欢通过鹅足滑囊内而不沿骨膜下进行分离。一般应分离至后内侧角。分离内侧软组织袖时应小心以保持其完整性。通过髌后脂肪垫下滑囊切开外侧关节囊，外翻髌骨，屈曲膝关节，检查软组织紧张度，尤其是髌韧带附着处是否存在较大张力，必要时延长切口。在外侧半月板外侧缘置一把 Homan 拉钩，切开髌股韧带，去除部分髌下脂肪垫有助于暴露，并可避免术后撞击。同时切除外侧半月板，辨认位于胫骨后内侧角、外侧半月板外侧缘的血管并电凝，切断前交叉韧带以及半月板后角，外旋并前抽屉将膝关节半脱位，此时可充分暴露胫骨平台和股骨髁。

TKA 手术包括 5 个截骨步骤。不管采用骨水泥固定还是非骨水泥固定，这 5 个步骤是相同的。而且不管采用后交叉韧带保留型还是后交叉韧带替代型假体，TKA 的基本步骤也是相同的，所不同的只是后交叉韧带替代型假体需要进行髁间截骨。在进行这些基本的截骨操作时不必考虑骨质的缺损量、韧带的不平衡以及关节边缘的骨赘。对于常规的 TKA，可使用 "可测量的截骨技术"，即截骨并去除骨赘后，评估韧带的平衡情况并根据需要决定进一步的处理。一般而言，在去除骨赘并进行了正确的截骨之后，不必再进行特殊的软组织松解。但是，如果存在严重畸形或者存在严重的韧带不平衡时应特殊对待。

TKA 的 5 个基本截骨步骤包括：①胫骨近端的水平截骨；②股骨远端呈 4° ~ 6° 的外翻截骨；③根据假体的合适尺寸进行股骨前后髁截骨；④股骨远端的前后斜面截骨，以适应假体内面的形状；⑤髌骨截骨。

对于后交叉韧带替代型假体，需进行髁间截骨并去除后交叉韧带。

股骨与胫骨的截骨相互独立，因此两者之一均可先行截骨。如果膝关节相对比较松弛而且畸形轻微，前抽屉容易，则可先行胫骨截骨，此时可参考胫骨的截骨面确定股骨假体的外旋度。如果膝关节紧张或膝关节后侧存在较大骨赘，难以获得胫骨平台的充分暴露时，先行股骨截骨可使部分软组织获得松解，因而可更好地暴露胫骨平台。

1. 胫骨近端截骨

尽管髓外定位系统可获得较满意的效果，但髓内定位系统操作更容易、结果可重复性高。髓内定位系统的关键之一是准确选择髓腔入点，其确定方法为一条通过胫骨长轴的假想直线与胫骨平台的交点。入点通常在前交叉韧带止点的外侧缘。将钻头置于此点，确认方向正确后，即可钻孔开髓。接着，去除一些脂肪和骨髓组织，以减少发生脂肪栓塞的危险。开髓口应比髓内定位杆的尺寸略大，以利于髓腔引流。髓腔定位杆的插入应当很容易，否则应检查入点是否正确。髓腔定位杆插至合适位置时，即可固定截骨模块，后者应与胫骨长轴垂直并位于髌韧带下方。此时取出定位杆，但保留截骨模块。胫骨截骨的厚度应与胫骨假体的厚度相等。一般情况下，对于大多数患者，胫骨垫片的厚度可选择 10 mm，因此，截骨的位置约在正常胫骨平台下 10 mm，这可通过标尺粗略测出，由于胫骨平台自身的马鞍形状以及可能存在的畸形，因此非常精确的截骨厚度通常难以做到，但一般可作出可靠的估计。存在骨质缺损时，一般不应为了消除缺损而任意加大截骨的厚度，残余的缺损应作相应处理。如果残留的缺损仅有 1 ~ 2 mm 厚，可增加截骨厚度以消除缺损；但对较大的缺损，应先按 10 mm厚度截骨，然后根据残留缺损情况决定进一步处理方法。

截骨通常采用动力摆锯完成，内侧副韧带下置一 Z 形拉钩，外侧副韧带下置一弯的 Homan拉钩，摆锯由前向后，当剩下最后几毫米时停住，以宽骨刀翘起将其折断。再置一拉钩将胫骨平台推向前，去除剩余的外侧半月板后角等残余的软组织以及关节边缘的骨赘等，需要保留后交叉韧带时应注意保留其完整性。接着可进行下一步的截骨。

进行胫骨近端截骨时，也可采用髓外定位法，其截骨定位参照点通常以踝关节中央及胫骨结节为标志，固定截骨定位模块后，截骨方法同上。

2. 股骨远端截骨

股骨截骨一般选用髓内定位系统，也可选用髓外定位，但不如髓内定位准确。髓腔入点位于股骨髁间切迹中点、后交叉韧带止点前缘约 10 mm 处。将手指放在股骨干前方有助于估计钻孔的方向。安装髓内导向器并固定于外翻 4° ~ 6°。一般情况下，对于内翻或中立位膝关节，可选择 5°外翻截骨。将股骨远端截骨模块固定于股骨前表面，去除髓内导向器。以外侧髁为基准，远端截骨的厚度应等于假体的厚度，通常为 8 ~ 12 mm，一般而言，截骨水平位于髁间切迹最低点，与髓内入孔处平齐时即可获得合适的截骨厚度，截骨合适时，截骨面一般呈 "8" 字形。两个卵圆形截骨面表明截骨偏远端；完全连续的截骨面表明截骨偏近端。后两者均可导致屈伸间隙不平衡。截骨模块的作用是保证截骨时锯的方向正确，但在骨质硬化时应注意锯容易偏离正确方向，因为骨质硬化时锯片有折弯而偏离硬化骨面的趋势，并因此会导致对线不良。这一点对于保证精确截骨非常重要。

3. 股骨前后髁截骨

股骨前后髁截骨对于保证假体良好的功能非常重要，因为它们决定了假体的型号和旋转度。股骨前髁的截骨应当与股骨前侧皮质平齐，前髁截骨面过高会增加髌骨支持带张力、阻碍膝关节屈曲或导致髌骨半脱位；截骨面过低会引起股骨前侧假体切割，造成局部应力增加导致骨折的发生。股骨后髁截骨应使用股骨假体旋转导向器，要准确设定旋转度，避免假体内旋放置，后者可导致髌骨位置偏外并增加脱位的危险。

对股骨假体旋转及其对髌骨轨迹影响的重要性的认识大大改善了 TKA 的效果，并降低了髌骨的并发症。目前有 4 种评价股骨假体外旋的方法，但每一种都存在一定的局限性，因此熟悉所有的方法非常重要。这 4 种方法为：①3°外旋测定法；②张力下获得四方形屈曲间隙技术；③经股骨内外髁上连线；④垂直于滑车切迹线的 Whiteside 线。以股骨内外髁上连线为参照，正常膝关节股骨后内髁要低于后外髁，因此股骨后髁截骨时后内髁的截骨量要多于外髁。但由于股骨内、外后髁的大小可能存在变异，因此每个髁的截骨量通常难于作出精确的测量。一般而言，后内髁截骨量可比后外髁多 2 ~ 3 mm。因此股骨前后髁截骨时，截骨导向器应设定在外旋 2° ~ 3°位置，此时，内后髁的截骨量要多于外髁，当其中一髁存在异常时应进行相应调整，这在外髁存在异常改变时尤其重要，因为此时内后髁的截骨量可能会过大。

股骨远端截骨模块按预计的外旋角度固定后，张力下检查屈曲间隙。屈膝 90°时分离股骨和胫骨，如果屈曲间隙呈长方形，即可进行下一步的截骨；否则检查股骨髁上连线。如果膝关节存在畸形或软组织受到过度牵拉或游离，则上述的外旋参考标准会出现不一致。因此必须确定最佳的参考标准。所幸的是，这些情况不常出现，多数情况下 3°外旋测定法与张力下获得四方形屈曲间隙技术这两种方法的结果比较一致。

股骨远端截骨完成后即可确定股骨假体的大小。将一测量器置于股骨远端截骨面，测量并选择最佳的假体，与截骨后的股骨远端相匹配的假体即为最佳的假体，但这种情况并不总是出现，多数情况下假体型号与实际大小差别仅有 2～3 mm，通常选择小号以避免髌骨轨道过高或屈膝过紧。

如果需要保留后交叉韧带，增加后髁截骨量会使后交叉韧带松弛；相反，后髁截骨量过少会使后交叉韧带过紧，需行进一步的平衡处理。但对于后交叉韧带替代型假体，则不存在此类问题。

在确定了股骨假体的型号以及股骨前侧皮质平面（即截骨平面）之后，固定相应的截骨模块，先固定一侧髁，然后确定其合适的外旋位置。当截骨模块与股骨前侧皮质截骨平面平齐，而且后髁截骨后的屈曲间隙呈长方形时，即为截骨模块的最佳位置和外旋度，此时，后外侧髁的截骨量约为 8 mm。截骨时用一 Z 形牵开器牵开内侧副韧带以避免损伤。

4. 股骨前后斜面截骨

要使股骨假体与远端匹配，这两个截骨是必需的步骤。安装截骨模块，其型号应与前后髁截骨模块相同。截骨的角度因不同类型的假体可能会有差别。

5. 髌骨截骨

翻转髌骨，去除其边缘的滑膜和脂肪组织以确定其边界，去除髌骨上极的滑膜和脂肪组织尤其重要，否则容易出现"弹响综合征"——即残余的滑膜增生卡在假体的髁间切迹。必须注意要使置换后髌骨的厚度接近于其自身厚度。大多数髌骨的厚度约为 25 mm，一般常用的髌骨假体的厚度约为 10 mm。因此，截骨后的髌骨厚度应保留 15 mm。当然，后者会因髌骨的大小、形状以及厚度等不同而有差异。截骨前以及安装假体后可用一卡尺进行测量比较，髌骨过厚会使支持带紧张，增加外侧半脱位的危险；髌骨过薄则会增加其骨折的风险。技术娴熟者可用徒手髌骨截骨方法，它分两步进行，第一步截除中央嵴，然后调整髌骨厚度，第二步截骨面应与髌骨前面以及股四头肌腱止点处平行，同时应检查股四头肌肌腱止点与髌骨上极的关系，截骨面应在股四头肌肌腱止点上 1 mm 并与之平行。修整髌骨边缘骨赘，钻孔，如果髌骨厚度允许，髌骨位置应略偏内放置。

6. 后交叉韧带切除还是保留

上述截骨步骤完成时，后交叉韧带尚得以保留。如果需要保留后交叉韧带，则可进一步清理股骨后髁以匹配假体并平衡后交叉韧带张力。一些学者发现，后交叉韧带替代型假体的术后膝关节活动度要优于后交叉韧带保留型假体，而且前者的临床效果的一致性较高。

7. 软组织清理与平衡

TKA 的最困难之处在于如何获得恰当的软组织平衡。这可在截骨完成后进行。第一步是去除骨赘，获得正常的解剖轮廓。截骨后骨赘很容易去除，正常的解剖轮廓可通过皮质骨边缘的滑膜边界确定。用一弧形骨凿很容易去除髌骨、胫骨以及股骨远端的骨赘，最困难的部位是股骨后髁，可用一椎板撑开器帮助暴露，但存在骨质疏松时应小心不要将松质骨压陷。将椎板撑开器撑开暴露股骨后髁，用骨凿修整小骨赘，以骨刀去除大骨赘，同时去除膝关节后方残余的半月板和增生滑膜。同样方法处理膝关节内侧，将椎板撑开器置于膝关节外侧间隙，暴露内侧，夹住内侧半月板前角拉向前，暴露内侧髁，修整内侧半月板内侧，保留其边缘以保留内侧副韧带。去除骨赘后，即可插入假体试模以确定软组织平衡。

8. 试模安装

在完成截骨并清理了膝关节周围的骨赘和软组织后，即可进行试模的安装测试。从理论上讲，股骨远端的截骨量应等于股骨远端假体的厚度，胫骨近端的截骨量应等于胫骨平台假体的厚度，无须过多的平衡；股骨假体安置于股骨远端，不必使用任何螺栓等即应获得牢靠固定。在安装不保留后交叉韧带的股骨假体时，假体髁间部分的尺寸要足够，而且方向要垂直，以防止髁间劈裂。如果安装时阻力太大，应当增加假体髁部的尺寸同时插入胫骨假体。屈伸膝关节时胫骨平台应当稳定，既不要张开也不能有超过几度的旋转。通过内外翻应力试验，可确定膝关节的稳定性以及垫片的合适厚度。如果术前存在严重的膝内翻，则膝关节外侧副韧带可能会有一定程度的拉长，此时，需要确定外侧副韧带是否过松。一般而言，只要下肢力线正常、内侧副韧带完整、膝关节活动轨迹满意并且伸直时没有明显不稳定，外侧副韧带可允许有几个毫米的松弛。

如果术前存在严重的膝外翻，而且内侧副韧带有一定拉长，则需要沿着外侧关节囊松解外侧紧张的软组织，并获得内侧副韧带的正常张力，因为内侧结构不允许有任何的松弛。

检查胫骨假体的旋转度，如果胫骨假体内旋而且胫骨结节位于胫骨假体中部的外侧，则髌骨存在半脱位或脱位的趋势，因此必须保证胫骨假体外旋放置并使其中部正对髌韧带。一般情况下，应使胫骨金属托的中部对准胫骨结节的内 1/3。胫骨假体的外旋不够的最常见的原因是膝关节的后外侧角暴露不充分，因为此时股骨髁会推挤胫骨假体，使其内旋。因此，充分地暴露，尤其是胫骨后外侧角的充分暴露对于保证胫骨假体足够的外旋非常重要。胫骨金属托安装合适后，依次插入中心钻和髓腔锉在胫骨假体中心开槽以便插入胫骨假体柄。

检查髌骨的稳定性时，需要将膝关节屈曲并确认髌骨轨迹位于中央。如果股骨假体外旋合适，髌骨应位于髁间窝正中。另外，如果外侧支持带过紧，则髌骨会出现倾斜或脱位，此时需行外侧支持带松解。也可在膝关节过伸位，将髌骨拉向前，感觉外侧支持带的紧张度。外侧支持带松解可分次进行，首先去除滑膜紧张增厚的部分，然后是外侧支持带的远端部分，必要时在向近端延长。

9. 假体的固定

假体的固定可通过压配方式（具有骨长入表面）或骨水泥固定。采用骨水泥固定时，首先要加压彻底冲洗骨面并拭干，调和骨水泥至面团样时，用手指用力将骨水泥涂在胫骨表面，安装固定胫骨金属托，修整溢出假体边缘的骨水泥。接着将胫骨推至股骨端下方并在股骨远端表面涂抹骨水泥，安装固定股骨假体并修整溢出假体边缘的骨水泥。插入胫骨假体临时垫片，分次伸直膝关节，同时用刮勺和刀子去除假体周缘溢出的骨水泥，膝关节伸直时，股骨和胫骨端的骨水泥将受到很大的压力。在膝关节伸直时，涂抹髌骨表面骨水泥并以一夹子固定髌骨假体。仔细修整所有假体周缘多余的骨水泥后，安装真正的胫骨垫片。屈伸膝关节并检查其稳定性和髌骨滑行轨道，准备关闭切口。

10. 关闭切口

彻底冲洗术野并确认没有骨或骨水泥碎屑残留后，关闭切口。用 1 号可吸收线或 7 号丝线间断缝合股四头肌和内侧支持带。皮下缝合要非常仔细，尽量准确对合，而且缝线不要过紧，否则可能导致脂肪组织坏死影响伤口愈合。伤口近端的深筋膜要分 2~3 层进行缝合。如果患者不很胖，皮下组织一般作一层缝合。采用缝合钉缝合皮肤可节省手术时间。多数学者主张在屈曲 45°~60° 位闭合切口，有利于术后膝关节屈曲功能。

六、术后处理

手术当天晚上即开始 CPM 锻炼，设定屈曲范围 70°~100°，这对术后头几天获得良好的活动功能特别有效，但对膝关节最终的屈曲功能没有影响。如果没有 CPM，术后第二天即开始屈曲 90°锻炼。不管采用上述哪一种方法，术后第二天上午要更换渗湿的敷料并鼓励患者活动。当然，术后第一天，患者不会有太多的活动，但术后第三天或第四天，患者即可进行锻炼。一般情况下，在患者出院前要拆除伤口缝线或缝钉，然后用特殊的绷带再保护 7~10 d。这样患者不必再为拆线而复诊，而且伤口不会遗留明显的缝线痕迹。

建议患者扶拐或使用步行器至少 4 周，逐渐增加活动量，这样有助于假体部位的骨组织适应新的应力变化或者有助于骨长入。手术 6 周后患者可换用手杖，酌情继续增加活动量。一般建议术后 10~12 周逐步恢复正常活动。但必须注意置换膝关节的完全康复至少要在术后 9 个月。

TKA 术后膝关节的功能不可能达到正常膝关节的功能，其平均的活动范围约为 115°，低于正常膝关节的屈曲度，而且长时间活动后，患者会感到膝关节发紧或疼痛，因此应当限制一些剧烈的活动。但 TKA 的主要目的是缓解疼痛，大多数患者可达到此目标。多数 60~65 岁的患者可进行正常同龄人的所有活动，后者包括跳舞、游泳、打高尔夫球、长距离散步及打乒乓球等。但应当避免需要下蹲或下跪动作的活动。如果能遵循这些要求，90% 以上的患者的膝关节有望获得 20 年以上生存率。

七、并发症及治疗

TKA 手术复杂，可能出现的并发症很多，以下为 TKA 常见并发症。

1. 对线不良

由于对下肢对线的重要性的普遍认识提高以及手术器械的改进，目前，对线不良的发生率较以前减少。很明显，严重的对线不良会导致假体磨损增加和松动，因此对所用手术器械要特别熟悉，力求获得最佳的下肢对线。当然，对线不良出现的机会很多，即使使用很精良的手术器械也可能难以避免。因此，手术时必须获得充分的暴露，并能够确认截骨确实按照截骨模具的方向进行；必须保证最后假体的位置与试模的位置相同；避免对肥胖患者等骨性标志的错误判断。不断积累经验并留心手术细节，防止对线不良及其相关并发症的发生。

2. 假体旋转不良及髌骨半脱位

TKA 术后由于髌骨问题需要再手术的病例高达 50% 以上。在过去的 10 年中，对股骨假体旋转问题的认识明显降低了髌骨的并发症。获得良好的髌骨轨迹的一个最重要的原因就是对股骨远端后髁正确外旋截骨重要性的认识。与后外髁相比，后内髁更低于股骨髁上连线，因此后内髁的截骨量应多于后外髁才能使股骨假体置于正确的外旋位置并防止髌骨半脱位；另外，股骨前髁的截骨线与股骨前侧皮质平齐可避免髌骨支持带过大的张力，从而减少脱位的趋势。如果能注意上述两方面的细节，真正需要髌骨支持带松解的病例可能不到 15%。

3. 髌韧带撕脱

髌韧带撕脱对 TKA 是一个灾难性的并发症。因此，在整个治疗及康复过程中均要注意保护髌韧带，避免从胫骨结节撕脱。在获得充分的暴露前很容易出现将膝关节过屈的倾向，这很可能会导致髌韧带撕脱。而且在没有充分暴露之前，置于胫骨平台外侧的 Homan 拉钩也容易使髌韧带撕脱。充分的暴露有助于防止此并发症的发生。胫骨外旋可使胫骨结节外旋，因而可降低髌韧带的张力并减少其撕脱的危险。必要时可采用胫骨结节截骨。

4. 下肢深静脉血栓形成

与 THA 术后容易发生下肢深静脉血栓形成（DVT）一样，TKA 术后也容易出现 DVT。国外文献报道 TKA 术后 DVT 发生率可高达 70% ~ 80%；而国内多中心临床研究结果显示，THA 或 TKA 术后 DVT 发生率约为 30%。但绝大多数是无症状性 DVT。如果 TKA 术后发生 DVT，轻者可影响手术效果，导致术后功能差，严重时可引起肺栓塞，甚至可造成死亡。因此，对 TKA 术后 DVT 必须予以足够的重视。目前常规给予低分子肝素，如那屈肝素钙注射液 0.3 ~ 0.6 mL 或依诺肝素钠注射液 20 ~ 40 mg 皮下注射，每天 1 次，一般术后当天晚上给药，持续 7 ~ 10 d，此外可使用足底静脉泵或下肢脉冲加压装置以促进静脉血回流，减少 DVT 的发生。术后鼓励患者尽早活动下肢也可有效预防 DVT 的发生。

5. 感染

文献报道，TKA 术后感染发生率为 2% ~ 4%，一旦发生感染，将给患者带来灾难性的后果，因此必须高度重视。一般 TKA 应在层流手术间进行，术前、术中及术后早期需注意无菌操作。患者其他部位的感染，如牙周炎、脚气等均需处理。抗生素的使用应在麻醉起效后，静脉输注广谱抗生素，以便手术时血液中药物浓度达到峰值。术后抗生素应用 5 ~ 7 d。术前几天即开始应用抗生素不可取。伤口引流应充分，一般引流管需保留 48 ~ 72 h。总之，TKA 术后积极预防感染是非常重要的环节。

6. 伤口愈合

伤口愈合问题与手术技术直接相关，因此留心手术细节以及仔细关闭切口特别重要。一般而言应注意避免伤口缝合过紧，缝合材料要适合相应的组织，切口边缘要整齐以便于尽量恢复组织的解剖层次。良好的手术技术可明显减少术后伤口问题。

7. 假体松动与磨损

假体的松动与磨损是一个长期的并发症，并与手术技术直接相关。如果使用多孔骨长入假体，截骨面需要力求完美。如果骨—假体界面不能获得极好的匹配，就要考虑使用骨水泥固定，而后者要求采用脉冲冲洗装置对截骨面进行充分准备。正确的截骨角度有助于防止松动与磨损。相反，如果截骨不当或软组织平衡不好，必定会导致对线不良，增加松动与磨损。

八、康复

TKA 术后的康复计划存在一些争议。一般可采用自由的方式，即鼓励患者锻炼置换膝关节的活动，在可耐受的情况下，逐渐增加活动量，但要避免术后早期进行剧烈的或特意增加肌肉强度的锻炼。过度锻炼后会出现膝关节肿胀和僵硬，并因此导致较多的问题；而肌肉无张力活动后则很少出现问题。

理疗师对于指导监督 TKA 术后康复非常重要，但是应避免过度的活动和应力。与稍年轻的患者相比，平均年龄近 70 岁的老年人接受 TKA 的目的有所不同。后者只需在日常生活的活动中没有症状即可，因此，应鼓励他们尽早进行日常生活锻炼。

（冯　勇）

第三节　人工膝关节置换术中的软组织平衡

人工膝关节的最佳功能活动，有赖于膝关节内外和前后稳定结构在伸屈运动中保持良好的张力平衡。然而，许多病理因素可导致膝关节稳定结构的不平衡，其中尤以关节周围骨赘形成、关节囊—韧带挛缩和韧带松弛最为多见。骨赘可使周围韧带或关节囊变形，造成韧带或关节囊过度紧张；关节表面磨损或塌陷可使关节囊或韧带起止点距离缩短，长久后必然形成关节囊或韧带挛缩，二者均可造成软组织不平衡。关节囊—韧带挛缩或紧张除可阻止韧带正常滑动、造成关节伸屈活动受限以外，还可使下肢力学轴线由原来的直线变为小腿向挛缩或紧张侧偏移，形成膝内翻或膝外翻畸形，而位于畸形关节凸侧的韧带则可因胫股关节面的分离而被拉松弛。这种一侧紧张、一侧松弛的病理状态进一步加重软组织的不平衡，最终导致严重的膝关节力线偏移、畸形和功能丧失。

后关节囊在膝关节伸直时紧张，膝关节屈曲时松弛。后方关节囊挛缩或过度松弛是造成膝关节伸屈间隙不平衡的主要原因。后关节囊挛缩主要妨碍膝关节完全伸直或在切骨后形成伸膝间隙小于屈膝间隙。相反，后方关节囊过度松弛则可导致膝关节过伸。

一、膝关节软组织的生理稳定作用

膝关节内侧的主要稳定结构为内侧副韧带，内后方关节囊、半膜肌腱和鹅足肌腱为内侧稳定的次要结构。内侧副韧带起自股骨内上髁，止于胫骨内侧的关节线以下 8 cm 以内。在膝关节伸屈活动过程中，内侧副韧带始终起着作用，但不同纤维束的作用时机各不相同。次要稳定结构的作用时机也不尽相同。在伸膝位时，内侧副韧带后束和内后方关节囊紧张，半膜肌腱和鹅足肌腱也处于最佳动态稳定状态，内侧副韧带前束则相对松弛。膝关节屈曲位时，内侧副韧带前束紧张，此时，由于内侧副韧带后束和内后方关节囊止于股骨髁后方而变为相对松弛，半膜肌腱和鹅足肌腱也因平行于关节面水平而失去其动态稳定作用。

膝关节外侧稳定结构较为复杂，主要稳定结构为外侧副韧带，其他稳定结构包括有外后方关节囊、腘肌腱、弓状韧带、腓肠肌外侧头及髂胫束等。膝关节伸直时，上述结构均参与膝外侧稳定作用。膝关节屈曲位时，除髂胫束和外后方关节囊因处于平行于关节面水平位置或处于股骨髁后方位置而失去其稳定作用外，其余结构仍发挥着各自的稳定作用。膝关节外侧稳定结构中不同成分的作用也不尽相同，腘肌腱由于其股骨止点较外侧副韧带止点略偏前，在屈膝位时更易紧张，因此是屈膝位的主要稳定结构之一，同时腘肌腱也是阻碍膝关节外旋的主要稳定结构。髂胫束除了参与伸膝位外侧稳定外，也是阻碍膝关节内旋的主要稳定结构。

后十字韧带是膝关节后方的主要稳定结构，在膝关节伸直时松弛，膝关节屈曲时紧张。后十字韧带同时也是膝关节内外侧的次要稳定结构。在切除前十字韧带时，膝关节后方关节囊对膝关节伸直位的稳定也起着重要作用。有别于后十字韧带的是，后关节囊在膝关节完全伸直时紧张，膝关节屈曲时松弛，因此其对屈膝位的稳定无贡献。

二、膝关节软组织平衡原理

膝关节软组织平衡主要指通过松解术使紧张侧的韧带或关节囊解除挛缩状态、恢复这些结构的正常长度，在矫正下肢力线畸形的同时，达到和对应侧韧带的张力平衡。对应侧韧带明显松弛时，也可同时采用松弛韧带紧缩术来获得平衡。在人工膝关节置换术中，恢复假体关节面与下肢力学轴线的正常位置关系是软组织平衡成功的基础。膝关节假体关节面应与下肢力学轴线垂直，以此标准获得股骨和胫骨关节表面对线正确的切骨。切骨完成后，再经过挛缩韧带的松解术和（或）松弛韧带的紧缩术平衡两侧软组织，使上方的股骨切骨面和下方的胫骨切骨面在外力牵拉时相互平行，两者所形成的空间间隙在膝关节伸屈过程中均为矩形，且伸膝间隙和屈膝间隙大小一致。由于股骨和胫骨关节切骨面与它们的力学轴线垂直，切骨面在应力下的相互平行也为下肢力学轴线的恢复正常（接近直线）提供了保证。

三、膝内翻畸形时的软组织平衡

膝内翻的软组织不平衡主要表现为内侧或内后方稳定结构的挛缩，外侧稳定结构多无明显松弛，因此软组织平衡以挛缩结构的松解为主。其中，内侧副韧带的松解通过骨膜下剥离胫骨内上止点来达到。根据畸形的不同程度和类型，软组织松解次序和结构各不相同。以下分别就两种主要松解方案作详细叙述。

1. 根据畸形程度的松解方案

（1）内翻在 15° 以内。

第一步，切除股骨、胫骨内侧骨赘（图 7-1）。

第二步，沿胫骨内上关节边缘剥离松开软组织（深度为 1~2 cm），向后达胫骨内后角（图 7-2）。此时轻度内翻畸形多已获得矫正。

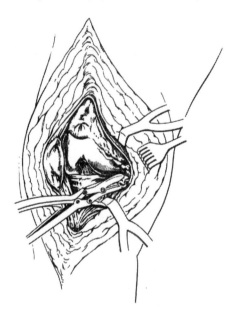 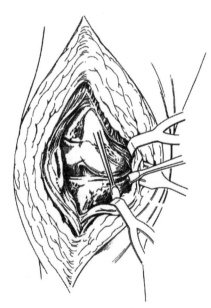

图 7-1　切除股骨、胫骨内侧骨赘　　　　图 7-2　沿胫骨内上关节边缘剥离松开
　　　　　　　　　　　　　　　　　　　　　　　　软组织，向后达胫骨内后角

（2）内翻大于 15°。

第一步、第二步，操作同内翻在 15° 以内。

第三步，松解内侧副韧带深层，用剥离子紧贴骨表面向远侧延伸松解范围。

第四步，松解内侧副韧带浅层，剥离子紧贴骨表面向远侧松解，范围应达关节线下方5~8 cm。

第五步，松解半膜肌止点，该止点位于胫骨内侧的上后方，可用弯型骨膜剥离子从前向后分离（图7-3）。

第六步，松解鹅足肌腱，剥离子沿胫骨内前侧向下分离（图7-4）。

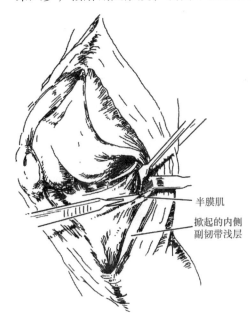

图7-3　松解半膜肌止点

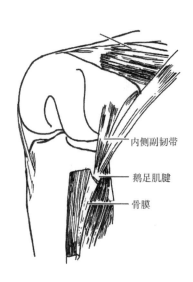

图7-4　松解鹅足肌腱，剥离子沿胫骨内前侧向下分离

第七步，松解或切除后交叉韧带，有膝关节屈曲挛缩时尤其需要。

上述松解步骤需遵循循序渐进的原则，松解一点，检查一次，直到达到平衡点为止，松解完毕后应保持一个完整的软组织套袖。

2. 根据畸形类型的松解方案

（1）膝关节伸直位内翻明显，屈曲位正常，可伴有屈曲挛缩。以内侧副韧带后束与后内关节囊紧张为主。

第一步，切除内侧及后方骨赘，用剥离子45°对向内下方，并紧贴胫骨内后方骨表面，作内侧副韧带后束剥离。

第二步，若仍有剩余紧张，再在股骨内髁后方紧贴骨面做后内关节囊剥离（图7-5）。

（2）关节内翻在屈曲位明显，伸直位正常，提示内侧副韧带前束紧张。可切除骨赘，屈膝90°，用剥离子放置于内侧副韧带前方，垂直向下做骨膜下剥离，松解范围可达股骨关节线远端8~10 cm（图7-6）。操作时应注意保护更前方的鹅足肌腱。

（3）膝关节伸直位和屈曲位均明显内翻最常见，提示整个内侧副韧带挛缩。

第一步，切除骨赘后，松解内侧副韧带前束，该束较内侧副韧带后束更接近等距离点，因此在松解屈膝位紧张时，可部分缓解伸膝位紧张。

第二步，必要时进一步松解内侧副韧带后束。

第三步，有屈曲挛缩时尚需作适量的后关节囊松解。

注意内侧副韧带松解后应尽可能保护好后关节囊及鹅足肌腱的完整性。一旦内侧副韧带、后交叉韧带、后关节囊及鹅足肌腱均完全松解，膝关节内侧稳定性也将明显受损，临床上多需应用较稳定的髁限制型膝假体（CCK）。

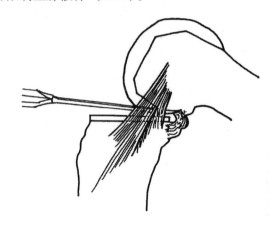

图 7-5　在股骨内髁后方紧贴骨面作后内关节囊剥离

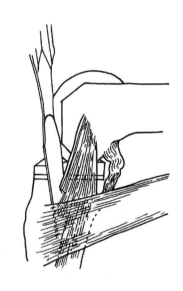

图 7-6　内侧副韧带前束的松解

四、膝关节存在外翻畸形时的软组织平衡

膝外翻的软组织平衡一直是人工膝关节置换的难点，一方面，外侧稳定结构的解剖构成复杂，许多结构在股骨髁的止点偏离膝关节活动中心轴；另一方面，膝外翻还常伴有内侧稳定结构的松弛。与膝内翻畸形的软组织平衡原则相似，膝外翻的软组织平衡仍以挛缩结构的松解为主。外侧副韧带和腘肌腱的松解以骨膜下剥离股骨外髁上的起点来达到，后方关节

囊、腓肠肌外侧头的剥离松解位于股骨外髁后上方，弓状韧带的松解位于关节线水平，髂胫束的松解则可在 Gerdy 结节处或关节线平面以上。以下根据畸形的不同程度和类型，介绍两种主要松解方案。

1. 根据畸形程度的松解方案

（1）外翻在 15°以内。

第一步，切除骨赘，伸膝位松解髌骨外侧支持带。此时髌骨向外翻转，于髌骨外缘外 1 cm 处自上向下切开支持带，切开的最高点不超过髌骨上极 2 cm，以防损伤膝上外侧动脉。

第二步，松解髂胫束。具体方法有横断法、Gerdy 结节止点分离法和点状打孔法。①横断法松解：伸直膝关节，先用拉钩牵拉后显露髌骨外侧支持带外侧的髂胫束，用电刀由内向外横行切断髂胫束。②Gerdy 结节止点分离法松解：屈曲膝关节，牵拉显露胫骨外上方的 Gerdy 结节，沿 Gerdy 结节处切断髂胫束止点，注意勿伤及内侧髌腱。③点状打孔法松解：牵拉显露髂胫束，自上而下在髂胫束筋膜上用尖刀打孔，孔距为 0.5~1 cm。横断法和 Gerdy 结节止点分离法适用于髂胫束明显紧张的患者，点状打孔法适用于髂胫束轻度紧张的患者。

（2）外翻在 15°~30°。

第一步、第二步，操作同外翻在 15°以内。

第三步，松解外侧副韧带。外侧副韧带止点位于股骨外髁中线后上方，腘肌腱止点位于外侧副韧带止点前下方。松解时屈膝位，于外侧副韧带止点切开骨膜，紧贴骨表面，用骨刀沿股骨长轴向上剥离其止点，注意保护腘肌腱止点。

第四步，松解后方关节囊，屈膝位，在股骨外髁后方紧贴骨面作剥离。

（3）外翻大于 30°。

第一至第四步松解同上。

第五步，松解腓肠肌外侧头和肌间隔。腓肠肌外侧头位于外侧副韧带后上方，松解时可沿股骨外髁外后缘及后方紧贴骨表面剥离。

第六步，松解股二头肌腱，分离出二头肌腱并行"Z"字延长。

第七步，松解后交叉韧带。

上述松解步骤中应严格遵循循序渐进的原则。其中第六、第七步松解股二头肌腱和后交叉韧带需谨慎，前者为膝外侧的动态稳定结构，在静态稳定结构松解后仍对伸直位的膝关节起着一定的稳定作用。后交叉韧带位于膝关节中心偏内侧，膝外翻时易被拉长，除非有明显膝关节屈曲挛缩，一般无须松解。

2. 根据畸形类型的松解方案

（1）膝关节伸直位外翻明显，屈曲位正常，提示仅有伸直位起作用的稳定结构的挛缩。

第一步，首先切除骨赘，松解髂胫束。

第二步，少数尚需作后方关节囊松解。

（2）膝关节外翻在屈曲位明显，伸直位正常，提示屈曲位起作用的稳定结构的紧张。

第一步，由于腘肌腱的张力在屈膝位较伸膝位更明显，故此时首先松解腘肌腱。屈膝 90°，于股骨外髁远端中线偏前探及腘肌腱止点，用骨刀于止点远端骨膜下剥离。

第二步，若仍有残留挛缩，再依次松解外侧副韧带。

第三步，松解后外侧角的腓肠肌外侧头。

（3）膝关节伸直位和屈曲位均明显外翻。

第一步，首先解决屈曲位紧张因素，由于腘肌腱对屈膝位张力贡献大于伸膝位，外侧副韧带和后外侧角的腓肠肌外侧头对屈膝位张力贡献小于伸膝位，应在股骨外髁从前到后依次对三个止点进行松解。

第二步，屈曲位紧张松解适当后，在探测伸膝位残余紧张程度和结构，分别进行适当的髂胫束松解和后关节囊松解。

五、膝关节存在屈曲挛缩时的软组织平衡

膝关节屈曲挛缩的人工全膝置换术较通常无屈曲挛缩的人工全膝置换术更具挑战性。术中为使膝关节伸直需要做较广泛的软组织松解，部分患者尚需进行股骨远端二次截骨。

软组织平衡技术与程序如下。

第一步，首先平衡膝关节内侧或外侧软组织。松解紧张侧侧副韧带，使膝关节在可活动范围中（未能完全伸直）冠状面力线达到基本正常。在内翻畸形的骨关节炎患者，侧方松解常需延续至内侧后角，膝关节侧方平衡后，原来的屈曲挛缩也可获得明显矫正。

第二步，松解后方挛缩结构。在切除两侧半月板和前后交叉韧带后，极度屈曲膝关节，沿股骨内外髁后方以及髁间窝后上缘向上剥离后方关节囊，注意剥离时紧贴股骨后表面，防止损失后方血管。内侧后关节囊尚可在胫骨平台内后方松解，然而，外后方关节囊的胫骨侧松解应注意避免腓总神经的损伤。

第三步，评估软组织平衡质量，设计胫骨、股骨的截骨平面。完成第一、第二步程序后，术中做膝关节伸屈运动，并测量伸直和屈曲位关节间隙。若膝关节能完全伸直，且伸直和屈曲间隙相同，说明软组织已达到良好平衡，可按照常规技术做胫骨、股骨截骨。若膝关节能完全伸直，但膝关节屈曲间隙超过伸直间隙达 4 mm，说明软组织平衡已基本达到，可按照常规平面做胫骨截骨，但股骨远端需较常规多切 2~4 mm。若屈曲间隙大于伸直间隙达 6 mm 以上，提示软组织未能达到基本平衡，此时需进一步在股骨及胫骨后方行后关节囊的松解，并在股骨侧多截骨 4~6 mm。此类患者胫骨切骨应尽量偏低位，并切除较多前方骨量（胫骨假体放置后倾 0°），以增大伸膝间隙，同时股骨侧选用偏大号假体，以减少屈膝间隙，最终获得最佳伸屈平衡。

六、膝关节存在过伸活动时的软组织平衡

膝关节反屈（或膝关节过伸）较少见，但一旦出现却较难处理。对于伸膝、屈膝总体松弛者，可通过加厚聚乙烯垫片来增加总体稳定性。膝关节屈膝位稳定、伸膝位松弛，提示伸膝间隙大于屈膝间隙，其病理状况与膝关节屈曲挛缩时正好相反，处理时应遵循股骨远端减少切骨量、胫骨切骨增加后倾度，并选用较小股骨假体等原则。

软组织平衡具体程序如下。

第一步，屈膝 90°，保证前参考位置不变前提下，选用较小股骨假体，同时，将股骨切骨导块放置于略远端处（少量离开股骨远端），使股骨远端切骨量小于股骨后方切骨量。

第二步，胫骨切骨设置在较大后倾位，有利于增大屈膝间隙。保持伸膝间隙与屈膝间隙相等后，选用合适的聚乙烯垫片。

（冯　勇）

第四节 全膝关节翻修术

全膝置换术（TKA）在骨科领域已成为一种效果可靠、方法标准的外科技术，而广泛用于临床。在初次全膝置换术时，由于骨质相对完好，韧带没有损伤，皮肤完整无损，可以很好地覆盖重建后的膝关节。而全膝关节翻修术则完全不同于初次 TKA。初次 TKA 失败后，对医生及患者均不是件好事。因此，在翻修手术前应该仔细探究失败的原因，包括为什么疼痛？假体为什么会断裂？为什么关节不稳？如果对这些问题不能做出很好的解释，那么患者即使做了翻修术，可能也得不到什么益处。

确定做翻修手术后，最重要的是仔细制订术前计划。术前计划包括了解初次 TKA 失败的原因；有没有感染可能，膝关节周围结构缺损情况，采用哪种切口显露关节，取出原来假体所需的器械，翻修假体的选择。初次 TKA 术后失败的原因包括感染、假体松动、关节不稳、关节僵直、假体断裂/骨折、胫骨垫片磨损或髌骨假体磨损等。假体设计不良、患者选择不当或外科手术技术方面的错误也可导致初次 TKA 术后失败。

一、术前计划与评估

翻修术前必须对患者的健康状态进行全面的评估，由于这些患者大多年龄偏大，并发多种内科疾病，对麻醉和手术均有不同程度影响，另外同侧髋关节或踝关节及肢体的血管等均需评估。

X 线检查包括摄双下肢负重位全长前后位片，髌骨轴位相，普通正、侧位片。实验室检查应包括白细胞计数、红细胞沉降率、C 反应蛋白、^{99}锝（^{99}Tc）扫描和^{111}铟（^{111}In）骨扫描，必要时做关节穿刺。

二、操作步骤

1. 切口

TKA 翻修时，首先要设计手术切口，良好的手术入路与暴露对翻修术尤为重要。为了预防皮肤坏死，应尽可能利用原切口，然后于髌骨前内切开关节囊。但对于膝关节僵直，且活动范围小者，翻开髌骨非常困难，若强力翻开有可能撕裂髌韧带。在这种情况下，通常选用股四头肌 V-Y 成形，可以很好地显露关节内结构，但这种方法有时可致伸膝力弱。另外一种方法即胫骨结节截骨术或股直肌切断术，将髌韧带及髌骨向上或向下翻起，保留了髌骨血运，截骨愈合后不影响伸膝装置，但截骨后可能难以获得满意的固定，与之相关的并发症可高达23%。

理想的切口是正中直线切口。如果原切口即为正中切口，应该仍从正中入路，然后经髌内侧旁切开关节囊，显露关节结构。若选用髌骨外侧切开关节囊则比较困难，即使原来的切口为外侧髌旁切口，选用外侧切开关节囊也无多大益处。除非选用外侧皮肤切口，然后游离内侧皮瓣后，再作髌骨内侧切开关节囊。

2. 假体取出

TKA 翻修时假体取出一般不会太困难，特别是对于已经松动的假体。首先应充分显露假体，清除假体周围所有软组织，然后用一薄、窄骨刀在骨—假体或假体—骨水泥之间轻轻敲击。为了尽可能保存骨质，可选用高速磨钻或线锯，一般先取出股骨假体，然后用骨凿轻轻撬起聚乙烯垫片，最后再取出胫骨金属假体，切忌用力撬打假体，否则可致骨折或进一步破坏骨质，最好沿轴向方向打拔出假体。

对于非骨水泥固定良好的假体，取出并非易事，即使用高速磨钻也很困难。此时应在股骨假体远端两侧各凿一小孔，并使两侧贯通，然后穿入线锯。

（1）股骨假体取出：对骨水泥固定的假体通常是在假体—骨水泥界面用薄、窄骨刀轻轻敲击至股骨假体完全松动后，沿轴向方向打拔出假体，再用小薄骨刀或磨钻或超声装置等去除骨水泥。

骨水泥固定的股骨假体小突起，有时取出困难。如果松动当然容易，如果没有松动，则沿轴线方向打出假体，然后取出骨水泥。取骨水泥应在直视下使用不同的工具，直至将所有骨水泥完全去除干净。

非骨水泥固定的股骨假体去除原则上同骨水泥固定的股骨假体，即首先在假体—骨界面用动力锯、薄骨刀、线锯等凿开，然后用与取骨水泥股骨假体相同的方法，用专业工具将股骨假体沿轴向方向打拔取出。

（2）胫骨假体取出：与股骨假体一样，如果骨水泥固定的胫骨假体已明显松动，则只要显露清楚，一般无多大困难。若骨水泥固定胫骨假体很好，则应用各种不同的工具在胫骨假体—骨水泥界面之间逐渐凿开或磨削，直至胫骨假体松动取出；若用骨刀凿切法，则可采用叠加骨刀法，松动并取出胫骨假体。但需注意不要将胫骨平台松质骨压缩。若胫骨平台中央柄固定好，则可用线锯将其锯断，先取出平台，然后取出中央柄。由于中央柄光滑，一般情况下可脱除骨水泥。

（3）髌骨假体取出：TKA 翻修时，应特别注意髌骨假体的取出。取髌骨假体既危险又困难，这是由于髌骨相对较小，即使很注意，也可致髌骨骨折。所以术中取髌骨假体，应特别有耐心、仔细，尽可能减少损伤髌骨骨床。对全聚乙烯髌骨假体，应首先用摆锯在骨水泥—骨界面处锯开，然后用高速小磨钻清除骨水泥及嵌入髌骨的固定柱。若为骨水泥或非骨水泥固定的金属托的髌骨假体，其取出方法同股骨或胫骨。

总之，翻修术中失败假体的取出，是翻修术的重要部分。良好的显露、适当的工具、精湛的技术及极大的耐心十分重要。

3. 骨缺损的处理

TKA 翻修术常伴有明显的骨缺损和软组织结构不全。因此，术前应仔细计划，以便决定骨缺损通过植骨、假体金属配件还是骨水泥来重建骨缺损。

（1）囊腔性骨缺损：TKA 翻修术中，最常遇到的是囊性骨缺损。由于初次 TKA 时，骨水泥注入软骨下面，取出假体及骨水泥后即留有囊腔性骨缺损，有时硬化骨的去除，也会产生囊腔性骨缺损，这种囊腔性骨缺损即可出现在股骨，也可出现在胫骨。另外，骨溶解也可产生囊腔性骨缺损，对于这些囊腔性骨缺损，处理相对比较容易，通常可用截骨获得的自体松质骨充填骨缺损，然后打压；若骨缺损较大，则可用自体骨结合异体骨植骨。有时也可用骨水泥充填这些缺损，但植骨对于获得牢固的假体稳定及骨贮备更有益。

（2）胫骨平台及股骨髁缺损：TKA 翻修术中，骨缺损发生于胫骨平台，这常常由于假体排列不良，不对称负荷传导致平台负荷不均匀所致。如果因此而出现骨缺损，可采用金属垫片处理骨缺损，因为这种缺损常伴有皮质骨缘缺损，一般直径大于 2 cm，对于这种缺损，在翻修时用自体骨移植几乎难以完成，因此采用与其缺损形状相近的金属垫片是常用的方法。常用的金属垫片有不同的形状和厚度，以适合充填不同类型的缺损。这种方法特别适用于没有皮质骨支撑的骨缺损。胫骨近端截骨通常用改进后的胫骨截骨模具。若截骨后，缺损基底部骨硬化，应在其表面钻多个小孔，以便用骨水泥固定。如骨缺损边缘有皮质骨支撑，则可取自体髂骨作颗粒骨植骨，然后选用一长柄假体以传导应力。

股骨骨缺损通常也是因为假体位置不良，导致其下方的骨质塌陷。尤其是伴有骨质疏松时更易发生。股骨髁骨坏死也可引起缺损，一般 TKA 术后股骨假体松动不多见，一旦发生，常伴有假体下沉，导致股骨髁缺损，这种缺损一般较大，理想的治疗方法是用有限的结构性异体骨移植或用股骨假体金属垫片或两者结合使用。由于远端股骨髁骨缺损常局限于一个髁，所以可用远端股骨髁金属垫片来处理。通常也使用长柄股骨假体，以便将应力通过髓腔传导到股骨。金属垫片的应用多数情况限制在 10～12 mm，若缺损较大，则应考虑做结构性植骨。

（3）中央腔隙性骨缺损：既可发生在股骨远端，也可发生在胫骨上端，尤其是假体的中央柄取出后，即出现中央腔隙性骨缺损。缺损主要位于髓腔部分，边缘骨质硬化。由于股骨近端和胫骨上端呈喇叭形，因此缺损类似一个漏斗状。处理这种骨缺损的目的是获得结构性稳定，同时恢复髓腔部分丢失的骨质。此时可采用大块异体骨结合颗粒骨移植处理这种骨缺损，但用颗粒骨打压植骨更为常用。

另外将异体股骨头修整后，去除软骨适应充填这种缺损，也是常用的方法，这是由于股骨头的外形与骨缺损形状近似，植入异体股骨头后再用颗粒异体骨或自体骨充填于大块植骨周围的小缺损。

（4）骨皮质穿破或骨折：TKA 翻修术时，胫骨上端或股骨远端骨折或骨皮质穿破可发生于骨质疏松患者，多数发生在取出假体或去除骨水泥的过程中。在这种骨缺损中，必须使用长柄假体，而且假体柄必须超过穿孔或骨折部 3 cm 以上；如果发生股骨远端或胫骨上端严重骨折，则应先作内固定，然后选用长柄假体，且在骨折周围用异体骨或自体骨移植以加强骨折部位，在这种情况下，使用骨水泥固定假体时，应尽量避免骨水泥漏至骨折块之间而影响骨愈合。

（5）节段性骨缺损：TKA 翻修术时，节段性骨缺损指股骨一侧髁或平台缺损，常发生于多次翻修的病例或假体部位的骨损伤。这些骨折常位于股骨髁上或胫骨干骺端，此时试图获得假体固定是可能的，但其上方或下方的骨因缺血最终会坏死，在这种情况下，采用切开复位、内固定常可导致骨不愈合，并可出现明显的畸形和关节不稳，对于这种情况，处理非常棘手，需要周密的术前计划。

对于大的节段性缺损的修复，有两种常用的方法，即大块异体骨移植或定制组配式假体，通常为铰链式关节，特别是骨缺损范围大，缺乏韧带支持结构时，必须采用铰链式关节。对于这些患者，快速恢复行走功能十分重要，特别是老年人，应避免制动而引起的并发症。采用组配式铰链膝关节来替代节段性缺损，可获得相对良好的稳定性，术后患者可尽早活动并可负重，特别适用于老年患者。若为年轻患者，则选用异体骨重建股骨远端和胫骨近端更合适。选用异体骨移植时，先在残端的股骨或胫骨上做阶梯状截骨，然后在异体骨上做与之相扣锁的阶梯状截骨，并两者相对合为一体，假体可用骨水泥直接固定在异体骨上，而假体柄则需用骨水泥或压配式固定于宿主骨上，通常还需要在异体骨与宿主骨交界面周围用异体骨加固。采用这种异体骨移植并也有潜在危险，最常见的危险是感染，其次是骨不愈合或异体骨骨折，对于这些患者，康复训练和负重应大大延迟。

4. 假体固定

若残留的胫骨端能够允许标准胫骨假体覆盖，则翻修术可获得极大的成功。虽然目前完全非骨水泥固定 TKA 翻修假体可以选用，但选用长柄骨水泥固定假体仍占多数。

无论在胫骨什么部位截骨，置于髓腔内的柄均可影响假体的位置。所以，术前仔细的计划非常重要，首先要在胫骨近端仔细选择中央孔，它可影响假体的位置，选用长而宽柄的假体较为合适。

（1）胫骨平台：首先应重建胫骨平台，因为它构成屈伸间隙的一部分，若没有胫骨平台，则无法确定股骨假体的大小及位置。虽然胫骨应尽可能保存，但硬化或软弱的海绵状骨很容易塌陷，应备加小心。用带有髓腔柄的胫骨试模，沿胫骨纵轴，插入并置于正确的位置作为重要的参考。由于在初次 TKA 时，胫骨试模最高点与胫骨近关节面相适应，这个面即是屈曲和伸直间隙的一个边。胫骨平台的理想高度可以根据髌骨确定，同时需注意金属托的厚度。金属垫片的厚度，不要抬高胫骨平台，造成低位髌骨，这样可增加髌股关节接触应力，减少活动范围引起前膝痛。

（2）屈曲间隙：仔细评估屈曲位内侧、外侧、后方软组织结构。如果后交叉韧带已切除，那么屈曲间隙最终要靠股骨假体的后方和胫骨关节面获得稳定。因此，应仔细选择假体以稳定屈曲间隙，不要简单根据残余的股骨远端来选择与之相配的假体，如果后髁不具备支持功能，则应选用后髁垫片，填补股骨后髁与假体之间的间隙。若股骨假体占较大的间隙，则需用相应的薄的胫骨聚乙烯片；如果选用前后径大的假体或股骨假体固定于相对屈曲位或后置或股骨远端骨不足以作固定，应采用带髓腔柄的股骨假体，通过髓腔内的柄可帮助确定假体的前后位置。

（3）伸直间隙：安装股骨及胫骨假体试模后，伸直膝关节，用椎板撑开器帮助确定韧带的完整性和伸直间隙大小，放置胫骨垫片试模，比较屈伸间隙。如果重建后的屈伸间隙满意，则股骨假体的大小及位置不用改变；通过少量截除股骨远端调整伸直间隙。如果伸直位膝关节间隙较紧，则可能为股骨假体前后径较大所致，这可以使屈曲间隙进一步变小，则需选用较薄的胫骨垫片，以保持膝关节正常的关节线，维持屈曲位稳定。

（4）重建稳定性（韧带）：由于关节内侧所有结构挛缩可引起内翻畸形，翻修手术时，松解应更广泛，包括胫骨后内侧半膜肌腱止点，以及内侧副韧带深层和浅层部分。由于畸形凹侧软组织挛缩，而对侧软组织被拉长，所以恢复韧带平衡与张力比较困难，至今尚无理想的方法，铰链式膝关节特别是旋转铰链膝关节，不仅可以恢复获得良好的稳定性，而且可获得较好的功能。

（5）重建髌股关节：如果全聚乙烯髌骨假体固定良好，应予以保留。若髌骨假体已松动或需去除，则残留的髌骨床不适合再做置换或截骨，此时采用双凸形设计舟状髌骨假体，并将其置于髌骨缘下面，以抵抗股骨与髌骨之间的剪力。如果髌骨太薄，不能做任何翻修，则应将其修整保留，这样可以增加伸膝装置力臂，而减少前膝疼痛，不要轻易切除髌骨。

5. 缝合切口

缝合切口时，切勿使伤口张力太大，以防康复训练时将伤口撕裂。如果做胫骨结节截骨，应将其固定于原位，然后逐层缝合伤口，伤口内放置引流，处理同初次 TKA。

三、康复训练

TKA 翻修术后的康复训练原则上同初次 TKA。但由于翻修时经常有骨缺损的修复、韧带结构的修复，特殊假体的使用，以及切口显露时的不同情况，所以翻修术后的康复训练必须因人而异，即个体化设计。制订的康复训练一定要考虑翻修术中的具体情况，做到既能达到康复训练的目的，又不至于因不适当的康复训练而损坏关节结构。

（王振宇）

第五节　特殊病例的膝关节置换术

前文所述的膝关节置换手术操作方法仅适用于解剖结构基本正常的膝关节，但不少情况下，手术关节存在严重的关节不稳、畸形、挛缩等特殊问题，以及类风湿关节炎、强直性脊柱炎、血友病等疾病带来的特殊问题。以下主要就这些特殊病例的膝关节置换术分别进行讨论。

一、类风湿关节炎高度屈曲挛缩和强直

膝关节骨性强直于屈曲位的患者，行人工膝关节置换术的难度非常大。20 世纪 70 年代有学者认为膝关节骨性强直的患者行人工膝关节置换术后，增加的活动度并不明显，无法与常规患者的膝关节置换相比。随着膝关节置换技术和康复手段的不断提高，此类患者的手术效果有了明显的好转。本节作者自 1987 年开始用自创的髌旁内侧入路、二次截骨加软组织平衡方法对此类患者进行人工膝关节置换，经长期随访疗效满意。

膝关节骨性强直畸形包括疾病病程自然造成的骨性融合，以及治疗化脓性和结核性等关节炎所采用的手术人为造成的骨性融合，后一种多融合于膝关节的功能位即膝关节伸直位，由于伸膝装置的失用性挛缩等原因，其手术难度大、并发症多，从而使其手术效果有争议。而前一种骨性融合在各种晚期风湿性疾病的患者中十分常见，特别是那些病程长，不能行走而长期卧床或依靠轮椅者，因膝关节于屈曲位时容量较大，可减轻关节肿胀引起的疼痛，其强直畸形多融合在屈曲位，可达 90°甚至更多。也有少部分患者在医生的指导及非手术治疗下强直在膝关节功能位即伸直位。

近年来对骨性强直的膝关节做了更深一步的研究，认为人工膝关节置换术治疗强直性膝关节疗效肯定，可提高活动度并减少疼痛。获得较好效果的关键有如下几个方面。

（1）首先将强直的膝关节进行截骨，形成活动关节。然后彻底松解软组织，这样才能有空间操作，进行骨的假体床成形，安放假体，这就是第一次截骨。截骨的位置、角度以及截骨量大小非常关键，一定要掌握好。

（2）术中对屈曲畸形的矫正不要求一次到位，尤其是大于 60°的高度屈曲畸形，否则很容易引起术后腓总神经麻痹及下肢循环障碍。

（3）术中残留的屈曲角度，可通过术后前后石膏托固定、各种牵引以及长期的康复锻炼来纠正。Schurman 等认为术中矫正屈曲畸形至关重要，而 Tanzer 和 Miller 等则认为术后康复仍可提高关节的伸直及屈曲度。

（4）术中外翻髌股的操作方法不一。Naranja 等以及 Henkel 等采用了胫骨结节截骨术的

方法，这种方法虽然暴露膝关节比较容易，但胫骨结节的螺丝钉固定会影响伤口的关闭，而且固定也不是绝对可靠。而有一些学者则采用股四头肌 V-Y 成形术，该种方法多应用于伸膝位强直畸形。采用髌旁内侧入路，切开并游离髌骨，充分松解髌韧带在胫骨结节上的止点以及行股四头肌腱、髌骨边缘松解及髌旁支持带松解的综合方法外翻髌骨，均获得了成功，无一例发生如胫骨结节撕脱骨折等并发症，术后伤口愈合良好。对于髌骨与股骨髁已经骨性融合者，用薄锯片将髌骨水平位切断，保留髌骨床 15 mm 以上，有时宁可切掉薄薄一层股骨髁的前部骨质。

（5）对于膝关节屈曲小于 15° 的患者，功能接近于伸直位强直，应严格掌握手术适应证，如果没有疼痛，一般情况下不做人工膝关节置换。只有以下情况的患者强烈要求时才予考虑：①女性生活中尤其上厕所不方便的患者；②身高在 180 cm 以上的男性且有生活不便的患者，如穿裤子等。手术的膝关节屈曲强直在 15° 以上的患者为强直性脊柱炎，同时伴有双髋关节的强直，故手术中一并解决。这对手术后髋关节的锻炼也有很大的帮助。

只要掌握好手术适应证，选择好合适的手术方法，术后辅以正确持久的康复锻炼，骨性强直于屈曲位的膝关节通过人工膝关节置换术，可以实现比较满意的功能，从而明显提高患者的生活质量。

二、晚期强直性脊柱炎

在风湿病下肢关节畸形患者进行人工关节置换治疗中，常遇到一些严重的强直性脊柱炎等疾病导致的下肢多发关节骨性融合畸形的患者，严重的幼年型强直性脊柱炎患者双侧下肢髋、膝、踝 6 个关节均骨性强直，这些患者的髋关节、膝关节、踝关节，往往强直于非常特殊的非功能位。因此，单纯手术置换一个关节不仅解决不了患者的站立及行走问题，并且由于同侧其他关节畸形的存在，使手术关节不能得到有效的康复锻炼，甚至再发生强直。国外同侧髋膝关节同时置换的报道较多，但对于双侧 6 个关节同时骨性融合伴屈曲畸形甚至关节半脱位的病例如何手术，如何进行围手术期处理等尚未见详细报道。

1. 手术顺序选择

许多学者主张分次手术，但国内这种长期卧床、多关节骨性融合的患者，没有信心及经济条件接受多次手术。而单纯行双髋或双膝关节置换，术后不仅不能立即开始功能训练，更不能使患者尽早恢复站立及行走功能，而由于踝关节处于严重跖屈内翻融合位，单纯的同侧髋膝关节置换或双侧髋膝关节同时置换均不能使患者站立起来。因此，只有同时置换髋、膝、踝 3 个关节方可解决患者的站立、行走和在术后进行有效的康复锻炼。

2. 围手术期处理及康复

由于患者长期卧床，体质较差，全身肌肉萎缩，术前康复锻炼主要进行肌肉的等长收缩锻炼及上肢可动关节的锻炼以增强体力及手术耐受力。术后同侧下肢髋、膝、踝 3 个关节相互配合，进行肌肉及关节协调性锻炼及正常步态练习。实践证明 3 个关节同时康复可以相辅相成，既增强了下肢关节肌肉运动的协调性，又通过站立活动解决了骨质疏松等问题。

3. 手术适应证及并发症防治

对于严重的幼年型强直性脊柱炎长期卧床的患者，一次手术进行多关节置换必然带来较单次手术更大的手术创伤，手术并发症发生的概率也会增高。多关节置换的手术效果问题尚存争论，其争论焦点主要是术后感染率增高等问题，随着现代无菌术的广泛应用，而目前大多数学者更趋向于一次麻醉下多关节置换。一些病例通过手术前后预防感染、手术采用现代无菌术条件，可做到无感染发生。短期随访结果表明，患者关节功能保持良好，随访期间关节活动度较术后又有所提高。

4. 关于踝关节置换

有关踝关节置换的问题，文献报道有不同见解。有学者认为踝关节置换的技术还不成熟，假体设计也不完善，不如行踝关节融合术。但根据4例患者的手术经验及术后观察，患者的踝关节都是强直在非功能位，如果不手术，人工膝关节和人工髋关节置换后，患者仍不能走路。如果把双踝关节融合在功能位，除了不融合率为10%以外，完全融合时间2～3个月，即使行人工膝关节和人工髋关节置换，患者仍不能早期下地活动，功能锻炼的时间也晚，将来各关节功能恢复会受到影响，而且术后对患者爬坡功能将带来严重限制。而行人工踝关节置换后，只要患者的踝关节能有一点活动，对术后的功能锻炼及爬坡功能均会有很大帮助。临床上并非全部踝关节置换术后效果均不理想，曾有1例人工踝关节置换术后10年追访，虽然X片发现有部分透亮线，但10年来踝关节不痛、功能好，患者本人强烈要求再换对侧。人工踝关节置换后，如果后期出现踝关节松动，仍有机会再行踝关节融合术。权衡利弊后在这类患者中应行人工踝关节置换术。

三、严重膝外翻畸形

对膝关节外翻畸形的患者，施行人工全膝关节置换术的难度比较大，尤其是外翻畸形超过20°的严重患者，在手术难度上要大于膝内翻畸形的患者，术后效果也较差。其手术难度涉及了人工全膝关节置换术的各个方面，包括手术入路、术中截骨、术中软组织平衡以及选择什么类型的假体等。国内外许多专家对以上方面有不同或相反的见解。有学者采用髌旁内侧入路、常规截骨加单纯外侧软组织松解术，以及采用后稳定型假体的方法，对膝关节外翻畸形的患者施行人工全膝关节置换手术，经中期随访获得了良好的疗效。

1. 膝关节外翻畸形的手术入路

有两种不同选择，即髌旁内侧入路和髌旁外侧入路。髌旁内侧入路在20世纪80年代以前被认为是最经典的膝关节置换术入路，至今在各种关节置换术（包括内外翻畸形、屈曲畸形等）中仍为大多数骨科医生所采用，优点是能提供良好的暴露，并很少有胫骨和股骨的并发症，手术难度小。但其缺点在于膝关节外侧暴露受限，尤其在膝外翻的患者中，如果不得不行外侧膝关节囊的松解或髌骨外侧支持带的松解，内侧血运已在切开内侧关节囊时破坏，会严重损害髌骨外侧的血运，从而引起髌骨和髌股关节并发症的发生。20世纪80年代以后人们开始尝试髌旁外侧入路，尤其应用于膝关节外翻畸形的患者，其优点是将关节囊和外侧软组织松解的切口合二为一，减少了对髌骨血运的不利影响。同时外侧面皮瓣较窄，可直接进入膝关节外侧室，此处也是膝外翻进行韧带平衡时最常涉及的部位。该入路不足之处为手术技术要求高，外科医生往往对此切口不熟悉，并且由于胫骨结节靠外侧而使髌骨内翻较为困难，同时这种切口也限制了关节内侧的暴露。近几年，国内外许多医生对两种入路进行了临床对照，并对髌旁外侧入路进行了各种改进，以求其实用和简化，认为膝外翻时内侧入路效果差于外侧入路。我们仍采用髌旁内侧入路，主要改进了髌骨的松解方法，避免了外侧支持带及外侧关节囊的松解，减少了髌骨并发症的发生；同时使手术达到良好的暴露，操作简单，降低了手术的难度。术中外翻松解彻底，术后无伤口不愈合，也无髌骨并发症发生。

2. 外翻膝行截骨术的要点

有以下几点：①行股骨远端截骨时，加大切模的股骨外翻角；②行股骨前髁截骨时，根据外翻的严重程度可适当加大外旋角的度数，从3°~6°；③注意股骨外髁发育异常，故股骨后髁截骨时，内外侧的截骨量有不同，应适当加以调整，避免由截骨量不同导致的内外侧结构的进一步不平衡；④胫骨平台截骨尽量以外侧为基准进行切割。在手术操作时均注意满足上述各方面的要求。另外，有学者建议胫骨平台假体的安装要以胫骨平台的内后缘为参考标准，并彻底清除胫骨平台外后缘的骨赘和游离体。

3. 手术方术

在膝外翻畸形的人工膝关节置换术中，最重要的就是软组织松解及平衡，其手术技巧要求很高，手术难度也大于内翻畸形，手术方式多样，争议较大，互有利弊。

（1）膝关节的外侧结构解剖上分三层：第一层包括浅筋膜层、髂胫束、股二头肌筋膜及其后侧的扩张部；第二层由前面的股四头肌韧带和不完全后面的两条髌股韧带组成；第三层由外侧关节囊组成，在髂胫束后面的后侧关节囊又可分成深、浅两薄层，浅层是原始关节囊包括外侧副韧带（LCL）及豆腓韧带，深层则是后期发育而成，包括弓状韧带和冠状韧带。也有学者的分法与此不同，认为第二层由LCL、豆腓韧带和弓状韧带组成，第三层是真正的关节囊，还包括后侧髁间的腘斜韧带。

（2）外侧结构的松解应该从最紧张的地方开始，其中LCL大多数情况下需要松解，而且松解先从股骨髁开始。尸检发现，LCL松解后使关节间隙在伸屈位得到均衡的松解，但加上其他韧带如腘肌腱等松解后，则会导致外侧伸屈间隙的不对称，临床上的研究也证实了这一点。

（3）外翻膝软组织的松解方法基本上分两种：一种是单纯外侧结构松解；另一种是松解外侧结构的同时，进行内侧结构的紧缩。①对于单纯外侧结构的松解以及松解顺序也有不同的看法，Engh认为轻、中度的外翻畸形只松解LCL即可，在严重的外翻畸形中，如果LCL的松解不足以矫正畸形，则还要依次松解弓状韧带、豆腓韧带及髂胫束，而在松解LCL后，不建议松解腘肌腱，因为只有这两个韧带提供了膝关节外侧在屈曲位的稳定性。但是Whiteside等在对231个外翻膝关节行关节置换的研究认为，膝关节外侧在屈伸位都紧时，行LCL和腘肌腱的松解，只在伸直位紧时可以只松解髂胫束，必要时才松解后关节囊的结构包括弓状韧带和豆腓韧带，经如此松解后不用安置任何内外侧限制性假体，临床随访后未发现任何膝关节不稳。也有学者在外侧结构松解时采用截骨移位松解术，也得到了良好的结果。②也有部分学者采用了松解外侧结构的同时，进行内侧结构的紧缩的方法，获得的临床效果也非常满意。

有学者则是采用单纯松解外侧结构的方法，先松解LCL，然后行后关节囊骨赘清理和籽骨切除，也就相当于松解了弓状韧带及豆腓韧带，必要时还可行髂胫束的松解。外翻畸形小于20°时可保持腘肌腱的完整，必要时行部分松解。当外翻大于20°或膝关节固定性外翻畸形非常严重时，行腘肌腱切断，术后长期随访未出现膝关节反张与不稳。有学者未进行任何内侧结构的紧缩以及截骨移位松解术，虽然严重膝外翻的患者术后有一些侧方不稳，但随访1年后仍然得到了良好的临床效果，无膝关节不稳发生。

（4）安装什么类型的假体：众说纷纭，有学者认为应使用限制性假体才能在术后保证膝关节的稳定，如铰链型假体。也有学者认为根据外翻的程度以及外侧结构松解的部位和方法来选择假体。近年来有不少学者认为，只要软组织松解达到平衡，用限制性小的假体或仅用非限制性假体就能达到良好的效果。

在临床实践中几乎未采用任何限制性假体，大部分使用了后稳定型假体，有几例患者应用了保留后交叉韧带的表面假体，经多年随访，均得到了良好的临床效果，未出现任何膝关节不稳。

综上所述，膝关节外翻畸形的患者行人工全膝关节置换术，无论在手术技巧和术后恢复上均有很大的难度，尤其同膝关节内翻的患者比较，方法不一，手术后效果也比不上膝关节内翻患者。但对于膝关节外翻畸形的患者只要掌握好手术适应证，采用髌旁内侧入路、常规截骨加单纯外侧软组织松解以及安装后稳定型假体的方法，几乎所有患者术后膝关节仍能保持相当的稳定性，得到比较满意的临床效果，从而明显改善患者膝关节的功能，提高患者的生活质量。

四、膝关节伸直位强直

人工膝关节置换术治疗关节强直病例有一定的技术困难，尤其是伸膝位强直。多数患者患肢稳定、无痛，而且均有较好的行走功能。此类患者要求行人工关节置换术的目的主要是希望能有一个能够屈伸活动、功能较为正常的关节。有学者认为，长时间的伸膝位强直，股四头肌多严重纤维变性，退化无力，伸膝装置严重挛缩，特别是部分患者伸膝强直的原因是骨折等创伤引起，伸膝装置严重粘连或破坏，人工膝关节置换术后，功能康复非常困难，给患者带来的疼痛较大，多数患者很难坚持训练，有时由于训练过猛、过度，又造成血肿或水肿，一般术后活动度不理想。因此，有学者对伸膝位强直的患者要求行人工关节置换术取非常慎重的态度，尤其是男性患者更应谨慎。

五、血友病性关节炎

血友病性关节炎是由于血友病患者关节内反复出血所导致的关节退行性变。血友病是 X 染色体连锁隐性遗传的，因而只侵犯男性。本病分为三类：①甲型血友病，为典型血友病，85% 的血友病为本型，由先天性缺乏凝血因子Ⅷ所致；②乙型血友病，缺乏凝血因子Ⅸ；③丙型血友病，这是轻型血友病，无性别差异，缺乏凝血因子Ⅺ，属常染色体显性遗传。

治疗上基本包括替代治疗、急性关节出血和肌肉出血时的早期补充凝血因子以及外科手术治疗。20 世纪 20 年代由于使用凝血因子Ⅷ和凝血因子Ⅸ替代疗法，使得外科手术变为可能，手术的指征、方法和结果取决于血友病性关节病所处的阶段和所存在的问题。其适应证为：①由于滑膜炎持续存在或反复关节内出血，滑膜增生逐渐加重，经保守治疗 3~6 个月无效时，替代补充治疗不能控制者，可行滑膜切除术；②严重软组织挛缩者，可行软组织松解术；③骨的畸形十分严重，可行截骨术；④软组织假瘤无缩小，影响功能者，可行切除术；⑤慢性感染需截肢者；⑥严重关节畸形，功能障碍需行人工关节置换术。应在一次实施尽可能多的手术，手术应在止血带下进行，手术结束前应松开止血带进行细致的止血，应逐层严密缝合，并使用引流。对该种患者施行人工关节置换术，尤其是人工膝关节置换术，我们的经验如下。

1. 手术前的准备与处理

血友病外科手术，尤其是人工膝关节置换的成功取决于骨科医生和血液病医生的密切配合，要术前进行会诊和讨论，进行实验室因子水平的测量，正确的评估病情，应储备足够的浓缩因子替代剂，应在有经验的血液病科医生的支持下开展治疗。

对于血友病患者的手术或创伤，要达到凝血时凝血因子的临界水平为 30%。术前凝血因子浓度应提高到 50% 或以上才安全，术中应严格止血，术中视出血情况再补充凝血因子，术后数天内仍需每 12 h，甚至 6 ~ 8 h 给予凝血因子，使之维持在 30% 以上，数天后可减少治疗次数和剂量，一般需维持至停止功能锻炼为止，需要 3 ~ 4 周。术后实验室严密检测，观察对治疗的反应。

一般来说，对于骨组织手术，如人工膝关节置换术，最初的 5 d 内需要保持凝血因子水平在 75% ~ 100%，也就是 50 U/kg；在第二个 5 d 内保持 50% ~ 75%，在随后的 5 d 内，保持 25% ~ 50%。在术后康复期间，应保持因子水平在 15% ~ 25%。

2. 人工膝关节置换术的经验与效果

慢性滑膜炎未能得到积极的治疗和控制，病变进一步发展，可继发退行性关节内改变，随着血友病性关节病的出现，最后导致关节疼痛和强直，发生严重的屈曲挛缩畸形，需要人工关节置换术，以消除疼痛，纠正畸形，同时提供稳定和可活动的关节。术中需要彻底切除滑膜组织。松止血带后，应严格止血，在围手术期和康复期均需要输入大量凝血因子，维持于较高水平。术前要检查下肢其他关节情况，否则术后活动增多，会加重其他关节的疼痛和出血。一例乙型血友病的男性老年患者行人工膝关节置换术，术后功能恢复良好，但是因术后行走增多，原先只有轻微症状的同侧踝关节症状加重，影响整个行走功能。

（王振宇）

第八章

脊柱的微创治疗

第一节　椎间盘髓核化学溶解术

一、概述

髓核化学溶解术又称化学溶核术或髓核溶解术，是治疗椎间盘突出症的一种介入疗法，通过经皮穿刺向病变椎间盘内注入某种化学酶，催化降解髓核的某些成分，降低椎间盘内压力或消除突出物对神经根的压迫，从而达到消除或缓解临床症状的目的。早期是将木瓜凝乳蛋白酶注入髓核，使髓核中的蛋白多糖解聚从而溶解髓核，降低椎间盘内压力，解除对神经根的压迫。以后临床应用胶原蛋白水解酶（简称胶原酶）作为化学溶酶注入病变椎间盘。胶原酶能够有效地溶解髓核和纤维环中胶原蛋白，既降低椎间盘内压力又溶解间盘突出物，解除神经根压迫，达到治疗目的，因此国内学者提出"胶原酶髓核溶解术"名称。

自1964年Smith开展这方面的工作以来，髓核化学溶解术得到了较为广泛的应用。有报道表明，髓核化学溶解术的效果与传统的髓核摘除术差不多，其主要适用于单侧腰腿痛、局部神经损害与CT和MRI等影像学结果一致的患者，若存在中度的侧隐窝狭窄或椎间孔狭窄者，腰椎间盘突出症出现足下垂、膀胱直肠功能障碍等严重神经症状者，孕妇或14岁以下的儿童及对溶解酶过敏者则不宜行此手术治疗。

二、髓核化学溶解术的药物及原理

在腰椎间盘退变的基础上或因急性外伤或积累性外伤而产生椎间盘疝，刺激或压迫相应脊神经根而引起临床症状和体征，即腰椎间盘突出症。因此，占位性的挤压是其主要临床病因。腰椎间盘疝或突出物由椎间盘髓核及纤维环组成。向椎间盘内注射化学酶特异性地分解髓核，随后吸收而消除突出物，从而获得治疗效果。

用于髓核化学溶解术的药物须能够选择性地降解椎间盘髓核，而对周围血管、神经、韧带、软骨、骨及骨膜等组织无降解作用或作用甚微，且无全身或局部的不良反应。木瓜凝乳蛋白酶、胶原酶、胰蛋白酶和糜蛋白酶、组织蛋白酶G和组织蛋白酶B、软骨素酶ABC等曾用于实验研究，其中只有木瓜凝乳蛋白酶和胶原酶在临床上得到运用，现国内用于髓核化学溶解术的药物主要为胶原酶。

（一）木瓜凝乳蛋白酶

木瓜凝乳蛋白酶是从粗木瓜素中提取出来的，主要作用于髓核中连接长链黏多糖的非胶原蛋白，使黏多糖蛋白解聚，而对纤维环不发生作用。但木瓜凝乳蛋白酶具有过敏反应、截瘫和急性横断性脊髓炎等严重不良反应，尽管发生率极低，但一旦发生，可对患者造成不可逆的严重后果。

（二）胶原蛋白水解酶

胶原蛋白水解酶简称胶原酶，是能在生理 pH 和一定温度条件下水解天然胶原的一种酶。人体内许多上皮组织，如皮肤伤口、牙龈、角膜等许多间充质细胞衍生的组织，如关节滑膜、成纤维细胞、椎间盘内都存在着胶原酶，称为内源性胶原酶，对体内胶原分解过程发挥重要作用。药用胶原酶是从溶组织梭状芽孢杆菌中提炼出来的，此酶能溶解髓核和纤维环中的胶原纤维，其分子量为 80 ~ 85 kD。天然的胶原由于存在三联螺旋的稳定结构不能被一般蛋白酶水解，体内的胶原更新一般很慢。胶原酶在中性条件下作用于原胶原分子，使其在离氨基端 3A 处断裂成为两部分。原胶原分子一旦断裂，在 30 ℃ 条件下即可变性，丧失其螺旋结构，从而易于被组织中其他蛋白酶进一步分解。

1. 胶原酶对椎间盘髓核的降解作用

将不同剂量的胶原酶注入家兔的椎间盘内，5 d 后发现胶原酶注射的椎间隙变窄，髓核缩小，吸水膨胀性降低；2 周后髓核基本消失或仅有少许残留，纤维环变形，内层环状结构消失；12 周后髓核被纤维软骨样组织取代，椎间隙变窄，呈纤维性融合，组织切片经 HE 染色后置于光学显微镜下观察，未注射的和生理盐水注射的椎间盘在观察期间相似；胶原酶注射 1 d 后，椎间盘髓核结构紊乱，边缘与纤维环分离，髓核内嗜碱性物质相对增多，纤维环和软骨的改变不明显；5 d 后，髓核皱缩，纤维环内层部分纤维发生透明样变；2 周后髓核结构基本消失或仅有少许残留，纤维环变形；12 周后，椎间盘的大部分被纤维或软骨组织取代，软骨终板的改变不明显。

2. 胶原酶的安全性

将胶原酶注入家兔的肌肉发现肌肉有坏死，2 周后坏死的肌肉被纤维组织替代。将胶原酶分别注射到家兔的硬膜外腔和蛛网膜下腔，未见明显的神经损害症状和体征；病理组织学检查显示胶原酶硬膜外腔注射的脊髓无明显异常；而胶原酶蛛网膜下腔注射的脊髓表面有点状出血的现象，脊髓横断面组织切片显示蛛网膜下腔血管充血和一些点状出血，神经元和神经纤维结构基本正常。

（三）软骨素酶 ABC

日本学者发现软骨素酶 ABC 有更显著的特异性，它只作用于硫酸软骨素的糖蛋白侧链，通过减少椎间盘的水潴留，降低椎间盘内压力。它与木瓜凝乳蛋白酶和胶原酶相比，对细胞或组织的损伤更小，它能引起退变的髓核溶解，而不破坏软骨细胞。Olmarker 等认为，软骨素酶 ABC 对神经和血管的不良反应更小，无潜在的神经毒性，对神经传导无影响。但其有效性和安全性有待临床进一步验证。

三、适应证和禁忌证

腰椎间盘突出症患者的临床诊断根据 McCulloch 1983 年制订的标准而确立，即：①腿痛大于腰痛；②有特异的神经症状，如感觉异常；③直腿抬高试验小于正常的50%；④腱反射异常，患肢萎缩、无力或感觉消失；⑤有 CT、MRI 或脊髓造影中任一种影像学检查证实并定位突出椎间盘。

腰椎间盘突出症治疗方法的选择，取决于此病的不同病理阶段和临床表现，以及患者的身心状况。大部分腰椎间盘突出症可经卧床休息、牵引、推拿、针灸、封闭等保守治疗得到缓解或治愈。Weher 对 280 例经脊髓造影证实为急性腰椎间盘突出症的患者进行了前瞻性对照研究，发现 3 个月的观察和保守治疗将不再改变远期效果。据此，有学者认为，对腰椎间盘突出症患者行髓核化学溶解术前，经 3 个月的保守治疗和观察是有必要的，除非患者在保守治疗期间症状剧烈或进行性加重。然而对有下列情况者不宜行髓核化学溶解术。

（1）孕妇以及 14 岁以下的儿童：至今仍无有关木瓜凝乳蛋白酶或胶原酶对孕妇、胎儿或儿童健康造成影响的报道。

（2）对髓核化学溶解酶过敏者：过敏反应是髓核化学溶解术最危险的并发症之一，并有数例死亡的报道。Bouillet 收集了 43 662 例，发现 1.9% 的患者对木瓜凝乳蛋白酶过敏，大多数反应轻微，无须特殊处理，仅 0.14% 的患者发生过敏性休克，经传统方式抢救，无一例死亡或留下后遗症。过敏反应的确切机制尚不清楚，可能与患者产生对木瓜凝乳蛋白酶和（或）降解产物的 IgE 抗体有关。详细询问患者过敏史及髓核化学溶解酶的接触史，可了解过敏反应发生的可能性，第二次注射应慎重。注射前预防性使用抗过敏药物可降低过敏反应的发生率及减轻反应的程度。据报道，胶原酶过敏反应发生率较木瓜凝乳蛋白酶低，但仍不能放松警惕。

（3）伴有马尾综合征的患者：因为该疗法对此类患者疗效不肯定，且延误手术时机，易造成神经不可逆损伤，导致永久性瘫痪。

（4）伴有骨性椎管狭窄或侧隐窝狭窄的患者。

（5）游离死骨型或椎间盘钙化者：因为此类突出的椎间盘髓核不易被酶降解。

（6）伴有椎间盘炎或穿刺部位感染者。

（7）有心理或精神障碍者。

（8）其他：如腰椎前移、有全身性疾病者等。

此外，髓核化学溶解术对单纯腰背痛的患者疗效不佳。Troisier 等用该方法治疗了 10 例单纯腰背痛患者，仅有 1 例有明显疗效。Benoist 等报道，髓核化学溶解术治疗复发的急性下腰背痛和下腰背痛并发非神经根性肢体疼痛的患者分别仅有 48% 和 53% 的满意率。

四、术前准备

（1）心理准备：针对患者的思想情况，做好解释工作，使患者愉快地接受手术，并能很好地配合。应向患者及其家属实事求是地介绍病情、治疗方案和术中、术后可能发生的问题与相应的防治措施，以便取得他们的支持。

（2）询问患者过敏史，有无麻醉药物、碘及髓核化学溶解药物的过敏病史，并行碘过敏试验，如患者为过敏体质，治疗时须谨慎。术前 30 min 常规静脉注射地塞米松 10 mg。

（3）血尿常规及凝血功能检查，询问出血倾向，如有凝血功能异常，不宜行该治疗。

（4）其他：术前床上训练大小便、备皮、禁饮食，术前 30 min 给予镇静药物，进手术室前排空尿液等。

五、髓核化学溶解术的注射方法

髓核化学溶解术根据药物注射的部位可分为盘内注射和盘外注射两大类，注射方法的选择无统一的标准，主要根据术者的喜好及熟练程度而定。

（一）盘内注射髓核化学溶解术

髓核化学溶解术最初使用的是盘内注射，木瓜凝乳蛋白酶和胶原酶均可行盘内注射。盘内穿刺常规采用后外侧穿刺入路，是由于该入路有一三角工作区，该区由脊神经根、下一椎体的上缘、上关节突及横突构成。椎间盘纤维环后外侧部分在此三角工作区无骨性结构覆盖，行穿刺时，脊神经很大部分被关节突、椎弓根和横突遮挡而受到保护，因此也称安全三角区。

1. 术前准备

上肢开放静脉慢滴生理盐水，以备万一发生意外情况时，可立即给药、抢救。上肢放置脉率和血压监视器。或上血压计及手测脉率，穿刺前测量血压和脉搏，并做好记录。术前地塞米松 5 mg 溶于 50% 葡萄糖注射液 60 mL，静脉注射，以预防过敏反应。

2. 体位

患者侧卧或俯卧于能透视的特制治疗台上，弯腰屈膝或腹部垫枕，以使腰椎生理前突和腰骶角变平直，利于穿刺，尤其对 L_5、S_1 间隙穿刺时更为重要。

3. 定位

在 C 形臂 X 线机监视下准确无误地确定治疗的病变椎间隙，并在其背部皮肤划出标记，在欲进针腰椎间隙平面，居后正中线向外旁开 8 ~ 12 cm 确立穿刺点。

4. 麻醉

常规消毒腰背部皮肤，铺巾，用 0.5% 利多卡因于穿刺点行皮内、皮下浸润局部麻醉。

5. 注射方法

从穿刺点用 18 号 15.24 cm（6 in）长带针芯腰椎穿针，与躯干矢状面成 45°~55°，而腰骶针尾向头侧倾斜 20°~30°，以旋转方式进针，经皮肤、皮下脂肪、腰背筋膜、骶棘肌外侧部、腰方肌及腰大肌，从神经根下抵纤维环后外侧表面时，此时有触到砂粒样感觉，穿入纤维环时有涩韧感，待针尖穿过纤维环内层进入髓核时进针阻力突然减小，有落空感。

针通过纤维环进入椎间盘内，摄腰椎前后位片及侧位片，以确定进针的确切位置。理想的针尖位置前后位片应在中线经椎弓根影内侧，侧位像应在椎体前后径的中央 1/3 内，抽出内针，注入 0.2 ~ 0.5 mL 造影剂做椎间盘造影，以确定病变的椎间盘部位和破裂形态。在病变的椎间隙注入 1 ~ 2 mL 木瓜凝乳蛋白酶，每毫升含酶 2 000 ~ 4 000 U。药物应缓慢注入，时间要在 3 min 以上。

椎间盘造影时，若显示两个椎间隙异常；可行两个椎间隙注射，最大剂量为 10 000 U，分散注入多个椎间隙，注入药物后留针 5 min 后拔出。如果穿刺进针不能通过侧方入路进入椎间隙，则应终止注射疗法。不能经中线硬脊膜、蛛网膜下腔入路进入椎间盘。更换 18 号腰麻长针头，继续行骶棘肌、腰方肌、腰大肌浸润麻醉。注意勿将局部麻醉药液注射到椎间孔处而麻醉脊神经根，以避免穿刺过程中损伤神经根。

拔出针芯，接注射器，回吸时无任何液体抽出时，行侧位及前后位透视证实针尖准确位于病变间盘中心或靠近突出物的纤维环内，方可进行胶原酶注射。

注射胶原酶，用 2 mL 无菌生理盐水溶解胶原酶，抽入 1 mL 注射器内，每毫升含胶原酶 600 U。连接针尾，再次回吸无液体抽出时，即可缓慢、分次推入 1 mL 胶原酶溶液（600 U）。留针 10 min 后再拔针，针孔用创可贴封闭。

6. 术后处理

注射治疗后静卧 10 ~ 20 min，如无不适，送返病室或观察室，继续卧床 4 ~ 6 h。需要注意的是，髓核化学溶解术后需注意患者过敏反应情况，严重者可出现呼吸困难、低血压。出现过敏反应时，应立即用 1:1 000 肾上腺素 0.5 ~ 1 mL 静脉注射，每 1 ~ 5 min 给药 1 次，每小时总量最多可达 2 mg，同时宜给予大量输液及碳酸氢盐等。

术后患者可感腰背痛，一般持续 2 ~ 3 d，严重腰背痛者可理疗或用肌肉松弛剂。原坐骨神经痛可很快缓解。术后第 2 天即能下地活动或出院。注射后 1 ~ 6 周可从事轻体力劳动，3 个月后可从事重体力劳动。

（二）盘外注射髓核化学溶解术

盘外注射是将髓核溶解药物注射到椎管内的硬膜外腔，因而对药物的特异性要求更高，对周围组织尤其是神经组织应无不良反应，现临床上用于盘外注射的药物只有胶原酶。根据注射入路又可分为经棘间韧带、经侧隐窝、经骶裂孔和经椎间孔髓核化学溶解术。

1. 经棘间韧带髓核化学溶解术

即为常规的硬膜外穿刺术，由于麻醉师对此穿刺术比较熟练，所以常为麻醉师所采用，可分为直入法和侧入法。

（1）直入法：根据两侧髂嵴连线定位，此线与脊柱相交处即为 L_4 棘突或 $L_{4~5}$ 棘突间隙，有条件者可用 X 线（片）证实。穿刺时患者取侧卧位，两膝弯曲，大腿向腹壁靠拢，头则向胸部屈曲，以便腰背部尽量向后弓曲，使棘突间隙张开，以利于穿刺。摸清棘突间隙后，用 0.5% ~ 1% 普鲁卡因溶液在间隙正中做皮丘，并在皮下组织和棘间韧带内做浸润。腰椎穿刺针刺过皮丘后，进针方向应与患者背部垂直，并仔细体会进针时的阻力变化，当针穿过黄韧带时，常有明显的落空感，硬膜外穿刺成功的关键是不能刺破硬脊膜，故特别强调针尖刺破黄韧带时的感觉，并采用一些客观的测试方法，常用的测试方法有阻力消失法和毛细管负压法。

1）阻力消失法：针在穿刺过程中，开始阻力较小，当抵达黄韧带时，阻力增大，并有韧性感。这时可将针芯取下，接上内盛生理盐水冒一小气泡的 2 mL 或 5 mL 注射器，推动注射器芯，有回弹感觉，空气泡被压小，此后边进针边推动注射器芯试探阻力，一旦突破黄韧带时阻力消失，并有落空感，注液小气泡也不再缩小，回抽注射器芯如无脑脊液流出，表示针尖已在硬膜外腔。

2）毛细管负压法：穿刺针抵达黄韧带后，同上法先用盛有生理盐水和小气泡的注射器试验阻力，然后取下注射器，在针蒂上连接盛有液体的玻璃毛细接管，继续缓慢进针，当针进入硬膜外腔时，除有落空感外，管内液体被吸入，此即硬膜外腔特有的负压现象。

（2）侧入法：如遇老年患者棘上韧带钙化或肥胖患者穿刺有困难时，可改用侧入穿刺法，即在棘突中线旁开 1 ~ 1.5 cm 处进针，针干向中线倾斜，约与皮肤成 75°，即可避开棘上韧带而刺入硬膜外腔。

2. 经侧隐窝髓核化学溶解术

侧隐窝是指椎间孔内口至硬膜囊侧壁的腔隙，是神经根管的起始段，在此处神经根最易受压和（或）发生炎症。经椎板外切迹或小关节内缘行硬膜外腔侧隐窝穿刺，可使药物集中在病变部位，而常规进路行硬膜外腔穿刺，药物远离病变部位或仅有少量药物到达病变部位，所以新进路的治疗效果好。该进路的骨性标志清楚、定点明确、进针角度和方向固定。可变范围小、穿刺成功率高，侧隐窝注药试验能进一步验证针尖的准确位置，故可免除 X 线机的监视。此进路应用于胶原酶注射溶盘术，既可免除传统方法 X 线对医师和患者双方的损害，又因摆脱了大型设备的限制，操作易于掌握，便于推广。

根据等比例腰椎正位片确定进针点。椎板外切迹及小关节内缘难以在患者身上触及，故其体表投影即进针点，难以直接从患者身上确定，而棘突及棘间可以从患者身上清楚触及。如果能想办法找出椎板外切迹，小关节内缘与棘突、棘间的关系，就可以利用这种关系找到进针点，这种关系可借助于 X 线（片）上的测量找到。

（1）椎板外切迹进路：将 X 线片上的椎板外切迹中点定为 A 点，将经 A 点的水平线与棘突的交点定为 B 点，棘突上缘定为 C 点，测量 AB 及 BC 长度。根据 BC 长度确定 B 点，根据 AB 长度确定 A 点，即进针点。应用 7 号长穿刺针经 A 点快速进皮。向内倾斜 5°～10° 直达椎板，测量进针深度，注射 1% 利多卡因 2 mL，寻找到椎板外切迹并触到黄韧带，边加压边进针，一旦阻力消失，针头便进入硬膜外腔。边回抽边缓慢进针，直达椎体后缘或椎间盘。若进针过程中患者有下肢放射痛，说明针尖触到神经根，退针至黄韧带或椎板外切迹，稍向下内调整进针方向，可经神经根腋部到达侧隐窝。若进针过程中回抽出脑脊液，说明穿破了神经根袖，应放弃治疗。

（2）小关节内缘进路：将 X 线片上的棘间隙定为 B 点，经 B 点的水平线与小关节内缘的交点定为 A 点，测量 AB 长度，准确确定棘间隙 B 点，根据 AB 长度确定 A 点。经 A 点向外倾斜 5° 进针触到骨质即为小关节。测量深度，退针到皮下，再垂直进针达原深度，注射 1% 利多卡因 2 mL，找到小关节内缘并触到黄韧带，以下操作同椎板外切迹进路。

测定麻醉平面、评价治疗效果：穿刺前先测定双下肢的感觉和肌力，穿刺到位后，注射 2% 利多卡因 5 mL，5 min 后再测定双下肢的感觉和肌力。全部病例均出现相应部位的感觉减退，说明针尖确实到位。未发现麻醉平面过高表现和肌力明显减退，说明药物未进入蛛网膜下腔。确定针尖位置在侧隐窝后，再注射胶原酶注射液。

3. 经骶裂孔髓核化学溶解术

经骶裂孔进针，将硬膜外导管置入腰段硬膜囊前间隙称为硬膜囊前间隙置管术。常用的硬膜外麻醉，无论是正中或旁正中穿刺，都是将导管置入硬膜囊的后间隙，注入的麻醉药液通过容积压力和浓度梯度抵达硬膜囊前间隙，作用于神经根周围从而产生并发挥临床所需的阻滞或麻醉作用，经骶裂孔硬膜囊前间隙置入的导管，虽然也位于硬膜外间隙，但却更接近神经根及其周围，因此对疼痛治疗学具有更重要的临床意义。操作方法及要点如下。

（1）体位：采取侧卧位或俯卧位（注胶原酶时，在 CT 下采取俯卧位比较方便，开机测量导管位置时不用变换体位，分娩镇痛则取侧卧位），俯卧位时，腹下垫一个 8～10 cm 厚的软枕，使骶骨与腰椎角度变小（脊柱过度后凸者可不垫枕），以利于导管进入前间隙。

（2）定位：瘦小患者表面解剖清楚，两骶角明显，触摸即可定位。肥胖患者两骶角不清楚凹陷也不明显，且骶裂孔形状各异。可先在会阴部摸得尾椎末端，向上推移 4～5 cm，摸至深部骨质凹陷处即可能是骶裂孔。总之，定位至关重要，定位不准，操作则不易成功。

（3）操作要点：常规消毒皮肤（俯卧位，需将纱布垫于会阴部，以免消毒液浸流），覆盖无菌巾，用 7 号短针头与皮肤成直角进针先做一皮丘，当针头穿过骶尾韧带时有明显落空感，推局部麻醉药液时阻力小，可作为进入骶管腔内的标志。用 18 号斜面穿刺针，调斜面缺口对骶骨前壁，由皮丘处刺入，针干先与皮肤成直角，直刺至骨膜后针干向尾椎方向倾斜，与皮肤成 15°～30°（角度大小取决于骶骨形状，直形骶骨角度偏大、过度弯曲则角度小），向上刺入，深度 3～6 cm，进针深度不应超过髂后上棘连线平面（硬膜囊末端终止于第 2 骶椎平面）。然后针蒂接注射器回吸无脑脊液及血液，注入空气无阻力即证明进入骶腔。用连续硬膜外导管，内放置钢丝［钢丝尖端必须与导管尖端一致，计算好置管长度（进针点至欲达到点之距离）向上置入］。如确是在硬膜囊前间隙置管时不应有阻力，若遇阻力不能向上放置，可退出导管少许调整针尾角度继续置管。L_5～S_1 处约 12 cm，$L_{4～5}$ 处约 16 cm。退出导针，若在 CT 下测量则不退出钢丝，若位置正确，拔出钢丝，再回吸无脑脊液及血液，即可准备注药。

骶裂孔为人体硬膜外腔最下端，穿刺针进入骶尾韧带通过弧形管道即到达宽敞的骶腔，是进入硬膜外腔的最佳入路，虽然到达腰部前间隙需 12～18 cm，但导管是呈直线沿椎体后缘和硬脊膜之间向上行走。导管内钢丝不会与硬脊膜成直角，穿刺针只要不超过髂后上棘连线水平则不致刺破脊膜，所以安全、可靠。

4. 经椎间孔髓核化学溶解术

与盘内注射后外侧穿刺入路相似，患侧向下、侧卧于 X 线检查床上，透视定位核对椎间盘突出的椎间隙，向患侧旁开 6～8 cm，作为穿刺进针点。消毒铺巾后设穿刺针道，用利多卡因 5 mL 做局部麻醉，然后用特制穿刺针与腰骶部成 45°～60°进行穿刺，进针过程要调整针尖方向，避过横突、上下关节突、直指椎间孔上 1/3 与下 2/3 交界处，当针尖穿破黄韧带进入硬膜外腔时，动作要轻，不宜用力过大，当有一种落空感时宜进行负压试验旋转球管进行正、侧位透视确定针尖的位置，然后再用碳比乐或欧乃哌克非离子造影剂进行造影证实针尖确实位于硬膜外腔前间隙，再将用 5 mL 生理盐水稀释的 1 200U 注射用胶原酶缓慢注入，然后拔针。局部用敷料包扎，回病房侧卧位 6 h，24 h 后下地活动。

六、术后处理

注射用胶原酶治疗腰椎间盘突出症经Ⅲ期临床严密观察 5 000 余例均未发生过敏性休克和脊髓病变，从这方面来讲是很安全的。盘内注射最常见，最主要的术后反应是腰痛，有时很严重，如不适当处理，患者难以忍受。间盘间隙感染极为罕见，一旦发生，在治疗上很棘手，而且患者经济负担也很重，故应严格无菌操作而不能完全依靠使用抗生素作为主要预防手段。至于术后腹胀、尿潴留均为暂时性的，对症处理后即可消失。

1. 术后处理

（1）用平车将患者送回病房，采取屈膝屈髋仰卧位，此种体位可使腰腹肌松弛，以降低间盘内压力，预防和缓解腰痛。

（2）保留静脉通道，主要目的是一旦发生迟发性过敏反应可立即静脉给药，其次是在患者未排气前适当补充液体。

（3）注射胶原酶前测血压、脉搏，注射后 10 min 内至少测 2 次，术后前 2 h 密切观察患者血压、脉搏以及呼吸情况，以便及时发现过敏反应。

（4）为预防发生腹胀及尽快恢复胃肠功能以便早期进食，术前空腹，术后常规给患者口服通便中成药，必要时应用胃肠动力药新斯的明、针灸、穴位注射。

（5）术前训练床上排尿，术后热敷、按摩、针灸，必要时可行导尿。

（6）盘内注射后腰痛加重为最常见的术后反应，在处理上最为困难，直接影响患者及家属对该疗法的信心。因此，术前必须向患者及家属详细解释，让其有思想准备，知道腰痛加重是治疗过程中预料到的反应。

2. 腰痛分级

根据腰痛程度不等，分为三级。

（1）轻度：轻微腰部疼痛，翻身不受限，下地活动后腰痛加重，能耐受，不需麻醉性止痛药物，平卧即缓解。

（2）中度：腰痛，平卧缓解，翻身受限同时腰痛加剧。

（3）重度：持续剧烈腰痛，难以忍受，任何体位都不能缓解，有时麻醉止痛药也难以持续缓解。

盘内注射胶原酶后腰痛发生机制尚不清楚，有学者提出如下机制：①椎间盘内压力升高，刺激了窦椎神经；②椎间盘内产生无菌性炎症反应，刺激窦椎神经。无论哪种机制，临床实践观察到发生腰痛的程度与纤维环破裂程度、注入胶原酶的剂量以及患者的耐受性有直接关系。

3. 腰痛处理方法

轻度者卧床休息即可；对于中度者，先用麻醉止痛药，若还不能缓解可行骶管封闭；对于重度患者，采用骶管封闭，可取得很满意的缓解效果。骶管封闭，可由骨科医师自行操作，与硬膜外封闭相比，简单易行，非常安全。

术后一般卧床5~10 d，依患者腰痛反应情况和程度而定，下床行走时需用腰围保护。患者下床活动有时注射间隙常感到使不上劲、酸痛、活动多时腰痛加重现象，均为脊柱失稳表现，鼓励患者行腰背肌锻炼，一般会逐渐消失。

七、并发症

（一）过敏反应

从理论上说，胶原酶是一种异体蛋白的生物制剂，注入人体存在发生过敏反应的可能性。过敏反应分为轻微过敏反应和严重的过敏性休克两种。注射用胶原酶引起轻微皮肤过敏反应如瘙痒、荨麻疹等其他皮疹已有报道，但发生率很低而且系自限性反应，无须处理而自愈。

注射用胶原酶致过敏性休克这种威胁生命的并发症，国内外鲜有报道，尽管如此，注射胶原酶时必须静脉给予肾上腺皮质激素作为预防措施，在注射过程中及注射后1 h内，要密切观察患者的呼吸、血压、脉搏等情况，以便及时观察到过敏性休克的早期征象，及时处理，因此，在注射胶原酶过程中及注射后必须保持静脉输液，以备一旦发生过敏性休克可立即静脉给药及补充液体。不应因报道发生过敏性休克少而存在侥幸心理，不做抢救准备工作。

药物致过敏性休克患者中，50%患者的症状发生于给药后5 min内，10%出现于1 h后。过敏性休克的临床征象主要有以下几种。

1. 呼吸道阻塞症状

胸闷、心悸、喉头阻塞、呼吸困难等。

2. 循环衰竭症状

出冷汗、面色发绀、脉搏快而细弱、血压下降等。

3. 中枢神经症状

意识丧失、昏迷、抽搐、大小便失禁等。

4. 皮肤过敏症状

皮肌瘙痒、荨麻疹等皮疹。

一旦发生过敏性休克征象，应分秒必争，紧急进行抢救。立即从静脉注入 1:1 000 的肾上腺素 0.5 mg；若症状不缓解，每 20～30 min 继续静脉注射 1:1 000 的肾上腺素 0.5 mg，若症状仍不缓解，每 20～30 min 继续静脉注射 1:1 000 的肾上腺素 0.5 mg，直至脱离危险期为止。同时静脉滴注甲基泼尼松龙琥珀酸钠 40 mg 或其他肾上腺皮质激素。静脉输注低分子右旋糖酐及 10% 葡萄糖注射液，保持呼吸道通畅，给氧。必要时行气管内插管，接呼吸机加压给氧。如心搏骤停者，应采取心脏按压等抢救措施。

（二）神经损伤

神经损伤的原因有：①穿刺过程中机械性损伤，采用局部麻醉可避免或减少其发生率；②误入鞘内，注射髓核化学溶解酶引起横断性脊髓炎；③巨大突出的椎间盘片段经盘内注射后引起马尾综合征。据称胶原酶对神经组织的不良反应较木瓜凝乳蛋白酶小，但胶原酶接触脊神经后对神经有无损害仍是值得注意的问题，因为无论盘内或盘外注射胶原酶均存在该酶和脊神经接触的可能性，为此，Rydevik 于 1985 年使用临床推荐注射用胶原酶的浓度与实验兔的胚神经接触后 2 h、4 周及 8 周，通过荧光显微镜、神经电生理等进行观察，结果表明，胶原酶可引起周围神经水肿，而神经内微血管床的渗透性无改变。4 周及 8 周后，神经内有轻微纤维化，但神经电生理检查无任何神经功能损害，也未损伤神经外膜屏障功能，因此，脊神经根接触胶原酶后不会受到损害。

临床上用注射胶原酶行盘内、外注射治疗腰椎间盘突出症。只要脊神经根鞘膜及神经外膜完整，即便胶原酶与脊神经根接触也不会损伤神经根，但脊神经根屏障受到破坏或直接注入脊神经根鞘膜内就有损伤神经的可能。

临床已有报道有神经损伤并发症发生，多数为进针过程中直接损伤神经而并非由胶原酶所致。不过若胶原酶漏入或误注入蛛网膜下腔就会发生严重的神经系统并发症，故绝对不能注射到蛛网膜下腔内，因此穿刺进针 5 次不成功时，此次治疗应暂停。局部麻醉下可避免进针时损伤神经。

（三）椎间隙感染

此种并发症国内外均有报道，主要是由于操作过程中无菌技术不严格所致，预防的主要措施是严格无菌技术以及采用两针套刺技术，可减少发生率。如可能感染，可给予抗生素预防。穿刺部位有感染者严禁穿刺。

（四）其他

出血性蛛网膜炎、麻痹性肠梗阻、血栓性静脉炎、肺栓塞、化学性脑膜炎、硬膜外脓肿等并发症并不常见。

（李　亮）

第二节 经皮穿刺椎间盘切除术

一、经皮穿刺颈椎间盘切除术

颈椎病是由颈椎间盘组织退化及其继发病理改变累及周围组织结构（神经根、脊髓、椎动脉、交感神经等）而引起的。随着 CT、MRI 影像学诊断技术在临床上的应用，颈椎病的诊断和治疗有了明显的提高。目前所采用的传统的经颈前路椎间盘切除植骨融合或经后路椎板成形术等，虽取得了较为满意的临床疗效，但存在着植骨块脱落、植骨不融合、髂骨取骨区疼痛、脊髓损伤、感染等并发症，而且损伤大，费用高。随着微创技术的发展，有学者开始探索颈椎病的微创治疗。经皮穿刺颈椎间盘切除术（PCD）治疗颈椎病的临床应用，取得了令人鼓舞的临床疗效，使颈椎病的治疗进入了微创治疗的新领域。目前已有较多 PCD 的临床和基础研究报道。开展 PCD 手术，首先要对颈前部的复杂解剖结构相当熟悉，掌握熟练的手术技巧，具备一定的开放式手术经验；同时也要了解 PCD 的原理、疗效、并发症及国内外的研究现状。通过将 PCD 与传统的颈椎间盘突出症的保守治疗及颈前后路手术治疗进行比较后认为：只要严格选择 PCD 手术适应证、规范化操作，是可以取得良好的疗效的；同时 PCD 具有创伤小、操作方法简单、安全、省时、费用低、患者痛苦小、不损坏椎体结构、不影响颈椎的稳定性、手术时间短、术后康复快等特点。PCD 对于早期、单一节段的包容性椎间盘突出有较好的疗效，该手术并发症主要是穿刺过程中损伤甲状腺血管及术后椎间盘炎。如能选好穿刺入路，掌握好穿刺方法及加强无菌技术，以上并发症是可以避免的。

（一）PCD 的作用原理

PCD 的作用原理主要是采用穿刺切除器械在负压吸引的作用下对髓核实行部分或大部分切除或以髓核钳在套管的保护下对椎体后缘的髓核进行钳夹以降低颈椎间盘内的压力，从而间接使压迫脊髓颈神经根的髓核组织"回纳"，缓解致压物对神经根的刺激。所以在 PCD 时必须充分切割出髓核组织。有学者在临床研究中发现 PCD 切除的髓核重达 1 g 以上，患者拔针后即感症状减轻或消失，远期效果也较好。由于 PCD 是以纤维环入针点为支点，穿刺针头尾可在水平面上摆动，除 C_{3-4} 椎间隙 75° 外，其余椎间隙均达 90° 以上。这可以切除足够的髓核组织达到手术目的。近年来，有关突出的椎间盘组织对周围组织产生物理及生化学方面变化的理论正日益受到许多学者的重视。Marshall Li 等认为椎间盘组织突出到硬膜外可产生炎性介质直接对神经根产生刺激，导致一系列临床症状。因此，PCD 通过切除颈椎间盘中央后部未突出的髓核，可减轻突出椎间盘组织对脊髓和神经根的压迫和减少其炎性化学刺激。

（二）适应证和禁忌证

1. 适应证

（1）临床表现与颈椎间盘突出症的症状和体征相符，有颈、肩、上肢疼痛、麻木、肌力减退等一系列症状，经 2 个月以上保守治疗无效者。

（2）包容型颈椎间盘突出。

（3）经 CT、MRI 检查突出的椎间盘组织无钙化、纤维环未破裂、髓核无游离者。

（4）颈椎间盘突出症，无骨性椎管狭窄、后纵韧带骨化、黄韧带肥厚等压迫因素等。

2. 对颈椎间盘突出引起早期颈椎病的适应证

（1）颈型：原则上不需要手术，对顽固性者可考虑此项手术。

（2）神经根型：①经非手术治疗 4 个月无效者；②临床表现与 CT、MRI 所见及神经定位一致，有进行性肌肉萎缩及剧烈疼痛者；③非手术有效，但症状反复发作者。

（3）脊髓型：①急性进行性脊髓损伤，经 CT、MRI 等证实有脊髓受压，应尽快行 PCD；②有轻度颈脊髓损害症状，连续 3 个月保守治疗无效者；③颈脊髓受压在 2 年以内，症状进行性或突然加重者。

（4）椎动脉型：采用保守治疗或外科治疗；如 CT、MRI 等示有椎间盘突出也可试行 PCD。

（5）交感型：症状严重影响生活，经非手术治疗无效；影像学检查与椎间盘突出有关。

（6）其他型：有突出间盘压迫症状，经非手术治疗无效者。

3. 禁忌证

（1）临床表现与 CT、MRI 等影像学检查不相符合者。

（2）CT 显示突出的椎间盘已钙化或骨化或纤维环破裂、髓核游离者。

（3）椎间盘突出同时有骨性椎管狭窄、后纵韧带骨化、黄韧带肥厚或并发椎管椎体肿瘤、结核等病变者，椎间孔、椎间关节及钩椎关节骨质增生。

（4）椎间隙退变狭窄而导致穿刺针不能进入。

（5）甲状腺肿大者，颈部瘢痕影响操作者。

（6）有严重心肺功能不全或同时并发其他脏器严重疾病者。

（7）患有严重神经官能症者。

（8）以前行过颈椎间盘前路手术者。

（三）手术器械

手动式颈椎间盘切除器械包括空心导针、工作套管、双面刨削器、环锯、胶管、髓核钳、负压吸引器、C 形臂 X 线机等。

（四）实施条件

1. 基础设施

（1）X 线影像设备：具有高清晰度影像增强器的 X 线机，如 C 形臂 X 线机、CT 等，首选 C 形臂 X 线机。

（2）无菌手术室：PCD 要求在严格无菌手术室内进行，一般不主张在 X 线机房操作，以免发生感染。

2. 术者要求

①PCD 医师必须对 PCD 的原理、适应证的选择、手术操作规程及并发症处理等方面有较全面的了解；②独立进行 PCD 术之前必须在有经验的 PCD 医师指导下进行一段时间的专门训练；③PCD 医师最好熟悉颈前部的局部解剖知识和具有颈椎前、后路开放手术经验。

3. 术前准备

PCD 术前应做好以下准备：①术前血常规、出凝血时间、肝肾功能、颈椎正侧位、双斜位和动力性侧位片；②让患者了解手术的过程，以获得术中的配合，术前可适当用些镇静药；③对术中、术后可能出现的并发症及术后疗效的评估等情况应向患者家属交代清楚，以获得理解和签字；④术前预防性应用抗生素；⑤严格消毒颈椎间盘切除器械。

（五）手术方法

常规术前准备，患者取仰卧位，颈肩部垫软枕，使头稍后伸。在 C 形臂 X 线机的监视下确定穿刺间隙。以 2% 利多卡因 0.5 ~ 1 mL 局部浸润麻醉，进针点在中线旁开 2 ~ 3 cm、颈动脉内侧 0.5 ~ 1 cm 处（即甲状腺外缘与颈动脉之间），从右侧进针。先将颈动脉推向外侧，气管推向内侧，将 18 G 细导针在 C 形臂 X 线机监视下刺入病变椎间隙，正、侧位检查确认穿刺针在切吸椎间盘内后，在导针入皮处做一约 2 mm 的小横行切口，沿导针套入外套导管，压紧皮肤顺导针方向将套管针旋入椎间隙，拔出导针，再将尾部接有负压吸引器胶管的环锯送入套管内，在负压抽吸作用下，往复旋转切除髓核组织或用髓核钳经套管钳取髓核，并在水平面改变穿刺导管的方向切吸髓核组织至手术完毕，手术过程通常在 X 线荧光屏监视下进行，穿刺深度以不超过椎体后缘为宜。一般负压为 0.08 ~ 0.09 kPa，持续时间为 5 ~ 10 min，取出的髓核组织约 1 g。术后拔除外套导管后，用手指压迫穿刺部位 3 ~ 5 min，以止血贴外贴，3 ~ 5 d 伤口即可愈合。

（六）手术操作注意事项

（1）麻醉问题：利多卡因不宜注入太多，一般每个间隙不超过 1 mL，过多可使麻醉药波及喉返神经，造成暂时性声音嘶哑。

（2）进针方向：充分暴露出颈动脉鞘与颈内脏鞘的间隙，注意保持进针路线的正确性，入椎间盘点应在颈长肌内侧，椎间盘前方中外 1/2 处，以防过偏中线损伤气管、食管、喉返神经及甲状腺组织，过外损伤颈长肌导致出血。

（3）进针深度：切取髓核时必须在 C 形臂 X 线机监视下进行，椎间盘切除器械不能超过椎体后缘，必要时可与患者对话，了解患者的感觉，若切除器械稍超过椎体后缘，可能刺激窦椎神经，此时患者可出现一侧肢体或者全身触电感，甚至损伤脊髓。

（4）刺入椎间隙的套管针应与椎间隙平行，若不平行则可在切除椎间盘的过程中损伤软骨板，造成出血、疼痛。

（5）在行 $C_{6~7}$、$C_7 ~ T_1$ 间隙穿刺时，因肩部的遮挡作用，可致 C 形臂 X 线机监视定位及手术操作困难，这时嘱助手将患者的两肩下拉，以使手术间隙透视清晰。

（6）严格无菌操作，预防椎间隙感染，应强调手术在手术室或专门介入手术室内进行。

（七）术后处理

（1）术后注意观察患者血压、脉搏等生命体征。

（2）注意伤口出血情况及颈部肿胀情况。

（3）术后 6 h 可戴颈围下床活动，并戴颈围活动 2 ~ 4 周。

（4）常规静脉注射或口服抗生素 2 ~ 3 d。

（5）术后常规使用脱水药 2 ~ 3 d。

（6）患者分别出院后 1 个月、3 个月、6 个月、12 个月到门诊随访复查，以后每半年随访 1 次。随访内容包括：患者自觉症状、体征，颈椎正、侧位片，动力性侧位片，对术后 6 个月以上的患者，有条件者进行 CT 扫描或 MRI 复查。

二、经皮穿刺腰椎间盘切除术

经皮腰椎间盘切除术（PLD）是近几十来发展起来的一项新技术。1975 年，Hijikata 采用经皮穿刺腰椎间盘切除术，他用一套标准器械，包括穿刺针、导管、套管、环锯、髓核钳等，借助于 X 线监视完成切吸术，命名为经皮髓核切除术，治疗腰椎间盘突出症获得成功。其手术原理为：经皮后外侧入路进入椎间盘，在纤维环上钻孔、开窗，切除部分髓核，有效地降低了椎间盘内压力，减少了椎间盘突出物的数量，从而缓解了神经根及椎间盘周围痛觉感受器的刺激，使症状缓解。髓核组织的切除有效地降低了椎间隙的高度，使神经根的牵张力明显下降，从而有效地缓解了神经根疼痛。

PLD 有创伤小、出血少、不干扰椎管内结构、不影响脊柱稳定性、并发症少和操作简单等优点，使其应用广泛。其治疗的机制是将部分髓核切割、吸出、降低椎间盘内压力，从而减轻对神经根及椎间盘痛觉感受器的刺激，手术并非直视下进行，而是"盲切"，术中未彻底切除椎间盘的突出部，减压不确切，影响疗效，使其应用范围受到限制。

自 20 世纪 90 年代起，国内多家医院报道了 PLD，并取得了良好的疗效。PLD 尚在发展与完善过程中，器械及手术方法仍在不断改进，其手术疗效仍存有争议。由于引起腰腿痛的病理机制是多方面的，腰椎间盘突出的病理类型复杂。因此，只有在严谨的诊断基础上，严格选择适应证，精确的手术操作，才能取得良好的效果。

（一）适应证和禁忌证

严格掌握经皮腰椎间盘切除术适应证和禁忌证对预防并发症和提高临床疗效有着重要的意义。腰椎间盘突出症的诊断包括临床症状、体征和影像学检查。正确了解患者的病变特征及熟练掌握影像学的表现对适应证的选择尤为重要。

经皮腰椎间盘切除术主要适用于系统保守治疗无效、病史较短或年龄较轻、无椎管及侧隐窝狭窄或脱出碎片进入椎管的腰椎间盘突出症患者。对于游离型腰椎间盘突出症、椎间盘纤维环钙化、腰椎间盘突出症伴有椎体后缘骨赘及骨性侧隐窝狭窄、存在明显腰椎不稳和中央型腰椎间盘突出症伴马尾神经损伤者不宜进行经皮腰椎间盘切除术。

参照 Onik 的标准结合临床提出如下 PLD 适应证：①典型腰痛伴向一侧下肢放射痛，腿痛重于腰痛；②典型的腰部体征：平腰，侧凸，腰活动受限，椎旁压痛，放射痛；③直腿抬高试验或股神经牵拉试验阳性，膝反射、踝反射或第一趾背伸肌力改变；④所属神经支配区皮肤感觉改变；⑤脊髓造影、CT 扫描、MRI 或椎间盘造影其中之一项与临床定位检查相符合，证实有椎间盘膨出和轻、中度椎间盘突出。以上 5 项标准，必须具备至少 3 项。

禁忌证：①既往有腰椎手术史，腰椎结构改变；②椎间隙明显变窄，小关节退变；③腰椎管狭窄：侧隐窝狭窄，黄韧带肥厚和肿瘤等；④腰椎滑脱或脊椎骨性畸形；⑤游离的椎间盘突出；⑥疑有纤维环破裂；⑦中央型椎间盘突出症伴马尾神经损伤；⑧脊髓造影显示椎管大部分或完全堵塞；⑨扫描显示椎间盘密度增高有钙化或骨化；⑩严重的内科疾病。

临床上患者选择的最大困难是椎间盘突出或脱出。一般来讲，严重的椎间盘突出或脱出，症状、体征都明显和严重，结合影像学检查容易明确诊断，这种患者最好不要考虑做经皮髓核切除术，否则效果不佳，仍须开放手术治疗，而且还容易增加椎间盘感染的机会，加重患者的负担。

（二）器械与方法

1. 器械

C 形臂 X 线机、穿刺针、扩张管、弹性工作套管、髓核切割器等。

2. 手术步骤

（1）麻醉与体位：局部麻醉或硬膜外麻醉。侧卧位，患侧在下，腰间垫枕；或者俯卧位。

（2）后外侧穿刺入路穿刺点选择和穿刺方法：在 C 形臂 X 线机监视下确定穿刺点，一般是椎间隙水平，自后正中线沿标记线向患侧旁开 8 ~ 12 cm 定点穿刺，$L_5 \sim S_1$ 为 6 ~ 8 cm。穿刺针沿横向标记线平面，与躯干正中矢状面成 45° ~ 60° 方向进入，直达纤维环后外侧，穿刺针进入纤维环时有明显的弹性阻力感，C 形臂 X 线机定位证实（图 8-1）。

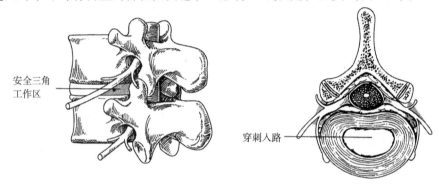

安全三角
工作区

穿刺入路

图 8-1　后外侧入路穿刺

（3）侧方入路：患者侧卧位，侧方穿刺，在 C 形臂 X 线机透视下，穿刺位置正确后改为俯卧位。

（4）髓核切除：将定位针缓慢送入椎间盘后 1/3，置入导丝，拔除穿刺针，沿导丝依次由细到粗旋入套管针，抵达纤维环后外侧表面，将套管由小到大逐次旋入，将导丝及各级套管拔除，保留器械套管，沿套管置入器械，最后用环锯切开纤维环，髓核钳分次进入套管切取髓核组织。在穿刺针穿入过程中，若患者出现下肢反射痛，要重新置入穿刺针。再置入电动旋切器进行切割和抽吸，尽量从不同的深度和方向切割。切割的过程须观察有无椎间盘组织吸出，直至无椎间盘组织被抽出为止，冲洗伤口，退出套管，缝合皮肤，平卧送回病房做术后处理。

（5）术后处理：口服 3 d 抗生素；术后第 2 天即可下地活动，逐渐增加活动量，进行腰背肌锻炼。

侧卧位穿刺时，由于穿刺部位在腰侧方，为避免损伤腹腔内脏器官，在操作中应注意：①个别消瘦或腰椎前凸度大的患者，穿刺前定位透视时应注意椎体周围有无肠气出现，若有则禁忌穿刺；②进针时针尖应尽量保持稍后方位置，待针进入腰大肌时再将针调整至椎体后 1/3 处，进入纤维环；③穿刺针应与椎间隙保持平行，否则容易损伤软骨板，甚至造成切割器头断裂滞留体内；④由于髂嵴的阻挡，$L_5 \sim S_1$ 椎间隙的穿刺比较困难，皮肤的穿刺点需高于椎间隙水平，斜穿入椎间隙，进针点一般在髂嵴线与骶髂关节切线交点；⑤手术应严格按无菌要求进行。

（三）并发症及处理

1. 椎间盘炎

椎间盘炎是严重的并发症之一，目前国内外报道最多见。其发生与无菌操作不严格或穿刺器械消毒不彻底有关，而且术前未做仔细检查，患者有隐匿性感染病灶，如牙病、呼吸道感染等或有内科疾病、免疫力低下等，都会增加感染的机会。椎间盘炎患者起病急，多在 2 周内发生，出现剧烈的痉挛性腰痛，腰部不敢活动。实验室检查：白细胞增多，红细胞沉降率（ESR）加快，C 反应蛋白（CRP）升高。X 线早期无明显变化，6 周后出现受累椎间隙变窄、椎体骨质疏松、椎间隙模糊、椎体破坏和硬化、椎体前后缘骨赘形成等，最终椎体融合。本病一经诊断明确，要及时使用大量的抗生素，绝对卧床休息，必要时采取手术治疗，行前路或后路的病灶清除术。李健发现采用经皮穿刺腰椎间盘病灶组织部分或大部分切除，将椎间盘内的炎症组织清除干净，利用负压吸引抗生素盐水持续灌洗引流，通过组织学及细菌学检查，指导用药，能使炎症反应得到有效的控制，避免了传统手术创伤大、风险高等缺点。所以，预防椎间盘炎的发生最重要的是严格无菌操作，减少反复的穿刺，加强术前、术后的抗生素使用。

2. 血管损伤

大血管损伤致大出血十分罕见，主要与手术操作粗暴、穿刺入路的解剖不熟悉或解剖变异以及没有良好的正、侧位 X 线透视有关。Hijikata 报道出现 1 例血管损伤，分析可能损伤了髂腰动脉。而 Onik 报道无一例血管损伤的并发症发生。术中、术后一旦发生血管损伤，可通过动脉栓塞或外科干预等方法及时处理。

3. 神经损伤

神经损伤发生的概率极低。在手术操作中，穿刺针碰到神经，患者下肢会出现触电样的感觉，穿刺针变换角度就可避开神经。所以，手术采用局部麻醉，能使患者较好地配合医师，可以随时监测患者的反应情况。

4. 腰大肌旁血肿

发生率较高，与穿刺器械粗大及操作不当密切相关。症状主要是腰部疼痛，可持续几周，通过卧床休息、理疗、止血药等，血肿多能自行吸收痊愈。

5. 脏器损伤

最可能损伤的器官是结肠，原因可能是穿刺针与冠状面的夹角过大有关，Hijikata 报道出现 1 例。术前仔细研究影像学检查，分辨穿刺通道的解剖关系，以及术中的良好定位，脏器损伤是可以避免的。

（李　亮）

第三节　经皮激光椎间盘汽化减压术

一、概述

经皮激光椎间盘汽化减压术（PLDD）的作用原理是利用激光的汽化作用，使髓核组织汽化，从而降低椎间盘内的压力，来解除或缓解对神经根或脊髓的压迫，减少神经根和椎间盘周围疼痛感受器的激惹。髓核被激光汽化后经过一段时间椎间隙被软骨样纤维组织替代，这与开放性椎板切除术后病理改变相似。PLDD 的有效率在 75% 左右，并发症为 0.4% ~ 1%，主要是由于在激光汽化过程中产生的热能损伤周围组织导致的一过性神经功能障碍。

（一）激光类型

激光从广义上讲也可以称为电磁波，一般波长为 10^{-6} m 以下，与红外线接近，为不可视光。激光仪的性能取决于：①激光沿光纤的传导能力；②组织对激光吸收、汽化能力及热能产生和传播能力。因此，选择不同性能的激光仪、光导纤维和不同的工作模式会直接影响临床疗效和安全性。目前已有不同发射机制的激光发射机用于脊柱疾病的治疗，如 CO_2 激光、Nd：YAG 激光、KTP 激光和半导体激光等。

1. CO_2 激光

其波长为 10 640 nm。该激光具有良好的切割汽化能力，但没有凝固作用。由于发射 CO_2 激光需特殊的高压电源，且 CO_2 气管易损坏而需常更换，更主要的是 CO_2 激光没有良好的传输系统，限制了其临床应用。在 PLDD 开展的早期及实验研究中许多学者应用了 CO_2 激光，目前已趋向淘汰。

2. Nd：YAG 激光和 Ho：YAG 激光

这两种激光技术成熟，临床应用广泛。前者波长为 1 064 nm、1 320 nm，后者波长为 2 100 nm。它们的共同特点是凝固效果好，汽化效果稍差。目前 Nd：YAG 激光应用历史更长，技术上更成熟。而从理论上讲 Ho：YAG 激光具更大的优势，如其对周围组织的热损伤作用更小。

3. KTP 激光

其波长为 532 nm。该激光对组织汽化效果好，凝固效果欠佳。由于该激光器重量及体积大，安装需特殊的高压电源，以及复杂的冷却系统，在临床上应用并不广泛。

4. 半导体激光

其波长为 980 nm、810 nm。该激光具有良好的汽化、凝固效果。它的另一大优点是能以非常细的光纤进行传输，故可用 18 G 套针进行穿刺，很适合 PLDD 操作。且激光器重量轻、体积小，搬动方便，具有良好的应用前景。

（二）作用机制

目前多数学者认为 PLDD 的主要机制在于经激光汽化部分髓核组织后，椎间盘内压大幅度下降，甚至引起突出的椎间盘组织回纳，从而减轻或消除神经根及痛觉感受器的压迫和刺激，使临床症状缓解或消失。椎间盘自身具有明显的容积弹性模数特性，即很小的体积改变就可导致较大的压力变化。Nerubay 等对 20 个经 CO_2 激光照射后的犬椎间盘内压进行测定后发现，$L_{2~3}$ 椎间盘内压下降 10% ~ 55%，而 $L_{4~5}$ 椎间盘内压下降 40% ~ 69%。髓核汽化纤维环弹性回缩，要求纤维环具有良好的弹性，能在脊柱活动椎间盘压力变化时随之变化，若椎间盘严重退变，纤维环失去弹性，均不能达到预期的临床效果。

二、经皮激光颈椎间盘汽化减压术

（一）所需器材

主要由穿刺针和激光机及其附属设备组成。

（1）激光器 1 台，目前国内多选用半导体激光治疗系统，波长为 810 nm，功率为

15 W。

（2）光导纤维 1 根，直径 400 μm。

（3）观察镜 1 个，监视激光发光。

（4）直径 18 G、长度 15 cm 带芯穿刺针 1 根。

（5）Y 形三通管 1 个。

（二）适应证

需同时符合以下几项。

（1）肩颈部疼痛、沉重，伴上肢根性酸胀、灼痛、麻木等症状。

（2）包容型颈椎间盘突出单纯性膨出，纤维环完整。

（3）临床症状和体征与 CT、磁共振等影像学诊断一致。

（4）保守治疗 2 个月无明显疗效。

（三）禁忌证

（1）纤维环破裂、椎间盘脱出或游离至椎管内。

（2）骨性椎管狭窄、椎间盘钙化、骨赘或后纵韧带骨化压迫。

（3）脊髓受压严重。

（4）精神异常或心理障碍者。

（5）出血倾向、严重心脑血管疾病。

（6）严重脊髓受压。

（四）操作步骤

1. 体位

仰卧位，颈肩部垫薄枕使头颈稍后伸。

2. 麻醉

2% 利多卡因 5 mL 经皮肤、皮下组织、肌筋膜直达椎前外侧进行局部浸润麻醉。

3. 定位

应用 C 形臂 X 线机，先在颈椎正位定位，调整 X 线机显示出最大病椎间隙，正位定位时应从 C_7 向上依次确定椎间隙，侧位定位时应从 C_2 向下依次确定椎间隙。采用右前方入路，在椎间盘平面取颈动脉鞘与内脏鞘之间为穿刺点。将气管和食管推向对侧，注意避开颈部血管、气管和食管。

4. 颈椎间盘穿刺解剖特点

颈动脉鞘与食管气管间间隙的存在，是进行颈椎间盘微创介入技术治疗的解剖基础。该间隙内无重要血管、神经等结构，施术时向两侧推移气管、颈动脉，可使该间隙增大。向深部椎前挤压皮肤，可使部分走行于该间隙的血管、神经等被推移离开穿刺针道，因此，经该间隙穿刺比较安全。

$C_{2\sim3}$ 椎间盘前方毗邻体积较大的咽腔，且其前外侧结构复杂，在颈动脉鞘和咽腔之间有横行走向的舌动脉、面动脉及舌骨大角。因此，这一间隙的穿刺有一定的困难，如果勉强进行穿刺，则有可能损伤面动脉和舌动脉或刺入咽腔或经过血供丰富的颈长肌进入椎间盘内，导致术中、术后出血，从而产生严重的后果，如呼吸困难等。事实上 $C_{2\sim3}$ 椎间盘突出极其罕见，如果遇到这一间隙的椎间盘突出，宜采用传统术式为宜。$C_{3\sim4}$ 椎间盘水平，颈动脉鞘与甲状软骨上角毗邻，两者存在由疏松结缔组织相隔的间隙。临床上往往只需要轻轻向对侧推移甲状软骨上角，在颈动脉内侧进针，就可顺利地进入椎间盘内切除髓核。颈椎间盘突出最多发生在 $C_{5\sim6}$，其次为 $C_{4\sim5}$ 和 $C_{6\sim7}$。在这三个椎间隙水平，颈总动脉与甲状腺侧叶外缘毗邻。由于甲状腺侧叶的特殊解剖特点，使得在 $C_{4\sim5}$、$C_{6\sim7}$ 椎间盘水平，甲状腺与颈总动脉在自然状态下（与外力推移状态相对应）存在明显的间隙可供穿刺。在 $C_{5\sim6}$ 椎间盘水平，尽管两者有一定程度的重叠，但颈总动脉与甲状腺之间由疏松结缔组织相连，稍加外力则可把颈总动脉和甲状腺向两侧推开，就能找到一个潜在的间隙供穿刺进针。$C_7\sim T_1$ 椎间盘穿刺时，尽管在此水平左右两侧颈总动脉与气管或甲状腺之间的间隙较大，穿刺进针比较容易。但此平面左侧有胸导管横过，而且其行径不很恒定。故左侧入路可能损伤胸导管，导致淋巴液渗漏。食管在 C_6 椎体水平续于咽以后，一般沿颈椎左侧下行，偶尔沿椎体正前方下行，罕见沿椎体右侧下行。因此，$C_7\sim T_1$ 的椎间盘突出以右侧入路为宜，既可以避免食管损伤，又能防止胸导管损伤。当将颈前外侧皮肤向深部由颈动脉鞘与气管及食管之间的间隙满意地挤压向颈椎体表面时，椎间盘穿刺通过的理想层次是皮肤、浅筋膜及颈阔肌、封套筋膜、胸锁乳突肌前缘与舌骨下肌群外缘之间的间隙、气管前间隙外份、气管前筋膜外份、咽旁间隙（即颈动脉鞘与甲状腺侧叶、喉及气管、咽及食管之间的疏松结缔组织间隙，属咽后间隙向两侧延伸的部分）、椎前筋膜、椎前肌（主要是颈长肌和头长肌）、椎前间隙、前纵韧带、椎间盘纤维环、髓核。

5. 术前检查光纤

用穿刺针在 X 线透视或 CT 引导下取与躯干正矢状面约 45° 进针，刺入病变椎间隙中心部，正位位于棘突附近，侧位位于椎间隙中央。

6. 置入光导纤维

正、侧位透视证实穿刺针位置准确后，退出穿刺针芯，安装置入激光光纤，固定在穿刺针内。激光光导纤维经穿刺针腔置入到颈椎间盘髓核的适当位置。将光导纤维连接到激光器上，并打开和调试激光器的各参数。

7. 汽化髓核

以半导体激光器为例，将激光功率调至 15 W，脉冲持续时间 1.0 s，脉冲间隔时间 5 s，消融能量控制在 600 ~ 1 000 J。

8. 汽化注意事项

汽化过程中要不断调整激光纤维的深度和解度，以便能在预设能量范围内扩大汽化腔，汽化深度约 1 mm。

9. 退针

达到治疗能量后退出光纤和穿刺针，按压针眼 3 min，包扎穿刺口。

（五）操作注意事项

（1）从患侧穿刺，有利于突出椎间盘的汽化。

（2）局部麻醉注射时要反复回抽，避免将药物注入血管；穿刺进针时，用手指在胸锁乳突肌和气管之间向椎体表面压紧，使气管和食管向中线移动，颈动脉向外侧移动，避免刺伤血管、食管。

（3）汽化过程要在 X 线透视下严密监视，防止意外烧伤。穿刺定位必须精确，穿刺针位于上下软骨板中央并与之平行，防止损伤软骨板。

（4）照射前应检查光导纤维尖端是否超出穿刺导针尖端 3 mm 以上，否则激光导致金属穿刺针发热而烧伤针道周围组织。

（5）穿刺和汽化过程中应随时询问患者的感觉，如有异常要查明原因后再继续操作。热效应是激光汽化髓核组织的热能扩散对周围组织的刺激反应，随着照射时间和剂量的递增，大多数患者有一个反应过程。当患者主诉颈、肩、臂有发热感、酸胀或微痛时，可暂停照射，拔出光纤，使椎间盘内散热或用注射器抽吸间盘内液体及气体或稍移动针尖位置再进行照射；当患者出现上肢热、疼痛或照射剂量接近 1 000 J 时，应终止照射。

（6）在汽化过程中可有稀薄的烟雾从针管或三通管冒出，术者可嗅到焦煳味。患者有胀痛感时应及时经三通管抽出气体或通过延长脉冲间隔时间让气体自然向外弥散，以减轻因气体积聚引起的椎间盘内压力骤升所造成的疼痛不适。

（7）每次调整针尖方向、位置时必须先拔出光导纤维，调整穿刺针并确认满意后再插入光纤，以避免折断光纤尖端。

（六）术后处理

（1）严密观察生命体征和肢体运动、感觉变化。

（2）卧床休息 1～2 d，起立时颈托保护 2～3 周。

（3）给予口服抗生素 3 d。

（4）如有神经根水肿症状，可静脉滴注七叶皂苷钠，共 3～5 d。

（5）如仍有症状，枕颌吊带行颈椎牵引 2～3 周。

（七）并发症防治

1. 颈动脉损伤

拔针后压迫 10 min，如无出血，重新穿刺完成手术。

2. 脊髓神经烧伤

由穿刺位置不正确造成，要注意透视引导。如有损伤，术后给予营养神经药物治疗。

3. 脊髓压迫

极少发生，多为术中髓核气体排出不畅导致髓核突出加重所致。因此，术者应及时经三通管抽出气体或通过延长脉冲间隔时间让气体自然向外弥散。

4. 术中疼痛

多由气体积聚或长时间烧灼，局部温度过高和（或）压力增加所致。若患者出现疼痛，应及时停止汽化并排气。

5. 颈部血肿

多为甲状腺出血。术前应检查出凝血时间，术中操作要轻柔，拔针后要按压以利止血。

6. 椎间盘炎

PLDD 为高温环境，椎间盘炎的发生率极小，病因不十分明确。预防措施包括术中注意无菌操作，术前和术后抗生素预防感染。

三、经皮激光腰椎间盘汽化减压术

（一）所需器材

同经皮激光颈椎间盘汽化减压术。

（二）适应证

需同时符合以下几项。

（1）腰腿痛、跛行、感觉异常且腿痛重于腰痛等临床症状明显。

（2）有脊神经受压的阳性体征，如直腿抬高试验、拇趾伸屈试验等。

（3）包容型腰椎间盘突出单纯性膨出，纤维环完整。

（4）临床症状和体征与 CT、磁共振等影像学诊断一致。

（5）经保守治疗 3 个月无效或反复发作。

（三）禁忌证

（1）突出的椎间盘已钙化。

（2）纤维环破裂，髓核组织脱出或游离于椎管内。

（3）并发腰椎管狭窄。

（4）椎间盘突出导致肌力下降，足下垂或膀胱直肠等功能障碍。

（5）精神异常或心理障碍者。

（6）出血倾向、严重心脑血管疾病。

（四）操作步骤

1. 体位

患者取俯卧位或侧卧位。

2. 麻醉

2% 利多卡因 5 mL 经皮肤、皮下组织、肌筋膜直达三角工作区附近进行局部浸润麻醉。

3. 术前检查光纤

透视下定位，病变椎间隙后正中线患侧旁开 8～12 cm，L_5～S_1 椎间盘旁开 6～8 cm 标记穿刺进针点。

4. 腰椎间盘穿刺解剖特点

$L_{3\sim4}$、$L_{4\sim5}$ 椎间盘的左前方为腹主动脉，右前方为下腔静脉，左、右腰交感干分别位于椎间盘与腹主动脉、下腔静脉之间。两侧为腰大肌及其筋膜、壁腹膜的腰部及腹腔脏器。腰丛位于腰大肌的深层，横突的前方，腰丛和横突间有少量肌纤维。L_5～S_1 椎间盘前厚后薄，前面隔壁腹膜与腹腔脏器相邻。两侧为髂腰肌、L_5 神经根、髂总静脉和髂总动脉。L_5 神经根自 L_5～S_1 椎间孔穿出行于 L_5 横突、髂腰韧带与骶骨翼之间形成的拱形隧道内。$L_{3\sim4}$、$L_{4\sim5}$ 椎间盘穿刺点为旁开后正中线 8～12 cm。进针方向与矢状面夹角为 45°～60°，深度为 11～13 cm。在该范围内穿刺，进针入路依次为皮肤、浅筋膜、腰背筋膜、骶棘肌、横突间肌及韧带、腰方肌和腰大肌，斜向内进入三角工作区，沿下椎体上缘进入椎间盘达髓核中心。穿刺过程中没有重要血管 L_5～S_1 椎间盘位置较低，由于髂嵴阻挡，穿刺针很难在侧方进入椎间盘，需要在髂后上棘上方 1～2 cm 选择穿刺点，旁开后正中线 6～8 cm。进针方向与矢状面夹角为 45°～60°，与水平面呈向前下 15°～20°，深度为 8～10 cm。有时可能仍会遇到穿刺失败，可以采用 Onik 的弧形穿刺法、髂骨钻孔法或前入路法。

腰脊神经从相应椎体的椎弓根下方穿出椎间孔向前下方斜行越过椎间盘纤维环，与下一椎体的上缘及其上关节突构成一个无重要结构的安全三角区，且表面无骨性结构阻挡，这是经皮椎间盘穿刺的重要解剖结构。

5. 进针

用穿刺针在 X 线透视或 CT 引导下取与躯干正矢状面45°～60°进针，刺入病变椎间隙中心部，正位于棘突附近，侧位位于椎间隙中央或中后1/3处。

6. 置入激光光纤

正、侧位透视证实穿刺针位置准确后，退出穿刺针芯，置入激光光纤，固定在穿刺针内。激光光导纤维经穿刺针腔置入到腰椎间盘髓核的适当位置。将光导纤维连接到激光器上，并打开和调试激光器的各参数。

7. 汽化髓核

以半导体激光器为例，将激光功率调至 15 W，脉冲持续时间 1.0 s，脉冲间隔时间 2～10 s。激光总能量可根据椎间盘突出的大小和变性程度控制在 1 200～1 600 J。

8. 汽化注意事项

汽化过程中要不断调整激光纤维的深度和方向，以便能在预设能量范围内扩大汽化腔，一般汽化腔直径 1 cm 左右为宜，尤其要尽量使椎间盘后部的髓核汽化。

9. 退针

达到治疗能量后退出光纤和穿刺针，包扎穿刺口。

（五）操作注意事项

同经皮激光颈椎间盘汽化减压术。

（六）术后处理

（1）卧床休息 1～2 d，3～5 d 出院，可根据患者情况而定。

（2）使用抗生素 3 d 以预防感染。

（3）明显腰痛者予以止痛药或低频理疗治疗。

（4）如有神经根症状，可静脉滴注七叶皂苷钠，共 3～5 d。

（5）半年内加强腰部的适应性康复训练，正确进行腰部活动，避免重体力劳动和腰部的过度活动。

（七）并发症防治

1. 术中腰部胀痛

术中腰痛发生率约为56.9%，经抽吸减压后缓解，考虑为激光汽化产生的气体增加髓核压力所致，及时抽吸减压即可。术中抽吸能有效避免或减轻气体对椎间盘周围组织的损伤作用，其机制可能是由于负压的作用，术中 PLDD 汽化所产生的炽热气体能及时引出体外，减少热量在体内的聚集，更重要的是避免炽热气体向椎间盘周围潜在间隙中的弥散，有效防止热损伤的发生，同时也防止了蛋白质中的硫、氮等成分在汽化过程中产生的氧化产物可能给组织带来的损伤反应。

2. 术后腰背痛

约有 60% 的患者治疗后可出现腰背痛，多数程度较轻。其原因可能与热损伤引起椎间盘组织肿胀和水肿（即反应性椎间盘炎）有关或椎间盘内残留气体或穿刺创伤有关。一般不需特殊处理，数天后自行缓解。个别无菌性椎间盘炎引起的较剧烈的腰背痛，使用抗生素和止痛治疗后可消退。

3. 腰部肿胀

常为反复穿刺损伤或出血所致。腰神经根周围的腰动脉脊支、腰升静脉和腰旁静脉丛结构是穿刺中发生出血的解剖结构。因此要警惕对腰部血管的损伤，穿刺时尽量避开腰神经及周围血管结构。烧灼完毕后，拔针前用力抽吸并在负压情况下拔穿刺针出椎间盘后，不需要继续负压抽吸拔针，以减少出血。

4. 神经根损伤和交感神经反射消失

穿刺和激光的热损伤都可能造成神经根或交感神经的功能障碍，虽然发生率低，但有个别患者的神经损害不易恢复，应引起高度重视。术前精确定位、术中缓慢穿刺、汽化过程中严密监视是预防这类并发症的有效措施。

5. 椎间盘炎

PLDD 为高温环境，椎间盘炎的发生率极小。预防手术包括术中注意无菌操作、术前和术后抗生素预防感染。一旦发生，应绝对卧床休息，并予以止痛药、肌松药和大剂量抗生素，必要时清除病灶，冲洗。

（闫晓慧）

第四节　经皮内镜激光椎间盘切除术

一、概况

经皮内镜激光椎间盘切除手术（PELD）的原理及优缺点如下。

1. 原理

侧后路脊柱内镜术属于椎管外手术，避免了进入椎管及干扰椎管内结构，其原理有两种：①椎间盘内减压使突出物回纳，间接解除对神经根的压迫；②切除突出的椎间盘，甚至切除增生的骨赘、小关节，椎间孔成形，侧隐窝减压，直接解除对神经根的压迫。早期关节镜髓核摘除术（AMD）技术以间接神经根减压为主，目前的经皮脊柱内镜技术如多通道、广角的脊柱内窥镜系统（YESS）、EKL 椎间孔镜等两者兼而有之。

2. 优缺点

经皮脊柱内镜手术是一项真正意义上的微创手术，属于椎管外手术，避免进入椎管及干扰椎管内结构。它有以下优点：①保护硬膜外组织及神经、血管结构，避免静脉淤滞和慢性神经水肿；②防止硬膜外出血和随之而来的神经周围和硬膜外纤维化形成；③保护硬膜和神经精细韧带结构，该结构保证椎管内的神经结构在屈伸时活动自如；④防止传统手术中椎旁肌过度牵拉所致失神经支配；⑤防止在传统手术中由于去除骨质和关节突较多而导致的术后关节失稳和脊柱滑脱；⑥由于保留了部分完整的后纤维环及后纵韧带，减少了椎间盘疝复发的概率；⑦对于椎间孔内外的疝均可应用，避免了由于关节切除造成腰椎运动节段失稳。

但该方法也有一定的局限性，尽管随着技术进步，适应证范围不断拓宽，但对游离的、移位的椎间盘取出仍较为困难，结合激光技术的侧隐窝减压，椎间孔成形技术一是需要昂贵的激光设备，二是学习困难，许多初学者望而却步。对于髂嵴水平较高的患者，穿刺成功也有困难。另外，术中需要使用昂贵的 C 形臂 X 线机的投照，术者需暴露在 X 线下的时间较长。

二、器械

目前应用的经皮脊柱内镜种类众多，以 Wolf 公司生产的 YESS，Endospine Kinetics Limited 的 EKL 内镜，Stroze 公司生产的经皮脊柱内镜和 Dyonics 公司生产的经皮脊柱内镜 4 种常用。最近推荐较多的为 YESS，它具有多个进出口通道。YESS 系统的手术器械：①多通道的 20°视野椭圆形脊柱内镜，工作通道直径 2.7 mm 并整合有特殊的冲洗管道（进水和出水），能与外鞘、镜顶端和工作通道相连；②开槽的工作套管设计，在到达椎弓根和关节突时，可以保护神经组织，便于椎间孔成形；③标准的可持续冲洗脊柱内镜，工作通道直径为 2.2 mm，用于椎间盘内的组织碎片切除；④70°视野的可持续冲洗脊柱内镜，工作通道直径为 4 mm，用于单侧或双侧椎间盘内的组织碎片切除及韧带下的组织碎片切除；⑤用于椎间盘内和椎间盘外组织碎片切除的特殊器械；⑥用于关节突切开和椎间孔成形的器械。

主要手术器械有穿刺针、导针、扩张器、工作套管、环锯（纤维环分割器）及各种设计的髓核钳。

此项手术所需设备有手术床、器械台、C 形臂 X 线机、影像增强器、主机、图像监视器、美国 COHERENT Lumenis 公司的 100 W Versa Pulse Power Suite™ Holmium 钬激光仪（Holmium：Yttrium-Aluminum-Garnet，Ho：YAG）或美国 Trimedyne 公司的钬激光、侧向冷钬激光探头、4.0 Dual RF Ellman 射频电波刀-120IEC 可曲性双极电凝、连续冲洗装置等和 Wooridul 脊柱医院内镜下工作通道内脊柱微创器械一套（枪钳、髓核钳、双极电凝、刮匙等）。

三、适应证与禁忌证

1. 适应证

PELD 与传统开放经椎管椎间盘切除术适应证类似。每次内镜操作前进行该椎间盘水平的唤醒试验。

手术早期，如 AMD，比较一致的标准手术适应证如下。

（1）反复发作的腰腿痛，根性下肢放射痛重于腰痛。

（2）有与疼痛相符的体征或其他症状如麻木、无力等。

（3）相关 CT、MRI 等检查与临床检查一致。

（4）正规保守治疗 4 ~ 6 周无效，出现进行性肌力减退、难治性腿痛和功能受损。

（5）经皮椎板间隙入路 $L_5 \sim S_1$ 椎间盘切除术的适应证包括：有限的移位或游离椎间盘，中央型椎间盘，尤其有较高髂嵴（骶髂间距大）的患者。

2. 禁忌证

（1）有椎间盘突出但无神经根性疼痛。

（2）慢性椎间盘源性疼痛。

（3）非椎间盘病变所致的腰腿痛，如严重椎管狭窄症—晚期脊椎退行性改变或关节突增生、脊柱不稳。

（4）中央型椎间盘突出且有严重钙化。

（5）神经周围粘连的复发椎间盘突出，由于再次手术检查或牵出再次突出的椎间盘有可能导致硬膜撕破。

（6）马尾综合征患者。

（7）游离且移位明显的椎间盘突出。

（8）脊柱病理性改变（骨折、肿瘤、急性感染）患者和孕妇。

所谓适应证和禁忌证是相对的，随着内镜技术及器械的进步和术者技术的熟练，许多早期认为是禁忌证的患者也可用经皮内镜技术处理，适应证的范围逐步扩大。早期 AMD 以单纯腰椎间盘突出为理想适应证，即纤维环尚未破裂或已破裂但后纵韧带完整者。影像学检查显示膨出或突出，排除椎间盘游离、钙化等，脱出移位至椎间孔外者也不适合。经椎间孔内镜，可以去除极外侧型椎间盘突出，但骨赘、关节突肥大，游离髓核难以接近者仍不适合。第三代经皮脊柱内镜技术如 YESS、EKL 系统等内镜，尤其结合激光技术，均可行骨赘、小关节切除，椎间孔成形术，侧隐窝减压，可治疗非包容型椎间盘突出，伴椎间孔轻度狭窄的椎间孔型椎间盘突出，极外侧型椎间盘突出。

四、手术操作

1. 手术室准备

经皮脊柱内镜下椎间盘切除术，是一项技术要求很高的手术。手术需要一间大的手术室，一系列专用手术器械和一个由若干人组成的手术小组。手术小组由下列人员组成：手术医师、器械护士、巡回护士、麻醉师、操作 C 形臂 X 线机的放射科技师等。器械护士应熟悉台上所用各种器械，以缩短操作过程，同时，收集椎间盘标本。若手术医师无其他医师作为助手，器械护士还应作为医师的助手。巡回护士负责术中冲洗液体，维护术中各设备正常运转，并熟悉备用器械。麻醉师使患者处于舒适、无痛状态，但术中应保持患者清醒，以准确回答医师的询问，这点在手术的穿刺过程中十分重要。放射科技师能熟练摆放患者体位，操作 C 形臂 X 线机，清晰显示穿刺针和器械的位置，此项是经皮内镜手术的必备条件，也是制约此项手术广泛开展的重要因素。

术者一般站在患侧，C 形臂 X 线机一般置于术者对侧，图像监视器一般置于患者尾侧，当然也可置于对侧，以便为术者提供良好的观察视野。将 C 形臂 X 线机用无菌巾或塑料套覆盖置于患者有症状侧。为避免污染，C 形臂 X 线机的旋转最好在手术台下进行。

2. 术前准备

（1）术前 1 d 晚上洗澡，清洁腰背部皮肤。

（2）术前 12 h 禁食。

（3）术前向患者讲清楚主要手术过程及可能出现的情况，打消患者的恐惧心理，并告知患者如何术中配合，也应实事求是地告知患者手术虽然为微创，但并非小手术，避免误导术后马上可以活动和恢复工作。

（4）术前 3 d 要求患者练习俯卧位，以便适应 1 h 左右的手术过程，尤其对于年长者更应如此训练。

（5）其他准备：术前行 X 线、CT 和（或）MRI 检查、碘过敏试验。经皮 $L_5 \sim S_1$ 椎板间隙入路时，正位片确定椎板间隙有足够的工作空间。

3. 体位与麻醉

患者常规俯卧于透 X 线的手术台 Wilson 手术架上，腹部悬空避免腹腔静脉受压，脊柱屈曲，膝、髋关节屈曲，以抵消腰椎的生理前凸，也可避免坐骨神经过度紧张，以便于操作。经皮 $L_5 \sim S_1$ 椎板间隙入路时，该体位可以增加椎板间隙宽度，便于操作；或者侧卧位于手术台，病变侧朝上，折叠手术台，使病变侧椎板间隙宽度增加。

一般采用局部麻醉。1% 利多卡因局部浸润麻醉，必要时给予芬太尼镇静。术前及术中给予适当的镇静止痛药，但应保持患者清醒，尤其对于初学者，以便术中询问患者的感觉，尤其下肢的感觉，以免损伤神经根。

4. 穿刺点的确定和穿刺过程

PELD 技术入路包括经皮后外侧椎间孔入路、经皮椎板间隙入路与后侧旁正中入路。经皮后外侧椎间孔入路的解剖区域为安全三角工作区，进针点位于距患侧脊柱后正中线 8 ～ 12 cm 处，与水平面成 25°～30°，方向对准突出间隙的椎间孔。其入路与椎间盘造影、化学溶髓核术相同；经皮椎板间隙入路 $L_5 \sim S_1$ 椎间盘切除术（PEILD）的解剖目标为 S_1、硬膜囊与 S_2 神经根之间腋下区的突出椎间盘。进针点位于患侧旁正中线与 $L_5 \sim S_1$ 椎间盘水平线的交点，方向对准 $L_5 \sim S_1$ 椎板间隙。经皮后外侧椎间孔入路、经皮椎板间隙入路的比较。

在 C 形臂 X 线机透视下确定 S_1，以此为标志确定准备穿刺的椎间隙。将一约 5 mm 粗的金属棒置于腰上方，首先透视下划出棘突连线的纵线，再使其平行于椎间隙，划出所要穿刺的椎间隙的体表背部平行于椎间隙的横线。

后侧旁正中入路，即椎间孔外（极外侧）入路为标准的脊柱旁手术入路。髂嵴较高、椎板间隙较宽的患者，选用经皮椎板间隙入路，其余的患者根据椎间盘突出类型分别采用后外侧椎间孔、椎间孔外（极外侧）入路。下面以经皮后外侧椎间孔入路为例，展示 PELD 的操作过程。

（1）穿刺点的确定：在 C 形臂 X 线机监视下确定准备穿刺的椎间隙。将一 5 mm 粗的金属棍置于腰上方，首先透视下划出沿棘突连线的纵线（后正中线），再划出所要穿刺的椎间隙的体表背部平行于椎间隙的横线。一般情况下，距中线棘突连线患侧旁开 8 ～ 10 cm 处平行于此椎间隙处定位进针点，然后画出标记。当患者较胖时，则穿刺点略向外移，较瘦时，穿刺点稍向内移。但是若太靠外侧，则有可能进入腹腔，引起肠穿孔导致严重并发症；若太靠近中线，则不能在纤维环旁通过。

（2）穿刺过程：在穿刺点以与躯干矢状面成 45°左右（35°～60°）进针，与椎间隙平行穿刺，边注入麻醉药，边旋入穿刺针，直至纤维环后外侧触到纤维环时，可感到针有韧性感，透视下确定穿刺针尖位置是否正确。

理想的后外侧入路针尖位置应该是：在正位透视下针尖位于椎弓根内侧缘连线以外，侧位透视下针尖位于相邻椎体后缘的连线上，这样穿刺位置适于大多数后外侧椎间盘内镜下手术。但是对于椎间孔外的椎间盘突出则穿刺位置及放置器械位于椎弓根外侧线。

（3）穿刺位置的精确定位、工作通道的正确放置对建立良好的镜下手术视野和精确地去除病变组织十分重要：理想的放置通常尽量靠背侧和头侧，从而可以安全地暴露行走神经根、硬膜外脂肪和突出的椎间盘。因此，穿刺针应放置在椎弓根的内侧缘，而不是椎弓根的中央。若工作通道尽量靠头侧，则可显露穿过该椎间孔的出口根以及由它构成的"工作三角区"。工作三角区的前边界为穿出的神经根—出口根，下界为下方椎体的上缘终板，内缘为行走神经根、硬膜囊和硬膜外脂肪组织。工作三角区后方为下位椎体的关节突和相邻节段的关节突关节。穿刺针必须进入工作三角区，在冠状面，工作三角区可分为三个层面，椎弓根内缘线（代表椎管的外界），椎弓根中线和外侧线。

手术穿刺技术是经皮内镜下治疗椎间盘突出症的关键技术，是手术成功的关键。手术的时间也取决于穿刺的熟练程度，穿刺过程中除了熟悉脊柱解剖外，术中 C 形臂 X 线机的实时监控也十分重要。

决定最佳穿刺进针点和穿刺路径的因素包括：正确的手术体位；摄正位片、侧位片和 Ferguson 位（通常是 20°~30°斜位）片时 C 形臂 X 线机的正确放置；术前对患者的脊柱解剖、特殊解剖及病理条件，如脊柱侧凸、前凸等的影像学了解；运用几何概念正确判断角度、高度和空间范围的能力和理解每个腰椎节段解剖变异的空间变化。

（4）经皮内镜技术进针点的确定：经皮内镜技术特别强调穿刺方法，可将所有因素结合绘出一幅"蓝图"，代表着进针点、解剖径线和角度的计算，并将这一蓝图画于患者背部。

术中准确放置 C 形臂 X 线机，无论摄正位片还是侧位片都要让 X 线与椎间隙平行，如终板在透视下成一直线则证明位置准确。

图 8-2 解释了单侧入路时计算进针点的几何原理，使器械经后外侧入路进入椎间盘中央。这里所运用的概念是一个等腰三角形，以这个等腰三角形的斜边作为进针路径。原理是在 C 形臂 X 线机侧位监视下，放置一根与椎间盘平行的不透 X 线的金属棒，其尖端与椎间盘的中心重叠，计算从椎间盘中央到患者背部皮肤的距离。同理可通过正位透视计算出椎间盘中心到患者侧面的距离。在腰椎正位片上距棘突取同样的距离（等于从椎间盘中央到患者背部皮肤的距离）构成等腰直角三角形的两边，而三角形的斜边则是到椎间盘中心的进针路径。

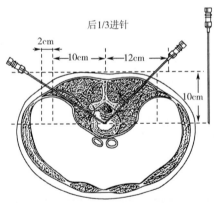

图 8-2　几何学的原理计算进针点

由于椎间隙的不同和有脊柱侧凸时角度变化的不同，椎间盘的高度和角度会在两个平面有所变化，每个准备手术的节段都要在蓝图上画出。因此，在背部画出一条沿棘突的连线，并沿着与下位椎体终板平行的方向画出在正位片上代表每个节段的横线。因为通常椎间孔在腹侧和下方较背侧和上方狭窄，进针路径如能平行下位椎体的上终板，手术器械则可通过椎间孔的最宽部分而落在纤维环上，从而可以建立一个较好的位置让扩张器将横行的神经根和出该椎间孔的神经根从头侧向尾侧推离椎弓根，使神经有更多的空间。

蓝图画在患者的背部后，该椎间盘节段在侧位观上即可用作其他椎间盘节段的参考。但当 C 形臂 X 线机在正位上重新调整到与椎间盘平行时，最佳的皮肤进针点则要在画在患者身体的按腰椎前凸角度连接各节段椎间盘中央的连线上向头侧或尾侧移动。在正位观上画出的初始线条在侧位上得以延长。

在 $L_5 \sim S_1$ 节段，S_1 宽大的关节突和高位的骨盆将使进针和器械的放置困难。因此，术前 Ferguson 位的 X 线检查十分重要。为了获得尽量靠后的位置，进入椎间盘时最好稍微靠上，刚刚越过上位椎体的下终板，但与 S_1 的上终板平行，这个位置对行走神经根和出口神经根的暴露最好，因为这时套管最靠近神经根的腋部。当尝试尽可能靠近神经根和硬膜囊放置套管时必须小心，防止在置入钝性的保护套管前移走穿刺针的过程中损伤神经根和硬膜囊。

在 C 形臂 X 线机侧位像上，$L_{4 \sim 5}$ 节段以上的每个节段都变得更为前凸。$L_{4 \sim 5}$ 和 $L_5 \sim S_1$ 的进针点由于 L_5 的陡峭角度而十分接近。

5. 放置导针与建立工作通道

（1）C 形臂 X 线机确认穿刺针的位置正确无误后，拔除脊柱针针芯，行椎间盘造影，并做唤醒试验；从椎板间隙入路，硬膜外造影正、侧位片。沿脊柱针套管插入细长导针，取出穿刺针，再次表层局部麻醉，以导针为中心皮肤纵向切口 6 mm 左右，深达深筋膜，沿导针插入序列扩张管，最后将工作套管插入椎间孔。如为经皮椎板间隙入路，需要最后将工作套管插入硬膜外间隙。

（2）YESS 系统扩张器较特殊，有 2 个孔道，一个中心孔，一个偏心孔，其中一个可用于置入导针，另一个通道可用于注射麻醉药或必要时调整位置。当扩张器抵达纤维环时，取出导针。

（3）沿扩张器旋入工作套管，建立工作通道。YESS 工作套管设计十分精巧，远端有圆形开口，一边斜形椭圆形开口，两边斜形椭圆形开口，既可避免神经根受损，又可清晰地观察椎管内硬膜外结构。侧方开槽的工作套管在到达椎弓根及关节突时，可以保护神经组织。术中助手紧握工作套管，使之紧压纤维环。否则，纤维环周围的肌肉及出血会影响视野，影响对解剖结构的辨认。

注意整个过程中强调要应用 C 形臂 X 线机确认导针、扩张器及工作套管远端的位置。

6. 置入脊柱内镜，观察纤维环

将穿刺前事先连接好的内镜置入工作套管内，Ellman 可曲性双极电凝止血，连续冲洗，冲洗液为含庆大霉素的冷生理盐水，Ellman 参数应用 50 J。观察纤维环的结构。目前先进的第三代经皮脊柱内镜如 YESS 拥有特殊的进水和出水管道。如果应用冷生理盐水冲洗，则手术视野更加清晰。在工作三角区内可以看到纤维环被疏松的脂肪组织覆盖。穿出的神经根恰位于椎弓根切迹之下，远端开口之后。若工作通道偏内侧，可见硬膜外脂肪组织和行走神经根。硬膜外脂肪团较纤维环周围脂肪团多，且它随着患者的呼吸运动活动。

7. 纤维环开窗，切取椎间盘

关闭冲水系统，取下脊柱内镜，用不同直径（2 ~ 5 mm）的环锯逐渐旋切纤维环，进入椎间盘开孔，深度 1 ~ 1.5 cm，切除一些椎间盘，再用各种髓核钳尽量取出突出椎间盘碎片；或用电动器械切削椎间盘组织。也可插入内镜一边观察，一边用小髓核钳镜下夹取髓核，Ellman 可曲性双极电凝止血。椎间盘后方和后外方髓核组织去除后，可采用可弯曲杯形钳和上弯角杯形钳来清理纤维环内或韧带下的碎片。YESS 具有多个进出通道口，可允许吸引器通过操作孔。配合激光汽化残留髓核，双极射频探头（温度 60 ~ 65 ℃）修复撕裂的纤维环。用含庆大霉素的冷生理盐水连续冲洗，Ellman 参数应用 50 J。应用钬激光切除残存的病变椎间盘、较厚而硬的纤维环附着处，并消融骨和骨赘。激光参数为能量 2.0 J，频率 20 Hz，动力 40 W。椎间孔狭窄的患者，需应用椎间孔环钻和激光行椎间孔成形术：从下方切割上关节突的外缘，仔细减压，通过消融上关节突和椎间孔韧带而扩宽椎间孔，显示椎间孔结构和硬膜外腔，清楚视野下切除突出椎间盘碎块。对术后疗效不佳的患者施行 PELD 时，新突出的髓核（第一次遗留或再突出）和纤维环紧密粘连时，激光是很好的切割工具，一旦粘连被分离，就容易取出。当神经根受压于侧隐窝和椎间孔时，内镜下减压一定要小心。转动工作通道，调节内镜视野，辨认硬膜外神经结构，即神经根、硬膜囊与腋下区；内镜下不正常的髓核像"蟹肉"，有助于辨认、切除余下的破裂椎间盘，椎间盘内减压。

应用 YESS 系统切取椎间盘时，强调"选择性内镜下椎间盘切除术"（SED）和"从内向外技术"。

选择性内镜下椎间盘切除术：定位针穿刺完毕后，拔出针芯，可行椎间盘造影术。腰椎间盘造影：由后外侧向安全三角区插入 18 G 脊柱穿刺针。循着关节突滑行、穿刺入椎间盘、造影，并做唤醒试验。造影剂混合液使用 9 mL Isovue 300 加 1 mL Indio Carmine 染料，便于术中 C 形臂 X 线机实时监控操作和蓝染退变的椎间盘，以利病变的切除。Indio Carmine 是一种常见的染料，为泌尿外科医师用于定位膀胱内的输尿管开口。退变性的椎间盘组织可被染色，而正常的椎间盘组织较坚韧且富有弹性，不被染色。术中尽可能去除染色的椎间盘组织，因此称之为选择性内镜下椎间盘切除术（SED）。

当椎间盘突出位于椎间孔时，内镜会直接指向突出的基底部。若椎间孔处的突出较大或突出的基底部位于椎间隙内，可以使用"从内向外技术"将突出部分还纳入椎间隙内而不从背侧将其去除，这样更加安全。此技术使椎间盘减压，并在椎间盘内产生一个操作腔隙。大部分的突出椎间盘如冰山一样，仅仅是其尖端部分突出于椎间隙外而大部分的突出组织仍位于椎间隙内。该技术减少了纤维环外层的血供破坏，使纤维环有机会得以愈合。一旦椎间盘减压后，残余的组织碎片也易于去除。

使用可屈曲的双极射频探头探查硬膜外间隙，一则可以止血，二则看清硬膜外结构及是否有残留的移位髓核碎片，并消融髓核碎块。应用钬激光切除残存的病变椎间盘、黄韧带、较厚而硬的纤维环附着处，并消融骨和骨赘。激光参数为能量 2.0 J，频率 20 Hz，动力 40 W。

以往对于大块的或者无移位游离椎间盘往往需要双侧穿刺的所谓双侧入路技术，此操作费时，损伤大，术中射线量大，目前各种髓核钳的设计已经能很好地取出髓核组织，双侧入路技术很少采用。

手术完成前，转动工作通道，调节内镜视野，辨认神经结构，仔细检查椎间盘、硬膜外脂肪、后纵韧带和行走神经根等，电凝探头止血。内镜下不正常的髓核像"蟹肉"有助于辨认、切除余下的破裂椎间盘，椎间盘内减压。术中冲洗水吊瓶中 3 000 mL 生理盐水冲洗液可加入 16 万 U 庆大霉素和少量肾上腺素，使用前放置于冰箱中一定时间，冰盐水和肾上腺素有助于减少毛细血管出血。采用漂浮试验或让患者用力咳嗽检查神经根的减压程度，冲洗、止血，再用利多卡因、类固醇封闭。

8. 术毕

去除内镜，拔除工作套管，皮内缝合 1 针，Steri-strips 贴创口，术毕。

五、术后处理

（1）术前和术中预防性静脉滴注抗生素各 1 次，口服抗生素和止痛药 1 周。

（2）腰围固定下手术当天，离床活动，术后数天内避免久坐，但最好术后第 2~3 天开始下地活动，日后逐渐增加活动量。

（3）指导患者进行腰背肌及下肢功能锻炼；腰围保护 1 个月后，开始康复训练。必要时应用激素和脱水药物，以减轻手术对神经根的刺激。

六、并发症

与开放性手术一样，经皮内镜脊柱微创手术也有并发症，有些甚至十分严重如椎间隙感染和神经根损伤，只是概率较小而已。

1. 椎间隙感染

这是一严重且难以处理的并发症，此并发症时有发生。除因椎间盘结构特点及血液循环差而抗感染力弱因素外，操作时穿刺针、髓核钳和内镜多次插入与抽出可能是导致椎间盘感染的重要原因。连台手术器械消毒不严格也是其中原因之一。因此，一定要对手术器械及手术间严格消毒，并按无菌技术操作。

多数椎间隙感染保守可以治愈，包括应用抗生素、卧床、石膏及支具制动。也可以再次穿刺经皮内镜下去除感染的椎间盘组织、坏死及肉芽组织，而且若有条件，最好行双侧穿刺清除椎间隙感染组织，同时注入抗生素，同时还可取出病变组织培养，术后应用敏感抗生素。我们 PELD 组研究发现椎间盘炎 2 例（0.03%），其中 1 例使用抗生素治疗，另 1 例需进行翻修手术治疗。我们 PEILD 研究组发现 1 例 25 岁年轻男性发生椎间盘炎，经静脉注射抗生素、口服非甾体抗炎药，戴脊柱支架局部制动，卧床休息，治疗 1 个月后好转。

2. 神经损伤

主要为穿刺过程或放置扩张器、工作套管时挫伤神经根或术后出血，出现相应肢体的皮肤感觉过敏。Kambin 报道 400 多例中出现 5 例，进一步治疗均好转。因此，术中应用局部麻醉，患者保持清醒；操作过程中动作轻柔，遇有根性疼痛出现时，停止进针并稍将针退出，调整方向后，再继续穿刺；操作过程中应始终固定好工作套管，尤其注意选择应用 YESS 中特殊设计的套管，可有效地避免在钳夹髓核中损伤神经。术后注意对出血倾向者应用止血药止血。必要时，可经过椎间孔行神经根封闭注射，以减少上述并发症。

3. 其他

如血管损伤、肠管损伤、腰大肌血肿、与器械有关的并发症均较少发生。若穿刺点过于偏外，可能使针穿入腹腔，导致脏器损伤；偏内，可能穿入肠管或大血管。因此，一定要严格操作规程，术中 X 线密切监控，上述并发症可尽量避免。此外，反复应用的髓核钳的尖端在椎间盘切除过程中出现断裂，可经内镜取出断端异物。

（闫晓慧）

第五节　经皮射频消融椎间盘髓核成形术

一、经皮射频消融颈椎髓核成形术

自 20 世纪 90 年代以来，随着高能射频技术的发展，射频消融髓核成形术先后被用于治疗腰椎间盘突出症和颈椎间盘突出症。低温等离子体消融即冷消融技术是利用射频电场产生等离子薄层，使离子获得足够动能，打断分子键形成切割和消融效果，使大分子分解成单元素分子和低分子气体（O_2、H_2、CO_2）。冷消融过程是一种低温（$40 \sim 70\ ℃$）状态下细胞分子链断裂，有切割、紧缩、止血、焊接作用。当所设置的能量低于产生等离子体的阈值时，组织的电阻会导致热效应，从而使组织收缩或起到止血作用。射频消融髓核成形术用于治疗颈、腰椎间盘源性疼痛和椎间盘突出症是运用 $40\ ℃$ 低温射频能量在椎间盘髓核内部切开多个孔道，移除部分髓核组织，完成椎间盘内髓核组织重塑，并配合 $70\ ℃$ 热凝封闭，使髓核内的胶原纤维汽化、收缩和固化，缩小椎间盘总体积，从而降低椎间盘内的压力，达到治疗目的。

经皮射频消融颈椎髓核成形术（PCDN）起初用于关节镜手术、骨科腱性炎症打孔术、颅脑外科及耳鼻喉科等。由于是采用低温冷融切技术，因此组织损伤小、安全性较好。PCDN 的作用原理与经皮激光椎间盘汽化减压术（PLDD）有所不同，主要是将低温等离子体消融与微创热疗技术相结合，用冷融切的低温（约 $40\ ℃$）汽化技术去除部分髓核组织，再利用加温技术使胶原纤维收缩变性及聚合固化，使椎间盘体积减小，从而达到快速有效的椎间盘减压的目的。PCND 技术由于临床应用时间较短，病例有限，暂未见明显并发症的报道。

（一）适应证和禁忌证

1. 适应证

颈肩部疼痛、上肢放射痛、麻木或有眩晕，排除其他相关疾病，且 MRI 证实有颈椎间盘突出患者。①单纯的颈椎间盘膨出或突出患者；②以膨出或轻度突出患者效果好；③中度突出也能收到满意的疗效。

2. 禁忌证

以下患者不宜进行髓核成形术：①后纵韧带肥厚；②椎体后缘骨质增生；③重度黄韧带肥厚及椎管狭窄；④颈椎短及肥胖者 $C_{6 \sim 7}$ 由于肩部阻挡，不易看清椎间隙，手术应小心不要损伤周围组织；⑤巨大椎间盘突出或脱出，出现颈脊髓压迫征象者。

在临床实践中把握好手术适应证，除认真研究症状及体征外，仔细研究 MRI 中每个椎间隙在矢状面和冠状面的突出部位、方向及压迫程度十分重要。单纯的颈椎间盘突出症患者，过伸、中立、过屈的动态位 MRI 或 CT 检查显示，过伸位脊髓压迹加重、而过屈位压迹减轻的患者，射频消融髓核成形术能取得确切而良好的效果；过屈位脊髓压迹无明显减轻的患者，说明其纤维环已破裂，后纵韧带的弹性也差，而且已引起一定程度脊髓变性的患者，射频消融髓核成形术效果不佳；对部分颈髓变性患者，射频消融髓核成形术后也可有较好的恢复。

（二）器械与方法

1. 手术器械

C 形臂 X 线机、Arthro Care 2000 型等离子体手术系统。

2. 手术方法

患者仰卧位，颈背部垫软枕，使头稍后仰。常规皮肤消毒，铺无菌巾。在 X 线荧光屏监视下确定穿刺椎间隙，进针点在中线旁 2～3 cm（即甲状腺外缘与颈动脉之间）。从健侧进针：拇指紧贴椎体外缘将颈动脉向外推开，以 2% 利多卡因 0.5～1 mL 局部麻醉后，将用等离子体手术系统汽化棒套管针在 X 线机下刺入病变椎间隙，拔出针芯，将汽化棒（PercDC，颈椎刀头）通过套管进入椎间隙，连接主机并将功率设置为 3 挡，热凝约 1 s，如出现刺激症状应立即停止并重置汽化棒；如无刺激症状则在 X 线机下缓慢来回移动并同时旋转汽化棒，采用多通道技术，一般 3～4 个通道，每个通道先消融约 10 s 后热凝约 10 s。术中监测病情变化，术毕拔出汽化棒及套管，稍加按压后外敷止血贴即可。手术前后预防性应用抗生素，术后 3 d 恢复正常活动，术后颈托保护 2 周。

术中注意事项：①颈背部软枕不宜垫得过高，以免患者产生疼痛不适；②局部麻醉药物不宜注射过多；③穿刺部位不宜太靠近中线，以免损伤甲状腺组织，造成术中或术后出血；④无论采取仰卧位或侧卧位穿刺切割时，均应密切注意穿刺器械的深度及患者的感觉，有时汽化棒接近椎体后缘或软性突出物时，患者可有一侧肢体或全身触电样感觉，可能是窦椎神经受到刺激所致，应予以注意，以免损伤脊髓前静脉丛或脊髓；⑤严格无菌操作，预防椎间隙感染。

（三）并发症及处理

射频消融髓核成形术治疗椎间盘突出症临床并发症报道较少，主要为穿刺部位疼痛或新出现疼痛区域，一般可自行缓解，也有可能发生椎间盘炎、损伤脊髓、硬脊膜和神经根、损伤血管形成血肿等。Bhagia 等对 53 例射频消融髓核成形术的患者进行随访，76% 的患者术后出现穿刺部位疼痛，26% 的患者出现麻木或麻痛感，15% 的患者出现疼痛症状加重，15% 的患者出现新的疼痛区，2 周后均自行缓解。此外，等离子刀头断裂的发生率较少。

二、经皮射频消融腰椎髓核成形术

自 20 世纪 40 年代 Mixter 和 Barr 成功地采用手术方法治疗腰椎间盘突出症以来，椎间盘开放式摘除术已成为治疗腰椎间盘突出症的标准术式，但随后数十年的临床研究和实践发现，开放式的手术对脊柱稳定性破坏相对较大，存在一定的手术并发症，如神经根损伤、神经根粘连、硬膜外血肿、硬膜破裂、椎间隙感染等。理想的手术应该是以尽可能小的创伤有效地摘除椎间盘破碎组织，解除神经根的受压。椎间盘摘除、椎间盘内电热疗法髓核消融（IDET）、纤维环成形术、显微腰椎间盘摘除术等微创手术，这些微创外科治疗方法相继成为研究热点。

经皮低温等离子射频消融髓核成形术用于治疗腰椎间盘源性疼痛和椎间盘突出症，原理是运用 40 ℃低温射频能量在椎间盘髓核内部切开多个槽道，移除部分髓核组织，完成椎间盘内髓核组织重塑，并配合 70 ℃热凝封闭，使髓核内的胶原纤维汽化、收缩和固化，缩小椎间盘总体积，从而降低椎间盘内的压力，减轻椎间盘组织对神经根的刺激，以缓解症状，达到治疗目的。它是随着微创外科的发展而逐渐兴起的，是目前国内外已被广泛接受的应用介入微创技术治疗腰椎间盘突出症的一种方法。

（一）适应证和禁忌证

经皮低温等离子射频消融髓核成形术是近几年国内外兴起的一种用于治疗腰椎间盘源性疼痛和椎间盘突出症的微创技术，像很多手术方法一样需要掌握正确的手术适应证才可以取得很好的手术疗效。从国内外学者近几年的临床报道我们概述出以下几种手术适应证及禁忌证。

1. 适应证

①轻、中度椎间盘突出患者，椎间盘造影阳性；②腿痛（伴或不伴腰痛）6 个月以上，保守治疗无效而又不具备开放手术指征者；③根性症状腿痛大于腰痛，直腿抬高试验阴性；④MRI 证实包含型椎间盘突出（后纵韧带下或外层纤维环下），其突出物小（<6 mm），只有 1~2 个节段突出，CT 显示纤维环和后纵韧带没有破裂；⑤椎间盘源性下腰痛，椎间盘高度和邻近正常椎间盘相比 >50%，椎间盘造影阳性。

2. 禁忌证

①脊柱和椎间盘严重退变，椎间盘的高度丢失大于 33%，椎间盘内含水量严重减少；②椎间盘脱出，其脱出物大于椎管矢状径的 1/3；③髓核游离；④侧隐窝狭窄；⑤椎间隙狭窄。另外，国外学者 Salvatore 等建议将椎体前移、先天性椎体发育异常、椎间盘及椎体感染、马尾综合征、椎间盘造影阴性及椎体不稳等也列为其禁忌证。

（二）器械与方法

1. 手术器械

Arthro Care 2000 型等离子组织汽化仪，腰椎系统等离子刀头，C 形臂 X 线机。

2. 术前准备事项

（1）将 Arthro Care 2000 等离子体手术系统、C 形臂 X 线机连接电源，并认真检查，保证其使用性能的完好。

（2）安置手术体位：腰椎间盘突出症患者采用俯卧位时，安置体位前将小方桌置于手术床的尾部，并垫上毛毯，以便于操作 C 形臂 X 线机时不被手术床中央的柱子所影响。患者俯卧后在胸部、腹部、髂嵴部两侧垫上软枕，使胸、腹部悬空，不影响患者的呼吸及循环功能。

（3）由助手或巡回护士协助常规皮肤消毒，配制局部麻醉药液，用 2% 利多卡因与 0.9% 氯化钠注射液配制成 1% 利多卡因 20~40 mL。按无菌操作打开 Arthro Care 2000 型等离子手术刀头及连接线给术者并连接好机器，打开电源，使机器处于备用状态。

（4）由助手或放射科人员穿上含铅 X 线防护服，根据手术进展情况及定位要求协助操作 C 形臂 X 线机，并密切观察病情。

3. 操作方法

（1）手术取俯卧或侧卧位，常规消毒铺巾。

（2）在 C 形臂 X 线机下确定正确的椎间隙并定位，手术进针点取脊柱棘突中线旁开 7~9 cm 范围，局部浸润麻醉，在 C 形臂 X 线机正、侧位监视下将穿刺针与皮肤成 15°~45° 置入椎间盘内。

（3）将与 Arthro Care 2000 组织汽化仪相连接的特制工作棒（直径 0.8 mm）在 C 形臂 X 线机监视下沿针芯进入椎间盘内，设置工作棒功率为 4 挡。

（4）脚踏开关，在椎间盘内以较慢的速度来回移动工作棒，对髓核组织进行汽化和固化。缓慢来回移动同时旋转汽化棒 1 周，汽化和固化过程各 1~1.5 min。汽化过程中如出现同侧腰或下肢抽搐、发麻，暂停汽化，调整汽化棒方向、深度或擦干汽化棒上的血迹后即可继续进行手术。

（5）退出工作棒及穿刺针，创可贴或纱布覆盖创口。

4. 术后处理

术毕即可行弯腰及直腿抬高，观察 2~3 d，常规应用抗生素 3 d，可同时给予脱水和神经营养药物治疗，第 2 天开始腰背肌锻炼；3 d 后戴腰围下床活动，活动量循序渐进。不同医师推荐的术后活动量不同，由于过度的活动或负重可能诱发椎间盘再次突出，因此，医师往往要求患者术后限制负重或弯腰活动 3~4 周。虽然这可能是目前采取的最为广泛的措施，但几乎没有文献报道支持这种长时间的活动限制。有报道，术后无限制活动患者的手术成功率和再次突出率与限制活动的患者相当。

（三）并发症

射频消融髓核成形术治疗椎间盘突出症临床并发症报道较少。从近几年多位学者的临床经验及国内外的文献报道看，其主要并发症如下。

1. 疼痛

穿刺部位疼痛或新出现疼痛区域，一般可自行缓解；国外学者 Bhagia 等曾对 53 例射频消融髓核成形术的患者进行随访，术后 24 h 76% 的患者出现穿刺部位疼痛，26% 出现麻木或麻痛感，15% 出现疼痛症状加重，15% 出现新的疼痛区，2 周后均自行缓解。

2. 损伤

脊髓、硬脊膜和神经根。

3. 椎间盘炎

相对少见，呈急性或迟发性起病，多发生在术后 2~27 d，有或无发热，多数为不规则发热，也有体温达 40 ℃者。患者腰背部肌肉痉挛，活动后加剧，椎旁压痛和叩击痛，当神经受压时，可出现神经损害表现。其治疗要注意绝对卧床休息、促进炎症局限和消退、大量使用抗生素、腰部制动等，待临床症状消失后予以石膏或支具保护下床活动。国内学者张年春等采用射频消融髓核成形术治疗 28 例腰椎间盘突出症患者，术后随访 12~33 个月，并发椎间盘炎 1 例，进行腰椎融合术后治愈。

4. 损伤血管形成血肿（腹膜后出血等）

大血管损伤致大出血非常少见，其发生主要与术者操作不熟练、解剖变异以及没有正确的正侧位 X 线透视有关。术中、术后一旦发现有血管损伤，视情况轻重，轻者血肿形成后可自行吸收，重者可通过动脉栓塞或外科干预等方法及时处理。

5. 等离子刀头断裂

较为少见，主要与术者操作熟练程度及手法有关。

（四）注意事项

（1）必须严格选择手术适应证，因本法适应证要求较为严格，在腰痛伴有下肢放射痛，只有在纤维环和后纵韧带无破裂，即"包容型"椎间盘突出症时方可取得满意的疗效，而椎间盘脱出、髓核游离、侧隐窝狭窄、椎间隙狭窄、椎体明显唇样增生和钙化型椎间盘突出症等则应为禁忌证。

（2）操作者须具有多年临床脊柱外科的工作经验，必须对髓核成型的原理、适应证的选择、手术操作规程及并发症处理等方面有较全面的了解，且独立进行髓核成形术手术操作之前必须在有经验医师的指导下进行一段时间的专门训练。

（3）手术过程要严格在无菌手术室进行，一般不主张在X线机房操作，以免发生感染，另外手术室巡回护士要熟练掌握手术方法、手术步骤和Arthro Care 2000型等离子体手术系统及C形臂X线机的性能、操作程序、保养及术后处理，这样才能保证机器设备的性能保持完好的状态，更好地为患者服务，保证手术的顺利完成。

（4）等离子射频消融术治疗椎间盘突出症是近几年开展的手术，且等离子体手术系统具有以下几点优越性：①融切温度低（不超过54 ℃），热穿透仅1 mm，无周围组织损伤；②汽化棒可任意到达治疗部位；③同时具备融切、成形、清理、紧缩及止血等多种功能；④手术全程为汽化消融，无固体颗粒残留；⑤损伤极小（外套针粗细相当于18号注射针头），操作简单，耗时少，疗效佳，恢复快，并发症少，费用低。手术在局部浸润麻醉下进行，患者术前、术后不用禁食，手术无切口，术后无瘢痕，并且操作简便，术中、术后无出血，术后并发症少，患者痛苦少，住院时间3～5 d，在适应证范围内患者和家属乐于接受。整个手术过程中，患者意识处于清醒状态，故做好术前访视，与患者进行有效的沟通，争取做到患者主动配合手术，是手术顺利完成的关键之一。给患者提供人性化服务，在手术允许的情况下，尽可能给患者提供舒适的手术环境。

从当前的研究结果来看，射频消融髓核成形术具有其他手术不可替代的优点，在国内外得到不断推广和应用，但其具体疗效也必须在与其他治疗椎间盘的方法相比较，在大量的病例随访被证实后，才可以被广大医务人员及患者所接受。射频消融髓核成形术是一种治疗腰椎间盘突出症的微创手术，其有效性和安全性对于治疗椎间盘源性下腰痛和（或）腿痛的包容型椎间盘突出，且经过保守治疗无效而又不具备开放性手术指征的患者是必须要考虑的。因该微创技术在临床应用的时间尚短，虽然近期疗效好，但远期疗效还需各位学者及临床使用者进一步观察和研究。

（任　威）

第六节　经皮内镜下颈椎间盘摘除及固定

一、概述

经皮内镜下颈椎间盘摘除术（PECD）是颈椎间盘突出手术治疗的一种新方法。在该手术方式中，通过经皮的前路手术方式，对突出的椎间盘组织进摘除，避免了大量软组织的切除。目前颈椎病前路手术方式治疗的金标准是颈椎前路颈椎间盘摘除椎间融合术（ACDF）。但是，前路手术会造成各种并发症，如喉返神经损伤后的声带麻痹，由于机械性损伤或食管自主神经损伤造成的吞咽和气道并发症，极少数患者出现气管变形、硬膜外血肿、神经损伤。并且术后的植入物及内固定相关性并发症并非少见。包括植骨块供区的并发症、假关节疼痛、植入骨块脱出、植入物失败、脊柱后凸畸形，以及植入物沉降等问题。而且有研究表明，前路钢板固定放置在距离邻近节段椎间盘 5 mm 以内会造成前纵韧带骨化引起颈椎病。如果采用前路经皮内镜下椎间盘切除术可以避免这些并发症的出现，因为其采用直视下微创操作、不需要骨性减压及大量软组织去除。尽管 PECD 相对开放手术是有效的选择方式，但是其应用也有一定的局限性。如果存在节段性不稳或者颈椎的椎间盘源性疼痛该手术是无效的。2002 年，Ahn 和 Lee 报道了首例经皮内镜下颈椎内固定手术。采用特殊设计的扩张管道可以在椎间隙完成固定和融合等操作，较之开放手术其并发症的发生率下降。

二、适应证和禁忌证

1. 适应证

（1）CT 和 MRI 等检查证实有颈椎椎间盘软组织压迫神经根或脊髓。

（2）放射性疼痛症状与影像学检查吻合。

（3）颈椎的椎间盘源性疼痛由颈椎椎间盘突出软性压迫所致。

（4）保守治疗 6 周无效的患者。

2. 禁忌证

（1）脊髓型颈椎病。

（2）椎间盘突出硬化或游离。

（3）伴有椎间隙狭窄的进性行颈椎病（<3 mm）。

（4）明确的节段性不稳。

三、器械和设备

内镜下减压的器械包括 18 号脊柱穿刺针、细导丝、逐级扩张管、工作套管、环钻、髓核钳、侧发射激光器即钇铝石榴石激光器（钬激光）。可视下经皮操作装置包括透视设备及 WSH 颈椎内镜设备。WSH 颈椎扩张融合设备 B-Twin 可应用于颈椎椎间融合手术中。

四、手术过程

手术在严格的无菌条件下操作。术前预防性使用抗生素（头孢唑林 1 g）和镇静剂（咪达唑仑 3 mg 和芬太尼 50~100 mg）。患者仰卧于手术台上，颈椎适当后伸，采用局部麻醉使患者保持适当清醒，并监测患者的症状或体征。皮肤及皮下组织采用 1% 的盐酸利多卡因局部浸润麻醉。颈部的解剖结构非常适合于经皮的前路操作。颈椎椎体前的空间具有良好的延展性，颈前间隙包含的组织（甲状腺、气管、咽、喉及食管）被深筋膜包裹，可将其轻易地移动到对侧 1~2 指宽度。颈椎前路可以解决同侧或对侧症状。

对于侧方的椎间盘突出患者，有学者推荐采用对侧入路，因为该入路能提供较好的视野，可轻易摘除椎间盘。术者用示指将患者的喉和气管推向对侧，然后将示指滑到椎体前方直到触及要治疗的椎间盘前侧边缘。随后，术者用中指或其他手指触诊搏动的颈动脉，并将气管和食管推向内侧，颈动脉推向外侧。再次透视前后位像最终确认，将脊柱穿刺针轻柔的置入颈椎间盘前壁，然后在侧方透视监视下，将穿刺针逐渐推进到椎间盘组织内约 5 mm。术中进行椎间盘造影的目的在于染色突出的髓核并观察髓核突出的类型，通过注入 0.5 mL 靛胭脂和造影剂的混合物，使突出的髓核及纤维环在内镜视野下易从正常的椎间盘组织中辨认出来。将导丝通过穿刺针置入到髓核中，将皮肤做约 3 mm 的切口，分别用直径为 1 mm、2 mm、3 mm 扩张套管顺序扩张，置入直径稍大的工作套管。

这种顺序性的轻柔操作有两个好处：避免了软组织的损伤和减轻了相关疼痛刺激。通过工作套管置入环锯，环形切开纤维环，在内镜直视下用内镜髓核钳选择性切除椎间盘，用钬激光环形固缩和消融突出的椎间盘组织。纤维环被充分固缩后，用内镜髓核钳可以很轻易地将突出的椎间盘组织摘除。随后进一步去除残留的纤维化的、坚硬的椎间盘髓核组织。钬激光处理的设置为每搏能量 0.5~1.0 J，脉冲 10~15 Hz。采用前后位透视确定激光探头正对突出椎间盘部位。在椎间盘内，椎间盘后部缺口和纤维环的消融都是内镜直视下进行的。当通过纤维环上的裂缝看到减压的硬膜囊和出口神经根灵活移动时，手术可以停止。

在透视监测下完成 PECD 后，采用一次性使用置入系统将设计简化的植入物置入椎间隙。通过旋转扩张手柄使植入物在椎间隙内形成最终扩张形态。为避免植入物在椎间隙中位置不佳，在扩张过程中，需在影像监视旋转扩张手柄。一旦达到目标位置，将植入物从置入系统上脱离。

五、术后管理

为预防并发症，术后患者需监测 3 h，如果 24 h 后没有并发症出现即可以出院。推荐术后口服抗生素和镇痛药物。根据患者的具体情况采用颈托保护 3~14 d。如果患者术后出现持续疼痛不适，给予适当的药物和采用类固醇激素、利多卡因的硬膜外注射均可有效帮助患者恢复。这种治疗具有椎间盘减压和类固醇激素减轻局部炎性反应的双重机制。在术后 6 周开始进行 1 周 2 次的颈部肌肉的康复训练及逐渐增加活动度，练习 3 个月。

六、并发症及预防

首先，对于颈动脉、食管、气管、甲状腺等邻近组织器官的损伤必须避免。因此，术者须识别颈动脉并触及其搏动，以确保在操作时使其远离脊柱穿刺针和工作通道。而且，操作者需在前后位透视下确认穿刺针及工作通道的位置，其示指必须触及颈椎椎体前壁以免损伤重要结构。为避免脊髓损伤，术者必须在侧位片透视确认导丝尖端、环钻、髓核钳及激光发射器的位置，以确保这些器械的末端不能超过椎体后缘连线 2 mm。椎间盘内操作时应采用冰生理盐水与抗生素的混合液持续冲洗，以免出现感染及血肿。

特殊设计的 B-Twin 椎间融合装置适用于微创技术，只需进行较少的组织分离。这种内置物在放置到椎间时处于紧缩状态，大约只需直径为 5 mm 的空间。通过置入系统装置，该内置物可以扩张到最终状态，可达到足够维持椎间隙的高度。可以在局部麻醉下施行经皮颈椎间盘摘除术及内固定术。这种微创技术可以保护颈椎前方结构和稳定性，防止术后脊椎后凸畸形，并将与入路相关的并发症降至最低。这一技术还具有不影响美观的良好效果，减少了手术时间和住院时间，可使患者早日回到日常活动中。如果手术失败，还可以选择开放手术治疗。尽管本研究中未发现严重的并发症，但目前的研究处于早期探索中，病例的积累比较少。为了评估 PECD 的优势，后期需要进行随机对照试验或高质量的队列研究。

（任　威）

第七节 经皮内镜下腰椎间孔成形术

行内镜下腰椎手术有两种手术入路，即经椎板间隙入路和经椎间孔入路。如果突出的椎间盘组织位于相应椎间盘水平，可以通过经椎间盘纤维环的缺损处来切除突出椎间盘组织。然而，对于脱出髓核远离椎间盘水平的游离型椎间盘突出症，在外科治疗时，需要术者拥有非常成熟的手术技巧。为了充分清除游离较远的椎间盘组织，需要进行相应部位的解剖和暴露切开。而在内镜下进行手术的过程中，我们可以通过椎间孔成形术来清除在椎管和椎间孔内的游离椎间盘组织。脱出的椎间盘组织可能会越过椎间隙水平向头部或尾部移位，对此类情况，可以通过切除椎间孔周围骨性结构或者韧带以便清除游离椎间盘组织。对于向头侧移位型和椎间孔内型椎间盘突出，椎间孔韧带和黄韧带成为手术的主要障碍；对于向尾侧移位型椎间盘突出而言，上关节突、下位椎体椎弓根和黄韧带包围游离椎间盘组织，进而阻碍手术的进行。椎间孔成形术就是为清除这些相关障碍结构而诞生的一项新技术，从而更好地清除游离移位的椎间盘组织。

一、适应证和禁忌证

椎间孔成形术大大拓宽了经皮椎间孔内镜技术（PTES）的适应证。尽管对于经皮椎间孔镜技术来说，从椎间盘水平向头侧或尾侧切除游离移位的椎间盘组织为禁忌证，但椎间孔成形术可以去除像黄韧带、椎间孔韧带、上关节突和下位椎体椎弓根这些"障碍结构"，从而清除游离移位的椎间盘组织。在 $L_5 \sim S_1$ 水平，髂嵴会阻碍手术的进展。PTES 的绝对禁忌证为侧隐窝狭窄、脊柱不稳（如脊椎前移）和马尾综合征。

二、手术方法

患者俯卧于透视床上，局部麻醉或经静脉使用镇静剂，这足以使患者在保持清醒的情况下最大限度地减轻疼痛并且保持安静状态。镇静剂主要为芬太尼和咪达唑仑，我们能够得到患者的持续反馈，从而避免损伤神经。咪达唑仑在术前一次性经肌内注射 0.05 mg/kg；芬太尼为经静脉用药，起始量为 0.8 mg/kg，在术中根据具体情况作适量添加使用。皮肤切入点距中线为 8~12 cm，这一距离需要根据患者腰部宽度而做具体的调整。运用 MRI 和 CT 来测量皮肤切入点与正中线的距离，并制订到达椎间盘组织碎片所在部位的最佳路径，以此避开腹膜后以及脊柱内的神经结构。在手术过程中，根据前后位和侧位 X 线投影，确定病变椎间盘水平，并作相应水平面皮肤标记。患者摆好体位并准备妥当，铺盖无菌手术铺巾，将腰椎穿刺针穿入病变椎间盘间隙，准确的穿刺位点和穿刺轨道是手术成功的关键。利用腰椎穿刺针将导丝插入，将管状扩张器和拥有斜面开口的工作套管逐次通过小切口置入工作通道。工作通道的理想位置一般为正位 X 线透视椎弓根内侧连线和侧位 X 线片椎间孔的下界。

斜面开口的工作套管可以作为切骨装置使用，需要切除上关节突骨量的多少取决于工作通道与锥形椎间孔之间的间隙大小。用扩张器头端的钻头在环状的孔壁上开通工作通道，通过切除部分上关节突的骨质来扩大工作通道，以此来清除向上或向下游离移位的椎间盘组织。椎间孔成形术需要的其他器械还有电磨钻和骨扩孔钻。由内镜所提供的清晰视野使得电磨钻的使用更加安全。对于向头端移位的游离椎间盘组织，手术过程中的软组织障碍如椎间盘韧带、黄韧带可以由侧射钕激光（YAG 激光器或射频器）来清除。当脱出的椎间盘组织越过椎间隙水平向尾侧移位时，必须切除部分下位椎体和椎弓根来暴露移位的游离椎间盘组织。用扩张器轻微敲打工作通道周围的结构有助于环切时避免神经损伤。在某些情况下，环切和椎体成形是同时进行的。

用内镜钳清除骨碎片，继而用侧射钕激光（YAG 激光器）清除黄韧带直至可以直视硬膜外间隙。可以通过调整工作套管改变视野方向，以此实现对硬膜外间隙以及椎间孔间隙的探查。向上移位的椎间盘组织通常位于硬膜和向外走行的神经根之间的腋区。工作套管可接近这一腋区，避开向外走行的神经根而不激惹神经。神经根阻滞有助于上述操作引起的剧烈疼痛。向下移位的椎间盘组织通常位于横行的神经根下面或者在下位椎弓根后面。可以移开横行的神经根或者切除上关节突的下面部分及部分下位椎弓根，仅仅在椎间盘组织游离较远的患者中才会切除部分椎弓根。可以通过射频探针来调整神经根的位置，射频探针可以很好地完成对横行神经根与硬膜囊之间硬膜外间隙的探查。

三、术后治疗

术后当天或者第 2 天患者即可出院。术后建议卧床休息 4 h，可进行缓慢移动。术后通常运用 MRI 确认游离椎间盘组织是否完全被清除，术后 MRI 可显示椎间孔成形术操作过程中骨切除的范围。一般术后可做相关的神经学检查，如直腿抬高试验和肌力评估确认手术效果。

术后服用抗生素 3 d；建议佩戴腰部支具约 2 周时间；根据工作的具体性质来决定何时进行正常的工作，办公室类工作在术后 4 周即可恢复正常工作，术后 1 个月可进行合适的体育运动。

四、并发症

曾有数例关于侧后入路手术并发症的报道，即使是用混有抗生素的盐溶液持续灌注，与内镜手术有关的感染也会有所发生。经椎间盘手术操作后，容易诱发椎间盘炎，单用抗生素或者补救性手术（如融合术和反复内镜下灌注）可以解决这一手术并发症。向外走行的神经根的神经节，由于手术操作过程中接触性的损伤导致神经损伤，这可能引发麻痹或者肌无力。这些症状通常是暂时性的，通常在术后 2 周内自然消退。

为了避免接触性的神经损伤，术者必须重视患者的反应，如果在向椎间孔内推进扩张器和工作套管的过程中出现神经激惹现象，那么推进器械的前进方向应向尾侧偏移，以此来避开神经节。在手术过程中，出现硬膜外静脉出血是比较棘手的问题，通常可以用水压或者射频电凝来控制。但是，与向外走行的神经根毗邻的根动脉出血会导致非常严重的后果。由腹膜后血肿导致的血容量降低或是严重腹部疼痛的情况，应将血肿及时清理。骨切除部位的出血可以用吸收性明胶海绵吸附上凝血酶来止血。脑脊液漏可以自然停止，不会导致严重后果，但是从硬脑膜破裂处疝出的神经根会导致严重的根性腿痛。通过注射或置入黏合性材料可以减轻神经根膨出；若效果不佳，应该切开复位并缝合硬膜。机械性并发症如骨钳破碎有时会发生。破碎的手术钳部分可以在内镜下取出。

（林有为）

第八节　经皮内镜下腰椎纤维环成形术

一、概述

慢性腰痛可由多种原因引起，如腰椎间盘和小关节退行性变，纤维环撕裂，腰椎运动节段不稳和退行性腰椎滑脱等。文献表明，约 40% 的慢性腰痛与椎间盘病变有关，即椎间盘源性下腰痛，此疾病主要有 5 种典型的临床特征：坐位耐受下降、伸展运动受限、持重困难、不能长期维持固定姿势和活动后腰部疼痛加剧等。

目前，椎间盘源性腰痛的发病机制和病理过程仍存在争议，椎间盘受损、退行性变或髓核突出均可导致疼痛。致痛原因可能是纤维环撕裂后新生肉芽组织内神经末梢受压，伤害性感受器接收并传递疼痛刺激信号。磁共振成像（MRI）是诊断椎间盘源性腰痛的常用辅助手段，典型的腰痛患者行 MRI 检查时，常发现 T_2 加权像椎间盘后侧纤维环出现高信号区（HIZ），但 HIZ 的发生率、诊断椎间盘源性腰痛的敏感性和特异性尚存较大争议。除 MRI 检查外，椎间盘造影也可应用于该疾病的诊断。由于纤维环撕裂，注入椎间盘的靛蓝脂染料可漏入到硬膜外腔并同时诱发或加重患者原发腰痛，这两种阳性表现可用于证实椎间盘源性腰痛的存在，但由于该检查有创，存在假阳（阴）性可能，且需要和正常节段椎间盘进行比较，所以常用于手术治疗前的疾病诊断。

椎间盘源性腰痛的治疗主要包括保守治疗和椎间融合。多数患者经非手术治疗可获得满意效果，但当长期保守治疗后症状仍无改善时，应考虑行手术治疗。椎间融合和人工椎间盘置换是目前治疗椎间盘源性疼痛的主要手术方式。在进行创伤较大的传统开放手术之前，患者可尝试脊柱微创治疗。常见的治疗椎间盘源性腰痛的微创手术包括椎间盘内电热凝术（IDET）、射频消融术、冷凝消融术和经皮内镜腰椎间盘切除术。根据具体式式和术者的不同，各种微创手术的临床疗效也有所差异。经皮内镜激光纤维环成形术（PELA）是进行纤维环成形的激光辅助脊柱内镜微创技术。术中采用的 Ho：YAG（狄：钇—铝—石榴石激光）已广泛应用于各类腰椎、颈椎间盘突出症的微创手术。与传统的内镜激光腰椎间盘切除术相比，PELA 采用的可屈曲导管直径仅 3 mm，手术创伤更小，手术的目标区域是伴有肉芽组织生长的后侧撕裂纤维环（图 8-3），激光可清除肉芽组织并促进纤维环愈合。

二、适应证和禁忌证

1. 适应证

PELA 的适应证是长期保守治疗无效的慢性腰痛患者，此类患者应具有以下特征。

（1）MRI T_2 加权像后侧纤维环区域呈现典型的退行性椎间盘高信号区。

（2）椎间盘造影诱发或加重腰痛，造影剂漏入硬膜外腔以明确纤维环撕裂。

（3）伴或不伴局限性中央型腰椎间盘突出症。

2. 禁忌证

（1）脱出型或游离型椎间盘突出症。

（2）椎管狭窄症。

（3）节段性不稳。

（4）多节段退行性变。

（5）骨折、肿瘤或炎症等其他病理状态。

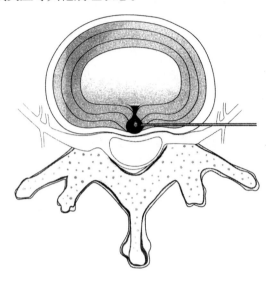

图 8-3 经皮内镜腰椎纤维环成形术目标区域

注 手术目标区域为撕裂的后侧纤维环和肉芽组织。

三、手术技术

术前椎间盘造影可确定纤维环破裂并诱发或加重原发腰痛。造影和 PELA 可同时或分次进行。造影时造影剂漏入硬膜外腔并诱发腰痛的患者方可行手术治疗。若注射造影剂后未能诱发患者腰痛或未在硬膜外腔观察到蓝色染料，则不应进行下一步手术。

（1）患者取俯卧位。

（2）根据术前 MRI 轴向位片确定体外穿刺点和角度，体外克氏针定位在病变椎间盘后部纤维环中点，进针点通常距后正中线 12～15 cm。

（3）透视下将穿刺针穿至硬膜外腔，通过椎间孔。注射硬膜外腔造影剂显示硬膜囊和神经根，避免损伤。然后穿刺针进一步深入至纤维环，注射不透射线的靛蓝脂造影剂，将病变的椎间盘蓝染。

（4）插入导丝，退出穿刺针，沿导丝依次放置工作通道和激光导管。

（5）采用 Ho：YAG 激光进行手术治疗：激光能量设置在 0.5～1.2 J（10～20 Hz）。旋转、屈曲激光导管，使其直达肉芽组织和撕裂纤维环。内镜下可观察到靛胭脂染料将退变的髓核组织染成蓝色。受损的纤维环呈淡红色，而正常的纤维环呈白色，二者有明显区别。激光释放的能量可消融肉芽组织，并促使受损纤维环回缩、变硬，逐渐闭合。

（6）肉芽组织消融从纤维环中心开始，然后将激光导管逐渐撤出，直至纤维环外缘和硬膜外脂肪。

（7）对于中央型腰椎间盘突出的患者，可采用小的内镜髓核钳或自动髓核切除器把突出组织从工作通道中取出。

（8）术毕取出激光导管和工作通道。皮肤胶布即可闭合切口，无须缝合。手术时间为

$30 \sim 45$ min，平均激光能量为 $10\ 000 \sim 13\ 000$ J。

四、术后管理

术后 2 周内患者需佩戴柔软护腰支具，之后即可恢复日常活动，但术后 6 周内不可进行剧烈活动。

（林有为）

参考文献

[1] 王坤正，王岩.关节外科教程[M].北京：人民卫生出版社，2014.

[2] 张光武.骨折、脱位、扭伤的救治[M].郑州：河南科学技术出版社，2018.

[3] 王兴义，王伟，王公奇.感染性骨不连[M].北京：人民军医出版社，2016.

[4] 马信龙.骨科临床X线检查手册[M].北京：人民卫生出版社，2016.

[5] 雒永生.现代实用临床骨科疾病学[M].西安：西安交通大学出版社，2014.

[6] 汤亭亭，卢旭华，王成才，等.现代骨科学[M].北京：科学出版社，2014.

[7] 唐佩福，王岩，张伯勋，等.创伤骨科手术学[M].北京：人民军医出版社，2014.

[8] 黄振元.骨科手术[M].北京：人民卫生出版社，2014.

[9] 霍存举，吴国华，江海波.骨科疾病临床诊疗技术[M].北京：中国医药科技出版社，2016.

[10] 胥少汀，葛宝丰，徐印坎.实用骨科学[M].北京：人民军医出版社，2015.

[11] 邱贵兴，戴魁戎.骨科手术学[M].北京：人民卫生出版社，2016.

[12] 胡永成，马信龙，马英.骨科疾病的分类与分型标准[M].北京：人民卫生出版社，2014.

[13] 裴福兴，陈安民.骨科学[M].北京：人民卫生出版社，2016.

[14] 史建刚，袁文.脊柱外科手术解剖图解[M].上海：上海科学技术出版社，2015.

[15] 郝定均.简明临床骨科学[M].北京：人民卫生出版社，2014.

[16] 邱贵兴.骨科学高级教程[M].北京：人民军医出版社，2014.

[17] 裴国献.显微骨科学[M].北京：人民卫生出版社，2016.

[18] 任高宏.临床骨科诊断与治疗[M].北京：化学工业出版社，2016.

[19] 赵定麟，陈德玉，赵杰.现代骨科学[M].北京：科学出版社，2014.

[20] 陈仲强，刘忠军，党耕町.脊柱外科学[M].北京：人民卫生出版社，2013.